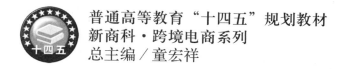

普通高等教育"十四五"规划教材

新商科·跨境电商系列

总主编／童宏祥

报检报关理论与实务

童宏祥　丁滟湫／主编

U0340001

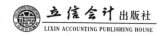

立信会计出版社
LIXIN ACCOUNTING PUBLISHING HOUSE

图书在版编目(CIP)数据

报检报关理论与实务 / 童宏祥，丁滟湫主编. —上
海：立信会计出版社，2024.2
普通高等教育"十四五"规划教材. 新商科·跨境电
商系列
ISBN 978-7-5429-6577-6

Ⅰ. ①报… Ⅱ. ①童… ②丁… Ⅲ. ①国境检疫-中
国-高等学校-教材②进出口商品-海关手续-中国-高
等学校-教材 Ⅳ. ①R185.3②F752.5

中国国家版本馆 CIP 数据核字(2024)第 017814 号

策划编辑　　余　榕
责任编辑　　韩　星
美术编辑　　吴博闻

报检报关理论与实务

BAOJIAN BAOGUAN LILUN YU SHIWU

出版发行	立信会计出版社		
地　　址	上海市中山西路 2230 号	邮政编码	200235
电　　话	(021)64411389	传　　真	(021)64411325
网　　址	www. lixinaph. com	电子邮箱	lixinaph2019@126. com
网上书店	http://lixin. jd. com		http://lxkjcbs. tmall. com
经　　销	各地新华书店		

印　　刷	常熟市华顺印刷有限公司
开　　本	787 毫米×1092 毫米　　1/16
印　　张	13.75
字　　数	335 千字
版　　次	2024 年 2 月第 1 版
印　　次	2024 年 2 月第 1 次
书　　号	ISBN 978-7-5429-6577-6/R
定　　价	45.00 元

如有印订差错，请与本社联系调换

总　序

当前,我们正处于一个互联网、大数据、人工智能快速发展与变革的时代,各种新业态和新商业模式层出不穷,给高等学校的专业建设带来了机遇与挑战。高等学校的人才培养必须适应我国新技术、新产业、新业态和新模式的新需求,由此我们必须对现有的专业领域及课程设置作出相应的调整或更新。2018年,时任教育部部长陈宝生在新时代全国高等学校本科教育工作会议上指出:"我国高等教育改革发展已经进入深水区,某些领域也开始进入无人区,没有现成的经验可以模仿复制,需要有旱路不通走水路、水路不通走山路、山路不通开新路的敢为天下先的勇气,不断推动高等教育的思想创新、理念创新、方法技术创新和模式创新。"

新商科是在新技术、新业态、新模式背景下提出的,涉及《普通高等学校本科专业类教学质量国家标准》中设置的国际商务、电子商务、物流管理、市场营销和商务英语等专业,涉及外贸企业和跨境电子商务企业的外贸单证专员、外贸采购专员、跨境营销专员、外贸业务专员、跨境电商运营专员、跨境电商物流专员、跨境电商报检专员、跨境电商报关专员等岗位所必须具备的知识、技能等职业能力课程,需要根据岗位要求调整课程结构,完善课程内容,形成一个跨专业领域的课程体系。2017年以来,上海立达学院成立了"新商科·跨境电商系列"教材编写课题组,对外贸企业、跨境电子商务企业和国际物流企业的岗位设置、岗位要求和职业素养等方面进行了调研,开展了专家访谈,经过分析与归类,制定了岗位职业能力表,并在此基础上构建了新商科课程体系,其中专业课程模块系列教材包括《国际商法》《跨境贸易跟单》《国际贸易实务》《跨境电商实务》《外贸英语制单》《跨境市场营销》《电子商务法律实务》《跨境电商物流》《国际贸易模拟操作》《跨境电商运营》《报检报关理论与实务》《电子商务数据应用基础》等。该系列教材具有以下五大特色。

1. 新理念

基于协同学的方法理论,立足工作过程的视角,突破学科的界限,构建新商科体系,为外贸企业和跨境电子商务企业培养复合型的专门人才。

2. 新视角

基于"互联网+"的战略,贯通线上线下,打造国际贸易与跨境电子商务复合型新商科平台。

3. 新结构

基于新商科的视角,创建"国际商务、市场营销、物流管理+电子商务"多元化模块,对接新商科的产业需求。

4．新知识

基于新商科的学科领域，介绍新商科的生态圈，传授新模式、新流程、新手段等方面的理论知识、信息化技术和专业技能。

5．新思想

基于"三全育人"的视角，在专业课程中融入思政教育，培育和践行社会主义核心价值观，坚持立德树人。

"新商科·跨境电商系列"教材在策划与建设过程中，得到了上海立达学院董事会、校领导的指导和关心，得到了立信会计出版社的大力支持和编辑余榕老师的具体帮助，在此表示衷心的感谢。

"新商科·跨境电商"是一个全新的专业学科领域，我们在探索新商科课程建设过程中难免会有不足之处，恳请同仁不吝赐教、批评指正。

董宏祥

前　言

当下,我们正处于一个互联网、大数据、人工智能快速发展与变革的时代,日渐诞生出各种新业态和新商业模式,给高等学校的国际经济与贸易、国际商务等专业建设带来了机遇与挑战。为了进一步提高通关效率、降低通关成本、优化营商环境,国务院进行了机构改革,将国家市场监督管理总局的出入境检验检疫管理职责和队伍划入海关总署,由其主管全国进出口商品检验工作管理,实行了"关检融合"的管理模式,改变了进出口货物监管方式。与此同时,全国人民代表大会常务委员会先后修订了《中华人民共和国海关法》《中华人民共和国进出口商品检验法》《中华人民共和国进出境动植物检疫法》等法律法规。2022年中国共产党第二十次全国代表大会的召开,擘画了以中国式现代化全面推进中华民族伟大复兴的宏伟蓝图,提出加快建设贸易强国的目标。海关总署围绕服务国家经济社会发展大局,坚持科技创新、制度创新,持续优化口岸营商环境。在这样的背景下,上海立达学院"新商科·跨境电商系列"教材编委会,根据《国家职业教育改革实施方案》的有关精神,创新教学理念,重构课程体系,编写课程教材《报检报关理论与实务》,探索高等院校应用型本科商科类的专业教学改革。

本教材遵循工作过程导向理念,结合我国相关法律法规与部门规章的规定,介绍了出入境监管机构、报关单位管理、进出口货物报关报检等,在此基础上,还介绍了一般贸易方式下进出口商品、进出境动植物、进出口食品检验检疫与通关和进出境运输包装与运输工具检验检疫与通关,以及加工贸易方式下货物监管与通关,并融入了中国国际贸易"单一窗口"和"互联网+海关"一体化网上办事平台的报检报关操作,力求理论与实务相结合。

本教材由上海外国语大学贤达经济人文学院童宏祥和上海立达学院丁滟湫担任主编,上海立达学院崔慧华和陆佳佳担任副主编,上海外国语大学贤达经济人文学院吉易成参与编写。本教材共计8章,具体分工如下:吉易成编写第一章;丁滟湫编写第二章和第三章;童宏祥编写第四章和第五章;崔慧华编写第六章和第七章;陆佳佳编写第八章。

本教材的策划、编写与出版,得到了上海外国语大学贤达经济人文学院、上海立达学院院校领导的关心,也得到了立信会计出版社领导和编辑的具体指导帮助,在此一并感谢。由于编者实务经验等方面有限,教材中的不足之处恳请同行和专家不吝赐教。

编者

目 录

第一章　出入境监管机构概况

 学习目标

◆ 了解我国出入境监管机构从"三检"独立演变至"三检"合一的内容。
◆ 熟悉海关总署组织架构及其主要职责范围和内容。
◆ 掌握直属海关组织架构及其主要职责范围和内容。
◆ 明确海关权力行使的原则与主要作用。
◆ 增强对海关依法行使进出口监督管理职权的法律意识。

本章概要

　　本章包括三部分内容：第一部分为出入境监管机构演变，介绍了从"三检"独立阶段至"三检"合一阶段中相关检验检疫监管机构的演变历程及其依法执行的相关法规；第二部分为海关监管机构、海关关徽和海关头衔，介绍了海关总署组织机构及总署内各部门、广东分署、天津与上海特派员办事处、直属海关、隶属海关的职责；第三部分为海关权力行使，介绍了海关权力行使的四项原则以及行政许可权、税费征收权、海关行政强制权的基本内容。

第一节　出入境监管机构演变

　　在进出口货物贸易中，出入境检验检疫包括进出口商品检验、进出境动植物检疫和国境卫生检疫。我国对出入境商品、出入境动植物、出入境人员与运输工具实施检验检疫监管的机构是出入境商品检验机构、出入境动植物检疫机构、国境卫生检疫机构（以下简称"三检"）。随着国家机构改革，检验形式从"三检"独立演变至"三检"合一。

一、"三检"独立阶段

1949—1997 年，我国检验形式为"三检"独立。

（一）出入境商品检验机构演变

1. 商品检验处

1949 年，中央人民政府政务院对全国国营贸易实施统一管理，设立了中央贸易部，在该部下设了国内贸易司和国外贸易司，并在国外贸易司下设了商品检验处，在天津、上海、广州、青岛、汉口和重庆等主要口岸设立了商品检验局，统一领导全国商品检验工作。

商品检验处在出入境商品检验工作中执行的法规是 1951 年 11 月中央人民政府政务院财政经济委员会颁布的《商品检验暂行条例》，其明确规定了出入境商品检验的范围和鉴定等公证事项。

2. 商品检验总局

1952 年，为了更加有力地开展国内和国外的贸易工作，中央人民政府委员会第十七次会议通过了《关于调整中央人民政府机构的决议》，撤销了中央贸易部，成立了对外贸易部和商业部，并在对外贸易部内设立了商品检验总局，统一管理全国的进出口商品检验工作。

商品检验总局在出入境商品检验工作中执行的法规是 1953 年中央人民政府政务院在《商品检验暂行条例》基础上制定的《输出输入商品暂行条例》，该条例于 1954 年 1 月 3 日公布实施。

3. 国家进出口商品检验总局

1980 年，国务院作出了关于改革商品检验管理体制的决定，将对外贸易部商品检验总局改为中华人民共和国进出口商品检验总局，并将各地商品检验局的建制收归中央，实行中央与地方双重领导，以中央领导为主的垂直领导体制。地方局改称进出口商品检验局，冠以所在省、自治区和直辖市的名称。

4. 国家进出口商品检验局

1982 年，国务院进一步作出了关于改革商品检验管理体制的决定，将国家进出口商品检验总局更名为中华人民共和国国家进出口商品检验局（以下简称"国家进出口商品检验局"），归口对外经济贸易部领导。国家进出口商品检验局在省、自治区和直辖市以及进出口商品的口岸、集散地设立的进出口商品检验局统称为商检机构，管辖所负责地区的进出口商品检验工作。

国家进出口商品检验局在进出口商品检验工作中执行的主要法规如下：一是 1989 年第七届全国人民代表大会常务委员会第六次会议通过的《中华人民共和国进出口商品检验法》（以下简称《进出口商品检验法》）；二是 1992 年国家进出口商品检验局颁布的《中华人民共和国进出口商品检验法实施条例》（以下简称《进出口商品检验法实施条例》）。

（二）出入境动植物检疫机构演变

1. 畜产品检验处、农产品检验处

新中国成立后，中央人民政府接管并改造了原有的商品检验局，由对外贸易部商品检验总局畜产品检验处和农产品检验处负责对外动植物检疫工作，其中畜产品检验处负责动物检疫，农产品检验处负责植物检疫。

畜产品检验处和农产品检验处在出入境动植物检疫工作中执行的法规是 1953 年对外

贸易部制定的《输出输入农畜产品检验暂行标准》,1954 年中央人民政府政务院颁布的《输出输入植物检疫暂行办法》《输出输入植物应施检疫种类与检疫对象名单》。

2. 国家动植物检疫所

1964 年,国务院决定将动植物检疫从对外贸易部划归农业部领导。1965 年,国务院设立了中华人民共和国动植物检疫所(以下简称"国家动植物检疫所"),并在开放的口岸设立了进出境动植物检疫机构。

国家动植物检疫所在出入境动植物检疫工作中执行的主要法规如下:一是 1966 年和 1980 年农业部先后公布的《关于执行对外植物检疫工作的几项规定》《对外植物检疫的几项补充规定》,并两次修订的《进口植物检疫对象名单》;二是 1971 年农业部修订的《口岸动物检疫暂行条例》;三是 1974 年农业部制定的《对外植物检疫操作规程》。农业部的这些行政措施对当时的动植物检疫工作起到了指导和规范的作用。

3. 国家动植物检疫总所

1982 年,国务院设立了中华人民共和国动植物检疫总所(以下简称"国家动植物检疫总所"),在我国国际通航的港口、机场与陆地边境、国界江河的口岸设立动植物检疫局(所),它们由农业部领导,负责进出境动植物检疫工作,对进出我国的植物、植物产品、包装材料及运输工具实施检验。

国家动植物检疫总所在出入境动植物检疫工作中执行的主要法规如下:一是 1982 年国务院颁布的《中华人民共和国进出口动植物检疫条例》,它明确规定了进出口动植物检疫的宗旨、意义、范围、程序、方法以及检疫处理和相应的法律责任;二是 1991 年第七届全国人民代表大会常务委员会第二十二次会议通过的《中华人民共和国进出境动植物检疫法》(以下简称《进出境动植物检疫法》),它以法律的形式明确了动植物检疫的宗旨、性质和任务,自 1992 年 4 月 1 日起施行,是中华人民共和国第一部动植物检疫法律;三是 1992 年农业部公布的《中华人民共和国进境动植物检疫危险性病、虫、杂草名录》《中华人民共和国进境动植物检疫禁止进境物名录》。

4. 国家动植物检疫局

1995 年,国务院将国家动植物检疫总所更名为中华人民共和国国家动植物检疫局(以下简称"国家动植物检疫局"),负责全国动植物检疫工作。

国家动植物检疫局在出入境动植物检疫工作中执行的主要法规是 1996 年国务院颁布的《中华人民共和国进出境动植物检疫法实施条例》(以下简称《进出境动植物检疫法实施条例》),它进一步明确了进出境动植物检疫的范围,确定了国家动植物检疫机关的职责,完善了检疫审批程序和检疫监督制度,进一步规范了实施行政处罚的规则和尺度。

(三)国境卫生检疫机构演变

1. 交通检疫所

1949 年,卫生部将原 17 个海陆空检疫所更名为交通检疫所。

交通检疫所在国境卫生检疫工作中执行的主要法规如下:一是 1957 年第一届全国人民代表大会常务委员会第八十八次会议通过的《中华人民共和国国境卫生检疫条例》(以下简称《国境卫生检疫条例》),它将鼠疫、霍乱、黄热病、天花、斑疹伤寒和回归热列为检疫传染病;二是 1958 年卫生部根据《国境卫生检疫条例》制定的《中华人民共和国国境卫生检疫条例实施细则》,它对海陆空港的卫生检疫工作做了比较全面的规定。

2. 国家卫生检疫局

1988 年,国务院根据国境卫生检疫工作的发展要求设立了中华人民共和国卫生检疫总所(以下简称"国家卫生检疫总所"),各地卫生检疫所更名为卫生检疫局,归口卫生部领导。1995 年,国务院将国家卫生检疫总所更名为中华人民共和国卫生检疫局(以下简称"国家卫生检疫局")。

国家卫生检疫总所和国家卫生检疫局在国境卫生检疫工作中执行的主要法规如下:一是 1986 年第六届全国人民代表大会常务委员会第十八次会议通过的《中华人民共和国国境卫生检疫法》(以下简称《国境卫生检疫法》);二是 1989 年卫生部颁布的《中华人民共和国国境卫生检疫法实施细则》(以下简称《国境卫生检疫法实施细则》)。这些法律明确了卫生检疫机构的职责、检疫对象、主要工作内容、疫情通报、发生疫情时的应急措施以及处理程序,还对出入境人员、运输工具检验检疫、物品检疫查验、临时检疫、国际间传染病监测、卫生监督和法律责任也做了相应的规定。

二、"三检"合一阶段

1998—2018 年,我国检验形式为"三检"合一。

(一)国家出入境检验检疫局

1998 年,国务院根据第九届全国人民代表大会常务委员会第一次会议通过的国务院机构改革方案,将对外经济贸易部下的国家进出口商品检验局、卫生部下的国家卫生检疫局和农业部下的国家动植物检疫局重组为国家出入境检验检疫局,主管全国出入境商品检验、出入境动植物检疫和国境卫生检疫工作,各地直属检验检疫机构、检验检疫局分别相继挂牌。

(二)国家质量监督检验检疫总局

2001 年,国务院进行再次机构改革,将国家出入境检验检疫局和国家质量技术监督局进行合并,组建为国家质量监督检验检疫总局。原国家出入境检验检疫局设在各地的出入境检验检疫机构、管理体制及业务不变。2018 年,国务院进一步进行机构改革,组建国家市场监督管理总局,不再保留国家质量监督检验检疫总局,国家质量监督检验检疫总局的出入境检验检疫管理职责和队伍划入海关总署。

根据 2021 年 4 月修正的《进出口商品检验法》和 2022 年 3 月修订的《进出口商品检验法实施条例》的相关规定,海关总署主管全国进出口商品检验工作,制定与调整必须实施检验的进出口商品目录,直属海关负责本辖区的进出口商品监督管理工作,并依法对进出口商品实施检验。

国家出入境检验检疫局和国家质量监督检验检疫总局在出入境检验检疫工作中执行的主要法规如下:一是经 2002 年 4 月、2013 年 6 月、2018 年 4 月、2018 年 12 月、2021 年 4 月修订的《进出口商品检验法》;二是经 2005 年 8 月、2013 年 7 月、2016 年 2 月、2017 年 3 月、2019 年 3 月、2022 年 3 月修订的《进出口商品检验法实施条例》;三是经 2009 年修订的《进出境动植物检疫法》;四是 1997 年 1 月 1 日起施行的《进出境动植物检疫法实施条例》;五是经 2007 年、2009 年、2018 年先后修订的《国境卫生检疫法》;六是经 2010 年、2016 年、2019 年修订的《国境卫生检疫法实施细则》;七是 2020 年农业农村部、海关总署公布的《中华人民共和国禁止携带、邮寄进境的动植物及其产品名录》。

第二节 海关监管机构、海关关徽和海关头衔

一、海关总署

中国海关是依据我国法律法规行使进出口监督管理职权的国家行政机关,代表国家依法独立行使行政管理权。1949年新中国成立后,中央人民政府政务院对原海关机构进行了彻底变革,成立了中华人民共和国海关总署(以下简称"海关总署")。

海关总署是国务院直属机构,在货物进出口口岸和海关监管业务集中的地点设立海关监管机构,垂直管理全国海关工作。

（一）海关总署组织架构

海关总署组织架构根据海关总署职责构建,包括以下六个机构。

1. 署内部门

海关总署内设部门包括:1个办公厅(国家口岸管理办公室);1个机关党委;3个局(进出口食品安全局、缉私局、离退休干部局);16个司(政策法规司、综合业务司、自贸区和特殊区域发展司、风险管理司、关税征管司、卫生检疫司、动植物检疫司、商品检验司、口岸监管司、统计分析司、企业管理和稽查司、国际合作司、财务司、科技发展司、警察内审司、人事教育司)。

2. 派驻机构

海关总署派驻机构只有1个,即中央纪委国家监委驻海关总署纪检监察组。

3. 直属企事业单位

海关总署直属企事业单位包括:1个博物馆,1个出版社,2个学院,9个职责中心。

4. 社会团体

海关总署社会团体有两个:一是中国海关协会,二是中国进出境生物安全研究会。

5. 境外机构

海关总署境外机构有两个:一是中华人民共和国驻欧洲联盟使团海关处,二是中央人民政府驻港澳联络办公室警务联络部海关联络处。

6. 直属机构

海关总署直属机构包括广东分署、天津特派员办事处与上海特派员办事处及42个直属海关。

（二）海关总署职责

1. 海关总署职责的内容

海关总署主要职责有以下十个方面。

（1）负责全国海关工作。海关总署拟订海关工作政策,起草相关法律法规草案,制定海关规划、部门规章、相关技术规范。

（2）负责组织推动口岸"大通关"建设。海关总署会同有关部门制定口岸管理规章制度,组织拟订口岸发展规划并协调实施,牵头拟订口岸安全联合防控工作制度,协调开展口岸相关情报收集、风险分析研判和处置工作,协调口岸通关中各部门的工作关系,指导和协

调地方政府口岸工作。

（3）负责海关监管工作。海关总署制定进出境运输工具、货物和物品的监管制度并组织实施，按规定承担技术性贸易措施相关工作，依法执行进出口贸易管理政策，负责知识产权海关保护和海关标志标识管理，组织实施海关管理环节的反恐、维稳、防扩散、出口管制等工作，制定加工贸易等保税业务的海关监管制度并组织实施，牵头审核海关特殊监管区域的设立和调整。

（4）负责进出口关税及其他税费征收管理。海关总署拟订征管制度，制定进出口商品分类目录并组织实施和解释，牵头开展多双边原产地规则对外谈判，拟订进出口商品原产地规则并依法负责签证管理等工作，依法执行反倾销和反补贴措施、保障措施及其他关税措施。

（5）负责出入境卫生检疫、出入境动植物及其产品检验检疫。海关总署收集分析境外疫情，组织实施口岸处置措施，承担口岸突发公共卫生等应急事件的相关工作。

（6）负责进出口商品法定检验。海关总署监督管理进出口商品鉴定、验证、质量安全，负责进口食品、化妆品检验检疫和监督管理，依据多双边协议实施出口食品相关工作。

（7）负责海关风险管理。海关总署组织海关贸易调查、市场调查和风险监测，建立风险评估指标体系、风险监测预警机制、跟踪制度、风险管理防控机制，实施海关信用管理，负责海关稽查。

（8）负责国家进出口货物贸易等海关统计。海关总署发布海关统计信息和海关统计数据，组织开展动态监测、评估，建立服务进出口企业的信息公共服务平台。

（9）负责全国打击走私综合治理工作。海关总署依法查处走私、违规案件，负责所管辖走私犯罪案件的侦查、拘留、执行逮捕、预审工作，组织实施海关缉私工作。

（10）负责海关领域国际合作与交流。海关总署代表国家参加有关国际组织，签署并执行有关国际合作协定、协议和议定书。

2. 海关总署与相关部门的分工协作

1）海关总署与商务部的分工协作

海关总署制定进出口商品分类目录、多双边原产地规则、进出口商品原产地规则和关税措施等，负责其组织实施和解释，牵头多双边原产地规则对外谈判，依法签发原产地、执行反倾销和反补贴措施，保障关税征管等工作。商务部主要拟订进出口商品管理办法、进出口商品目录、进出口配额、进出口许可证件和关税配额管理等制度，主要负责进出口商品配额、关税配额年度计划、出口许可证件等管理制度的实施和监督。两部门通过建立健全进出口商品监督管理合作机制，加强对进出口商品目录、进出口配额、进出口许可证件和关税配额等管理。

2）海关总署与农业农村部的分工协作

一是海关总署会同农业农村部制定并发布动植物及其产品出入境禁令、解禁令，农业农村部会同海关总署起草出入境动植物检疫法律法规草案；二是海关总署负责签署与实施政府间动植物检疫协议、协定有关的协议和议定书，以及动植物检疫部门间的协议等，农业农村部负责签署政府间动植物检疫协议和协定；三是农业农村部会同海关总署确定和调整禁止出入境动植物名录并联合发布。

3）海关总署与国家卫生健康委员会的分工协作

海关总署主要负责收集分析境外疫情，组织实施口岸处置措施，承担口岸突发公共卫生等应急事件的相关工作。国家卫生健康委员会主要编制国境卫生检疫监测传染病目录,负责传染病总体防治和突发公共卫生事件应急工作。上述两部门通过建立健全应对口岸传染病疫情和公共卫生事件合作机制、传染病疫情与公共卫生事件通报交流机制、口岸输入性疫情通报与协作处理机制,加强对口岸公共卫生的监督管理。

4)海关总署与国家市场监督管理总局的分工

海关总署负责进口食品安全监督管理,确保进口食品以及食品相关产品符合我国食品安全国家标准,在口岸检验监管中发现不合格或存在安全隐患的进口产品,依法实施技术处理、退运、销毁,并向国家市场监督管理总局通报。国家市场监督管理总局主要负责组织实施特殊食品注册、备案和监督管理,建立覆盖食品生产、流通、消费全过程的监督检查制度,开展食品安全监督管理,健全食品安全追溯体系,防范区域性、系统性食品安全风险。两部门通过建立协作机制,避免对食品、化妆品等进出口商品进行重复检验、重复收费、重复处罚,减轻企业负担。

（三）主要署内部门职责

1. 国家口岸管理办公室的职责

国家口岸管理办公室负责机关日常运转,承担安全、保密、信访、政务公开等工作,牵头起草口岸管理规章制度,组织拟订口岸发展规划、电子口岸规范并协调实施,牵头拟订口岸安全联合防控工作制度,协调口岸通关中各部门的工作关系,指导和协调地方政府口岸工作。

2. 进出口食品安全局的职责

进出口食品安全局负责拟订进出口食品、化妆品安全和检验检疫的工作制度,依法承担进口食品企业备案注册和进口食品、化妆品的检验检疫、监督管理工作,按分工组织实施风险分析和紧急预防措施工作,并依据多双边协议承担出口食品相关工作。

3. 缉私局的职责

海关总署缉私局(全国打击走私综合治理办公室)负责拟订反走私社会综合治理政策措施并组织实施,查处走私、违规案件,侦办走私罪案件,开展缉私情报工作,组织开展打击走私国际(或地区)合作,并承担世界海关组织情报联络工作。

4. 政策法规司的职责

政策法规司负责起草相关法律法规草案和部门规章,承担有关国际合作协定、协议和议定书草案及规范性文件的合法性审查工作,还承担海关标准化工作和有关行政复议以及行政应诉工作。

5. 综合业务司的职责

综合业务司负责日常业务统筹协调、综合管理事项和全国通关一体化相关工作,牵头拟订海关业务综合发展规划和组织,拟订与海关有关的技术规范,协调开展与海关管理相关的技术性贸易措施工作与拟订国家禁止或限制进出境货物、物品的海关监管制度,承担通关流程标准、申报规范、通关运行管理工作和海关重大改革事项的统筹规划、综合协调、整体推进和督促落实工作,组织实施知识产权海关保护工作。

6. 自贸区和特殊区域发展司的职责

自贸区和特殊区域发展司负责牵头拟订自由贸易区等海关特殊监管区域发展规划、监管制度,承担自由贸易区等海关特殊监管区域的设立和事中事后监督工作。

7. 风险管理司的职责

风险管理司负责拟订海关风险管理制度并组织实施,承担组织海关风险监测工作,建立风险评估指标体系、风险监测预警和跟踪制度、风险管理防控机制,协调开展口岸相关情报收集、风险分析研判及处置工作,研究提出大数据海关应用整体规划、制度、方案并组织实施,定期发布口岸安全运行报告,并指挥、协调处置重大业务风险和安全风险。

8. 关税征管司的职责

关税征管司负责关税税政和立法的相关工作,参与制定进出口税则和进出口税收政策、税目税率的调整及相关的对外谈判,拟订进出口关税及其他税费征管规定并组织实施,承担进出口商品分类目录、原产地规则及签证管理、海关估价、多双边原产地规则对外谈判等工作,组织实施国家关税与进口环节税减免、反倾销与反补贴措施以及其他关税措施。

9. 卫生检疫司的职责

卫生检疫司负责拟订出入境卫生检疫监管的工作制度及口岸突发公共卫生事件处置预案,承担出入境卫生检疫、传染病及境外疫情监测、卫生监督、卫生处理以及口岸突发公共卫生事件应对工作。

10. 动植物检疫司的职责

动植物检疫司负责拟订出入境动植物及其产品检验检疫的工作制度,承担出入境动植物及其产品的检验检疫、监督管理工作,以及出入境转基因生物及其产品、生物物种资源的检验检疫工作,并按分工组织实施风险分析和紧急预防措施。

11. 商品检验司的职责

商品检验司负责拟订进出口商品法定检验和监督管理的工作制度,承担进口商品安全风险评估、风险预警和快速反应工作,承担国家实行许可制度的进口商品验证工作,监督管理法定检验商品的数量、重量鉴定,并依据多双边协议承担出口商品检验相关工作。

12. 口岸监管司的职责

口岸监管司负责拟订进出境运输工具、货物、物品、动植物、食品、化妆品和人员的海关检查、检验、检疫工作制度及组织实施,拟订物流监控、监管作业场所、经营人管理工作制度及组织实施,拟订进出境邮件快件、暂准进出境货物、进出境展览品等监管制度及组织实施,承担国家禁止或限制进出境货物、物品的监管和出口管制等工作,承担进口固体废物、进出口易制毒化学品等口岸管理工作。

13. 统计分析司的职责

统计分析司负责拟订海关统计制度,发布海关统计信息与数据,编制与发布国家对外贸易指数,承担国家进出口货物贸易等海关业务统计与分析工作,承担报关数据和单证管理工作,承担相关动态监测、评估工作,并推动服务进出口企业的信息公共服务平台建设工作。

14. 企业管理和稽查司的职责

企业管理和稽查司负责拟订海关信用管理制度及组织实施、加工贸易等保税业务管理制度与组织实施,以及海关稽查、贸易调查和市场调查等制度及组织实施。

15. 国际合作司的职责

国际合作司(港澳台办公室)负责拟订海关国际合作制度及组织实施,组织开展与外国(地区)海关、国际组织及机构的交流与合作,协调相关协议的谈判、签订及实施,会同有关方面指导驻外机构相关业务工作,承担技术性贸易措施、涉及港澳台海关交流与合作事务和相关外事工作,并按分工承担与"一带一路"建设相关的海关事务。

二、直属机构

（一）广东分署

广东分署是海关总署在广东省广州市设立的派出机构。

1. 广东分署组织架构

广东分署主要机构包括综合业务工作处、检验检疫工作处、统计分析工作处、稽查工作处、自贸区和特殊区域发展工作处、缉私局等。

2. 广东分署职责

广东分署归口海关总署领导,接受广东省人民政府监督指导,承担综合协调、协助管理、调查研究、监督审计巡视等工作职责。

（二）特派员办事处

特派员办事处是指海关总署在天津、上海的派出机构,即天津特派员办事处、上海特派员办事处。

1. 天津特派员办事处职责

天津特派员办事处负责管辖区域内直属海关的执法督查、干部考察、廉政督察等工作。管辖范围包括北京海关、天津海关、石家庄海关、太原海关、呼和浩特海关、满洲里海关、大连海关、沈阳海关、长春海关、郑州海关、哈尔滨海关、兰州海关、银川海关、乌鲁木齐海关和海关总署秦皇岛培训学校。

2. 上海特派员办事处职责

上海特派员办事处负责管辖范围内直属海关,院校执法监督,干部监督,党风廉政监督以及海关总署交办的其他任务。管辖范围包括上海海关、南京海关、杭州海关、宁波海关、合肥海关、福州海关、厦门海关、南昌海关、青岛海关和上海海关学院。

（三）直属海关

1. 直属海关组织机构

直属海关主要机构包括综合业务处、商品检验处、动植物检疫处、进出口食品安全处、卫生检疫处、关税处、口岸监管处、企业管理处、统计分析处、稽查处等。

2. 直属海关职责

直属海关归口海关总署领导,在本关区内承担贯彻执行海关各项政策、法律法规、管理制度和作业规范的重要职责。直属海关主要机构职责如下。

1）综合业务处职责

综合业务处的主要职责包括:一是承担本关区日常业务统筹协调、综合管理事项以及全国通关一体化相关工作;二是拟订国家禁止或限制进出境货物、物品的本关区监管措施;三是承担本关区通关流程标准、申报规范、通关运行管理工作;四是组织实施本关区知识产权海关保护工作;五是承办与本处业务相关的国际合作与交流工作。

2）商品检验处职责

商品检验处的主要职责包括:一是拟订本关区进出口商品法定检验和监督管理工作制度的实施细则;二是承担本关区进口商品安全风险评估、风险预警和快速反应工作;三是承担国家实行许可制度的进口商品验证工作;四是监督管理本关区法定检验商品的数量、重量鉴定;五是依据多双边协议承担本关区出口商品检验相关工作。

3）动植物检疫处职责

动植物检疫处的主要职责包括:一是拟订本关区出入境动植物及其产品检验检疫工作制度的实施细则;二是承担本关区出入境动植物及其产品的检验检疫、监督管理工作,按分工组织实施风险分析和紧急预防措施;三是承担本关区出入境转基因生物及其产品、生物物种资源的检验检疫工作。

4）进出口食品安全处职责

进出口食品安全处的主要职责包括:一是拟订本关区进出口食品、化妆品安全和检验检疫工作制度的实施细则;二是承担本关区进口食品、化妆品的检验检疫和监督管理,按分工组织实施风险分析和紧急预防措施工作;三是依据多边协议承担本关区出口食品相关工作。

5）卫生检疫处职责

卫生检疫处的主要职责包括:一是拟订本关区出入境卫生检疫监管工作制度的实施细则及口岸突发公共卫生事件处置预案措施;二是承担本关区出入境卫生检疫、传染病及境外疫情监测、卫生监督、卫生处理以及口岸突发公共卫生事件应对工作。

6）关税处职责

关税处的主要职责包括:一是承担本关区进出口关税及其他税费征管的管理工作;二是承担本关区进出口商品分类、原产地规则、签证管理、海关估价等管理工作;三是承担本关区化验室职能管理工作;四是承担本关区减免税管理工作,按分工办理相关项目的减免税审核确认和相关后续管理工作;五是承担本关区税收风险防控推动工作。

7）口岸监管处职责

口岸监管处的主要职责包括:一是拟订本关区进出境运输工具、货物、物品、动植物、食品、化妆品和人员的海关检查、检验、检疫工作制度的实施细则并组织实施;二是拟订本关区物流监控、监管作业场所及经营人管理工作制度的实施细则并组织实施;三是拟订本关区进出境邮件快件、暂准进出境货物、进出境展览品等监管制度的实施细则并组织实施;四是承担本关区国家禁止或限制进出境货物、物品监管管理工作;五是承担本关区进口固体废物、进出口易制毒化学品等口岸管理工作。

8）企业管理处职责

企业管理处的主要职责包括:一是拟订本关区海关信用管理制度实施细则并组织实施;二是承担本关区规范企业行为、企业分类管理、企业及从业人员注册管理等工作;三是承担本关区进出口食品、化妆品相关企业的备案管理工作。

9）统计分析处职责

统计分析处的主要职责包括:一是拟订本关区海关统计制度实施细则并组织实施;二是承担本关区进出口货物贸易等海关业务统计和统计分析工作,编制贸易统计指数;三是承担本关区报关数据和单证管理工作;四是承担本关区相关动态监测、评估工作,推动进出口企业信息公共服务平台建设工作。

10）稽查处职责

稽查处的主要职责包括:一是拟订本关区加工贸易等保税业务的管理制度实施细则并组织实施;二是拟订本关区海关稽查及贸易调查、市场调查等制度实施细则并组织实施。

三、隶属海关

（一）隶属海关组织机构

隶属海关主要机构包括综合业务科、查验科、业务监控科、卫生监督科、原产地管理科、减免税科、物流监控科、船舶监管科、稽查科等。

（二）隶属海关的职责

隶属海关归口直属海关领导，是执行进出境监督管理职责的基本单位，通常设在口岸和海关业务集中的地点。隶属海关职责主要有九个方面：一是受理辖区内报关单位通关注册备案业务；二是开展接单审核、征收税费、验估、查验、放行等通关作业；三是受理辖区内设立海关监管场所、承运海关监管货物业务的申请；四是对辖区内加工贸易货物实施海关监管；五是对辖区内特定减免税货物实施海关后续监管；六是对通关、转关及保税货物的存放、移动、放行或其他处置实施实际监控；七是对进出境运输工具及其燃料、物料、备件等实施海关监管；八是对各类海关监管场所实施监控；九是对运输工具、进出口货物、监管场所的风险分析，执行各项风险处置措施。

四、海关关徽

（一）海关关徽寓意

海关关徽是中华人民共和国海关的专用标志，由商神手杖与金色钥匙交叉组成。传说古希腊神话中的商神赫尔墨斯只要手持手杖就能在买卖交易中获得巨大财富，其手杖也被视为商神手杖，并作为商业和国际贸易的象征。金色钥匙上的三个齿分别代表了海关的监管、征税、查私，被视为国门钥匙，象征着海关为国家把守通关大门的权力。关徽体现了中国海关依法实施进出境监督和管理，维护国家的主权和利益，促进对外经济贸易发展和科技文化交流，保障社会主义现代化建设的内涵和本质。

（二）海关关徽使用

1997 年 7 月 1 日实施的《中华人民共和国海关关徽使用管理办法》明确了海关关徽的使用范围。具体内容如下。

1. 悬挂海关关徽的场所

可以悬挂海关关徽的场所主要有五个：一是各级海关的办公场所；二是进出境口岸的海关监管场所；三是海关举行重要会议和活动的场所；四是海关院校；五是海关总署认为应当悬挂海关关徽的其他场所。

2. 使用海关关徽图案的物品

可以使用海关关徽图案的物品主要有七种：一是海关制发的业务单证、封志和标记；二是海关人员的身份证件；三是海关制服上的标志和佩饰；四是海关车辆、船艇和专用设备；五是海关在公务活动中使用的证书、奖品、信笺、名片和礼品等物品；六是以海关名义发行的书籍、报纸、杂志和音像制品等作品；七是海关总署认为可以使用海关关徽图案的其他物品。

五、海关关衔

（一）海关关衔等级

海关关衔是指区分海关工作人员等级、表明海关工作人员身份的称号、标志国家给予海关工作人员的荣誉。为了加强海关队伍建设,增强海关工作人员的责任感、荣誉感和组织纪律性,使海关工作人员依法履行职责,国务院根据宪法制定了《中华人民共和国海关关衔条例》(以下简称《海关关衔条例》),它在第九届全国人民代表大会常务委员会第三十二次会议通过,并于 2003 年 2 月 28 日施行。2003 年 8 月 4 日,海关总署正式下发《首次评定授予关衔办法》,该办法规定,海关总署、分署、特派员办公室、各直属海关、隶属海关和办事处的国家公务员可以授予海关关衔。我国海关关衔设五等十三级,其设置和授予规定如下:

1. 海关总监和海关副总监

海关总监和海关副总监都为一等关衔,由国务院总理批准授予。该海关关衔标志为金色,由一枚橄榄叶环绕的海关关徽和若干枚五角星下衬五边形的星花构成,其中总监为三枚星花,副总监为两枚星花,如图 1-1 所示。

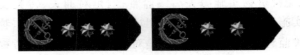

图 1-1　海关总监和副总监的海关关徽标志

2. 关务监督

关务监督为二等关衔,分为一级、二级和三级。该海关关衔标志为金色,由一枚橄榄叶、若干枚星花和海关关徽构成,其中一级为三枚星花,二级为两枚星花,三级为一枚星花,如图 1-2 所示。其中,一级关务监督、二级关务监督由国务院总理批准授予。

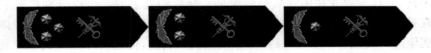

图 1-2　关务监督一级、二级和三级的海关关徽标志

3. 关务督察

关务督察为三等关衔,分为一级、二级和三级。该海关关衔标志为金色,由三道横杠、若干枚星花和一枚海关关徽构成,其中一级为三枚星花,二级为二枚星花,三级为一枚星花,如图 1-3 所示。一级、二级和三级关务督察由海关总署署长批准授予。

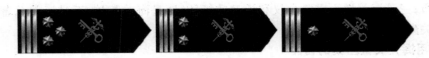

图 1-3　关务督察一级、二级和三级的海关关徽标志

4. 关务督办

关务督办为四等关衔,分为一级、二级和三级。该海关关衔标志为金色,由两道横杠、若干枚星花和一枚海关关徽构成,其中一级为三枚星花,二级为二枚星花,三级为一枚星花,如图 1-4 所示。海关总署机关和海关总署派出机构的一级关务督办以下的海关关衔由海关总署政治部主任批准授予,各直属海关和隶属海关的一级关务督办以下的海关关衔由各直属海关关长批准授予。

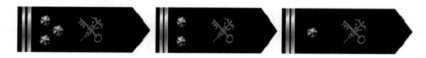

图1-4　关务督办一级、二级和三级的海关关徽标志

5. 关务员

关务员为五等关衔,分为一级和二级。该海关关衔标志为金色,由一道横杠、若开枚星花和一枚海关关徽构成,其中一级为三枚星花,二级为二枚星花,如图1-5所示。海关总署机关和海关总署派出机构的关务员由海关总署政治部主任批准授予,各直属海关和隶属海关的关务员由各直属海关关长批准授予。

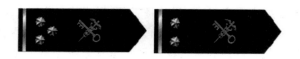

图1-5　关务员一级和二级的海关关徽标志

(二)海关关衔佩带

2003年7月,国务院根据《海关关衔条例》制定了《海关关衔标志式样和佩带办法》。该办法规定,海关工作人员身穿制式上衣、制式大衣时,佩带硬肩章;身穿制式短袖衫、制式长袖衫、查验服时,佩带软肩章。海关关衔标志缀钉在肩章上,肩章为剑形,版面为黑色。从2003年10月1日起,全国海关工作人员正式佩戴衔级标志上岗工作,佩戴的关衔标志必须与所授予的关衔相符。海关工作人员晋升或者降低关衔的,由批准机关更换其关衔标志;取消或者不予保留关衔的,由批准机关收回其关衔标志。

案例展示

海关总署新海关、新职责与新责任部门

(1)海关总署制定署令、公告及相关业务规定,各直属海关制定公告及相关业务规定。(责任部门:署内各部门、各直属海关)

(2)海关总署对原海关总署权责清单进行修订调整,重点增加检验检疫权责事项,调整后及时对外公开。(责任部门:海关总署政法司、各直属海关)

(3)海关总署重点增加检验检疫随机抽查事项,建立"双随机"作业信息化系统,通过海关业务现场大屏、查询终端、中国海关门户网站各关子网站、海关新媒体、企业申报端等渠道,公开抽查情况和抽查结果。(责任部门:海关总署稽查司主办)

(4)发布全国货物检验检疫概况、口岸传染病监测预警信息、口岸核心能力动态监管信息、进口工业产品不合格信息、目录外进出口商品监督抽查结果、进口农产品质量安全风险情况、进出口食用农产品及饲料安全风险监控情况、不合格进口食品化妆品信息、进口缺陷工业产品风险处置信息等事关群众切身利益的重要信息。(责任部门:海关总署通关业务司、卫生检疫监管司、检验监管司、动植物检疫监管司、进出口食品安全局)

（续上）

（5）加强涉及海关舆情监测，重点关注涉及经济社会重大政策、影响党和政府公信力、冲击道德底线等苗头性、倾向性舆情，加强研判，分类处理。加大新闻宣传力度，提升政务舆情处置有效性，消除涉及海关不实信息影响。（责任部门：海关总署办公厅、各直属海关）

（6）加强进出口食品安全舆情信息收集和通报，及时在中国海关门户网站发布进出口食品安全信息和食品安全事件的调查处理情况。（责任部门：海关总署进出口食品安全局）

（7）对原海关政务服务事项清单进行修订调整，重点增加检验检疫政务服务事项，按照《海关政务服务事项清单管理办法》进行合法性审查，实现办事材料目录化、标准化，调整后及时对外公开。（责任部门：海关总署政法司）

（8）不断创新网上办事服务方式，及时将"互联网＋海关"有关政策落实情况和阶段性成果在"互联网＋海关"一体化平台上公布。（责任部门：海关总署办公厅）

（9）加快中国海关门户网站和中国政府网等信息系统互联互通，推动海关政务服务"一网通办""全国漫游"。（责任部门：海关总署办公厅）

（10）海关总署开办行政审批"一个窗口"，加强建设管理。（责任部门：海关总署政法司）

（11）各直属海关加强海关业务现场报关大厅及地方政府政务大厅海关业务窗口的建设管理，推动线下线上融合，力争"只进一扇门""最多跑一次"。（责任部门：各直属海关）

（12）优化审批方式和作业流程，推进海关行政许可标准化、规范化管理，按照"一窗受理、并行办理"要求，实现统一受理、一表填报、后台分办。（责任部门：海关总署政法司）

第三节　海关权力行使

一、海关权力行使的原则

海关权力是指国家为保证海关依法履行职责，通过《中华人民共和国海关法》（以下简称《海关法》）和其他法律、行政法规赋予海关的对进出境运输工具、货物、物品的监督管理权能。海关行使权力有以下四个方面的基本原则。

1. 合法原则

合法原则是指行政权力的行使要具有合法性。其具体包括行使行政权力的主体资格、依据、方法、手段、步骤和时限等程序必须具有合法性。海关及管理相对人等行政主体如有违法现象，都将承担相应的法律责任。

2. 适当原则

适当原则是指权力的行使应该以公平性、合理性为基础，以正义性为目标。为防止海关滥用自由裁量权，我国法律通过行政和司法监督，即行政复议与行政诉讼予以约束。

3. 依法独立行使原则

海关实行高度集中统一的管理体制和垂直领导方式，地方各级海关对海关总署负责。

海关无论级别高低,都是代表国家行使管理权的国家机关,海关依法独立行使权力,各地方、各部门应当支持海关依法行使职权,不得非法干预海关执法活动。

4. 依法受到保障原则

海关权力是国家权力的一种,其行使应依法受到保障。《海关法》第十二条规定,海关依法执行职务,有关单位和个人应当如实回答询问,并予以配合,任何单位和个人不得阻挠。海关执行职务受到暴力抗拒时,执行有关任务的公安机关和人民武装警察部队应当予以协助。

二、海关权力的内容

海关权力主要有以下四项。

（一）行政许可权

行政许可权包括对企业的报关权和从事海关监管货物的仓储权;转关运输货物的境内运输权;保税货物的加工权;装配等业务的许可权;对报关员的报关从业许可权等权力。

（二）税费征收权

税费征收权包括代表国家依法对进出口货物、物品征收关税和其他税费的权力;根据法律法规相关规定,依法对特定的进出口货物物品减征或免征关税的权力;对海关放行后的有关进出口货物、物品,发现少征或者漏征税款的,依法补征、追征税款的权力。

（三）行政监督检查权

行政监督检查权是海关履行其行使行政监督管理职责的基本权力。该权力主要包括六个方面。

1. 检查权

检查权是指海关对出入境的货物、邮递物品、行李物品、货币、金银、证券和运输工具等进行监督检查的一种权利。海关行使检查权的目的是保护本国经济发展,查禁走私和违章案件,防止沾染病毒菌的物品入境。海关实施检查权的范围包括:一是对进出境运输工具实施的检查,不受海关监管区域的限制;二是对走私嫌疑人身体的检查应在海关监管区和海关附近沿海沿边规定地区内实施,并应得到海关关长的批准;三是对有走私嫌疑的运输工具和有藏匿走私货物、物品嫌疑的场所的检查,应在海关监管区和海关附近沿海沿边规定地区内直接进行,超过这个范围,如在调查走私案件时应经海关关长批准后方能实施,但不得对公民住宅实施检查。

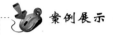 **案例展示**

海关总署开展打击走私犯罪活动

2020 年 6 月 10 日,在海关总署统一指挥下,广东分署以及天津、大连、南京、宁波、青岛、广州、深圳、汕头、黄埔、江门、湛江、昆明 12 个直属海关出动警力 874 名,在天津、山东、广东、云南等 9 个省市同步开展"洋垃圾"走私集中行动,一举打掉涉嫌走私犯罪团伙 38 个,抓获犯罪嫌疑人 80 名,查证废矿渣、污油水等涉案货物 104.14 万吨,其中现场查扣废矿渣等涉案货物 59.88 万吨。

2. 查阅、复制权

查阅、复制权是指海关总署具有查阅进出境人员的证件,查阅、复制与进出境运输工具、货物、物品有关的合同、发票、账册、单据、记录、文件、业务函电、录音录像制品和其他有关资料的权利。

3. 查验权

查验权是指海关具有查验进出境货物、个人携带进出境行李物品和邮寄进出境物品的权利。

4. 查问权

查问权是指海关根据法律、行政法规的规定,对具有违法行为的当事人进行查问的权利。

5. 查询权

查询权是指海关在调查走私违法案件时,经海关关长批准可以查询当事人在商业银行或者其他金融机构的存款与汇款的权利。

6. 稽查权

稽查权是指根据《海关法》、《中华人民共和国稽查条例》(以下简称《稽查条例》),海关自进出口货物放行之日起 3 年内或者在保税货物、减免税进口货物的海关监管期限内及其后的 3 年内,对与进出口货物直接有关的企业、单位的会计账簿、会计凭证、报关单证以及其他有关资料和有关进出口货物进行核查,监督其进出口活动的真实性和合法性具有进行稽查的权利。

(四)海关行政强制权

1. 扣留权

扣留权是指海关对违反《海关法》或者其他有关法律、行政法规的进出境运输工具、货物、物品以及有关的合同、发票、账册、单据、记录、文件、业务函电、录音录像制品和其他有关资料具有扣留的权利。在海关监管区和海关附近沿海沿边规定地区,海关对有走私嫌疑的运输工具、货物、物品和走私嫌疑人,经海关关长批准,可以扣留;海关对走私犯罪嫌疑人扣留时间不得超过 24 小时,在特殊情况下可以延长至 48 小时。在海关监管区和海关附近沿海沿边规定地区以外,海关对其中有证据证明有走私嫌疑的运输工具、货物和物品,可以扣留。海关对查获走私嫌疑案件应扣留的走私犯罪嫌疑人,移送海关缉私局调查和处理。

2. 滞报金、滞纳金征收权

滞报金、滞纳金征收权是指海关对超过规定时限向海关申报的货物征收滞报金,对逾期缴纳进出口税费纳税人征收滞纳金的权利。

3. 提取货样、施加封志权

提取货样、施加封志权是指海关根据《海关法》规定认为必要时可以提取货样,对未办结海关手续、处于海关监管状态的运输工具、货物、物品有权施加封志的权利。任何人不得擅自损毁封志和擅自提取、转移、动用在封的货物、物品和运输工具。

4. 提取货物变卖、先行变卖权

提取货物变卖、先行变卖权是指海关具有对自进境之日起超过 3 个月未向海关申报的进口货物可以提取依法变卖,对进口货物收货人或其所有人声明放弃的货物、物品可以提取依法变卖,对依法扣留不宜长期保存的货物、物品经海关关长批准后可以先行变卖的权利。

5. 强制扣缴和变卖抵缴税款权

强制扣缴和变卖抵缴税款权是指海关具有对超过规定期限未缴纳税款的纳税人或其担保人，经海关关长批准后可以书面通知其开户银行或者其他金融机构在其存款内扣缴税款，或者将应税货物依法变卖并将其所得抵缴税款，或者扣留并依法变卖其价值相当于应纳税款的货物或其他财产，将变卖所得抵缴税款的权利。

6. 连续追缉权

连续追缉权是指海关对违抗海关监管逃逸的进出境运输工具或个人连续追至海关监管区和海关附近沿海沿边规定地区以外，可将其带回处理的权利。

7. 海关行政处罚权

海关行政处罚权是指海关对尚未构成走私罪的违法当事人具有行政处罚的权利。该权利包括对走私货物、物品及违法所得处以没收的权利，对有走私行为和违反海关监管规定行为的当事人处以罚款的权利，对有违法行为的报关企业和报关员处以暂停或取消报关资格的权利。

8. 佩带和使用武器权

佩带和使用武器权是指海关工作人员为履行职责，可以依法佩带武器，依法使用武器的权利。1989 年 6 月，海关总署、公安部联合发布《海关工作人员使用武器和警械的规定》。根据该项规定，海关工作人员使用的武器包括轻型枪支、电警棍、手铐以及其他经批准列装的武器和警械。海关工作人员为执行缉私任务时，不能制服被追缉逃跑的走私团体，或遭遇武装掩护走私，不能制止以暴力掠夺查扣的走私货物、物品和其他物品，以及以暴力抗拒检查、抢夺武器和警械、威胁海关工作人员生命安全非开枪不能自卫时等情况，可以对走私分子和走私嫌疑人使用武器。

 案例展示

守护国门生物安全

生物安全关乎人民生命健康，关乎国家长治久安，是国家总体安全的重要组成部分。《2020 中国生态环境状况公报》指出，我国已发现 660 多种外来入侵物种，其中 71 种对自然生态系统已造成或具有潜在威胁，219 种已入侵国家级自然保护区。海关担负着守护国门的神圣使命，中国开放的大门越开越大，海关的监管责任也越来越大，海关守护国门生物安全，把各种危害因素坚决堵在国门之外。

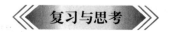 **复习与思考**

一、单项选择题

1. 中华人民共和国海关是（　　　）。

A. 国家行政机关　　　　　　　　　　B. 国家法律机关

C. 国家执法机关   D. 以上选项都不是

2. 1949 年中央人民政府政务院对全国国营贸易实施统一管理,设立了(　　)。

A. 商品检验处   B. 国外贸易司   C. 国内贸易司   D. 中央贸易部

3. (　　)是中华人民共和国第一部关于进出口商品检验的行政法规。

A.《商品检验暂行条例》   B.《商品出口检验局暂行章程》

C.《商品检验法》   D.《毛革肉类出口检查条例》

4. 1952 年中央人民政府政务院在对外贸易部内设立了(　　)。

A. 商业部   B. 商品检验总局

C. 商品检验局   D. 商品检验机关

5. 下列各项中,不属于直属海关组织机构的是(　　)。

A. 综合业务处   B. 商品检验处

C. 动植物检疫处   D. 检验检疫工作处

6. 1989 年第七届全国人大常委会第六次会议审议通过了了(　　)。

A.《进出口商品检验法实施条例》   B.《商品检验法》

C.《进出口商品检验法》   D.《商检条例》

7. 中华人民共和国第一部动植物检疫法律是(　　)。

A.《进出口动植物检疫条例》   B.《动植物检疫法》

C.《动植物检疫法实施条例》   D.《商品检验暂行条例》

8. 1949 年卫生部将原 17 个海陆空检疫所更名为(　　)。

A. 交通检疫所   B. 交通检疫处   C. 交通检疫局   D. 卫生检疫局

9. 1964 年国务院将动植物检疫从对外贸易部划归(　　)领导。

A. 农产品检验处   B. 国家动植物检疫所

C. 商品检验总局   D. 农业部

二、多项选择题

1. 2001 年,国务院将(　　)合并组建为国家质量监督检验检疫总局。

A. 国家出入境检验检疫局   B. 国家质量技术监督局

C. 国家市场监督管理总局   D. 国家动植物检疫局

2. 直属海关主要机构包括(　　)等。

A. 动植物检疫处   B. 商品检验处   C. 口岸监管处   D. 卫生检疫处

3. 中华人民共和国海关关徽由(　　)交叉组成。

A. 国徽   B. 商神手杖   C. 红旗   D. 金色钥匙

4. 金钥匙上的三个齿分别代表了海关的(　　)。

A. 监管   B. 贸易   C. 征税   D. 查私

5. 可以悬挂关徽的场所的情形包括(　　)等。

A. 海关办公场所   B. 海关监管场所

C. 海关举行活动场所   D. 海关院校

6. 海关实行垂直管理体制,属于第二层次的包括(　　)。

A. 广东分署   B. 天津特派员办事处

C. 上海特派员办事处   D. 直属海关

7. 可以使用关徽图案的物品包括（　　　）。

A. 海关制发单证　　　　　　　　　　B. 海关制服上标志

C. 以海关名义发行书籍　　　　　　　D. 海关车辆

8. 下列各项中,属于隶属海关组织机构的有（　　　）。

A. 综合业务科　　　B. 查验科　　　C. 原产地管理科　　　D. 船舶监管科

9. 我国海关关衔制度设五等,其中一等包括（　　　）。

A. 货关务监督　　　B. 关务督察　　　C. 海关总监　　　D. 海关副总监

10. 海关行使权力的原则有（　　　）。

A. 合法原则　　　　　　　　　　　　B. 适当原则

C. 依法独立行使原则　　　　　　　　D. 依法受到保障原则

三、判断题

1. 海关代表国家依法独立行使行政管理权。　　　　　　　　　　（　　　）

2. 1952年中央人民政府成立了商业部,在商业部内设立了商品检验总局。　（　　　）

3. 1965年国务院成立了中华人民共和国动植物检疫所。　　　　　（　　　）

4. 2001年国务院将国家出入境检验检疫局和国家质量技术监督局进行合并,组建为国家质量监督检验检疫总局。　　　　　　　　　　　　　　　　　　（　　　）

5. 1980年国务院将外贸部商品检验总局改为进出口商品检验总局。　（　　　）

6. 1982年国务院将国家进出口商品检验总局更名为国家进出口商品检验局。（　　　）

7. 2018年国务院公布了机构改革方案,组建国家市场监督管理总局,保留国家质量监督检验检疫总局。　　　　　　　　　　　　　　　　　　　　　（　　　）

8. 2018年国务院将国家质量监督检验检疫总局的出入境检验检疫管理职责和队伍划入海关总署。　　　　　　　　　　　　　　　　　　　　　　　　　（　　　）

9. 海关总署在广州市设立的广东分署对海关总署负责,不受广东省政府监督指导。

（　　　）

10. 直属海关是负责管理一定区域范围内海关业务的海关,对当地政府负责。（　　　）

四、简答题

1. 简述我国出入境监管机构由"三检"独立演变至"三检"合一的过程。

2. 简述直属海关的主要职责。

3. 简述海关权力的基本内容。

第二章 报关单位管理

学习目标

◆ 了解报关单位备案的条件和程序。
◆ 熟悉海关总署对进出口货物收发货人和报关企业管理的主要内容。
◆ 掌握高级认证企业和失信企业的认定标准及其适用管理措施。
◆ 明确企业分类管理的方法及其主要作用。
◆ 增强关于进出口企业、报关企业的社会责任以及报关员工作的法律意识。

本 章 概 要

　　本章包括三部分内容：第一部分为报关单位备案，介绍了报关单位类型及其申请备案条件、备案程序、备案信息变更和备案的注销等；第二部分为报关单位与报关员管理，介绍了海关总署对进出口货物收发货人、报关企业的管理规定和对报关员的管理；第三部分为企业分类管理与信用管理，介绍了企业分类管理的依据和企业信用管理办法。

第一节　报关单位备案

　　2021年4月修订的《海关法》将报关单位由原注册登记管理改为备案管理。同年11月，海关总署根据《海关法》的这一改革公布了《中华人民共和国海关报关单位备案管理规定》（以下简称《海关报关单位备案管理规定》），于2022年1月1日起施行，由海关总署公布的《中华人民共和国海关报关单位注册登记管理规定》和原国家质量监督检验检疫总局公布的《出入境检验检疫报检企业管理办法》同时废止。

一、报关单位类型

报关单位是指按照《海关报关单位备案管理规定》在海关备案的进出口货物收发货人和报关企业。完成海关备案的进出口货物收发货人和报关企业可同时获得报关报检资质,在中华人民共和国关境内办理报检报关业务。《海关报关单位备案管理规定》明确了报关单位在全国范围内可同时具有进出口货物收发货人和报关企业双重身份,取消了对报关人员的备案要求。

(一)进出口货物收发货人

进出口货物收发货人通常称为自理报关单位,是指依据我国有关法规的规定,直接进口货物或出口货物的中华人民共和国关境内的法人、其他组织或个人,如国际贸易公司、跨境电商公司等。

(二)报关企业

报关企业通常称为代理报关单位,是指依据我国有关法规的规定,经海关准予注册登记,接受进出口货物收发货人的委托,以委托人的名义或以自己的名义,向海关办理代理报关业务,从事报关服务的中华人民共和国关境内的企业法人,如专业报关公司、兼营报关服务业务的国际货运代理公司、国际物流公司等。

二、报关单位备案申请

(一)报关单位备案的条件

进出口货物收发货人申请备案应当取得市场主体资格。报关企业申请备案应当取得市场主体资格,即企业注册资本不低于人民币 150 万元,有健全的组织机构和财务管理制度,报关员人数不少于 5 名,投资者、报关业务负责人、报关员无走私违法行为,报关业务负责人具有 5 年以上从事相关工作经验,有符合从事报关服务所必需的固定经营场所和设施。已办理报关单位备案的进出口货物收发货人和报关企业需要在备案区域以外设立分支机构的,要申请报关单位备案,并应当符合以上相关要求。

(二)报关单位备案的程序

申请人可以直接或委托代理人向属地直属海关对外公布的海关备案机构办理报关单位备案,申请人委托代理人代为提出申请的,应当出具授权委托书。

1. 报关单位提交申请材料

进出口货物收发货人申请备案应当向属地海关提交报关单位备案信息表(表 2-1)、企业法人营业执照副本、对外贸易经营者备案登记表、企业章程、经营场所所有权证明或租赁证明复印件等指定电子材料。报关企业申请备案应当向属地海关提交报关单位备案信息表、企业法人营业执照副本、企业章程、报关服务营业场所所有权证明或租赁证明等指定电子材料,并对所提交材料的真实性、有效性负责。

2. 海关备案机构进行审核

海关备案机构对申请备案的电子材料进行审核,确认报关单位所提交材料是否齐全、是否真实、是否有效,还要对报关企业是否已开展经营国际运输代理或国际运输工具代理业务进行实地检查。

3. 海关备案机构提供报关单位备案证明

海关备案机构确认备案材料齐全并符合报关单位备案要求的,在 3 个工作日内予以备案,备案信息通过"中国海关企业进出口信用信息公示平台"进行公布,并向进出口货物收发货人或报关企业提供电子版报关单位备案证明,也可应报关单位要求提供纸质备案证明。报关单位备案长期有效。

表 2-1   报关单位备案信息表

统一社会信用代码					填表/打印日期	
申请类型	☐ 备案　　☐ 备案信息变更　　☐ 注销					
申请报关单位类型	☐ 进出口货物收发货人　　☐ 报关企业　　☐ 临时备案单位 ☐ 进出口货物收发货人分支机构　　☐ 报关企业分支机构					
行政区域		所在海关		统计经济区域		
中文名称						
英文名称						
住所(主要经营场所)				邮政编码		
英文地址						
组织机构类型		市场主体类型		行业种类		
联系人		固定电话		移动电话		
电子邮箱		传真		网址		
所属单位代码		所属单位名称				
经营范围						

管理人信息						
管理人	姓名	证件类型	证件号码		国籍	移动电话
法定代表人(负责人)						
关务负责人						

出资者信息				
序号	出资者姓名	国籍	出资币制	出资金额
1				
2				
3				

所属报关人员信息					
序号	姓名	证件类型	证件号码	移动电话	申请办理类型
1					☐ 到岗　☐ 变更　☐ 离岗
2					☐ 到岗　☐ 变更　☐ 离岗

序号	姓名	证件类型	证件号码	移动电话	申请办理类型
3					☐ 到岗 ☐ 变更 ☐ 离岗
4					☐ 到岗 ☐ 变更 ☐ 离岗
5					☐ 到岗 ☐ 变更 ☐ 离岗
6					☐ 到岗 ☐ 变更 ☐ 离岗
7					☐ 到岗 ☐ 变更 ☐ 离岗
8					☐ 到岗 ☐ 变更 ☐ 离岗
9					☐ 到岗 ☐ 变更 ☐ 离岗
10					☐ 到岗 ☐ 变更 ☐ 离岗

本单位承诺对本表所填报备案信息的真实性、有效性负责并承担相应的法律责任。

（单位印章）

年　月　日

三、报关单位备案信息的变更

报关单位在海关备案机构完成备案后，如果单位名称、市场主体类型、住所（主要经营场所）、法定代表人（负责人）、报关人员等在报关单位备案信息表上载明的信息发生变更时，应当自变更之日起 30 日内向海关备案机构申请变更，提交相关变更的材料，并对其真实性、有效性负责。报关单位因迁址或其他原因造成属地海关备案机构产生变化时，应当向发生变化后的直属海关下属的海关备案机构办理变更申请。

根据《海关报关单位备案管理规定》的规定，报关单位如果发生报关单位备案信息表载明的信息有变化，而未按照规定向海关备案机构办理变更的，或向海关提交的备案信息隐瞒真实情况、弄虚作假，或拒不配合海关监督和实地检查的，海关责令其改正，拒不改正的，海关可以处 1 万元以下罚款。

四、报关单位备案的注销

1. 报关单位备案注销的情形

报关单位有下列情形之一的，应当向海关备案机构提出书面申请及相关材料办理备案注销手续：

（1）因解散、被宣告破产或其他法定事由终止。

（2）被市场监督管理部门注销或撤销登记、吊销营业执照。

（3）进出口货物收发货人对外贸易经营者备案失效。

（4）临时备案单位丧失主体资格（从事非贸易性进出口活动，未取得对外贸易经营者备案登记表的单位）。

（5）其他依法应当注销的情形。

2. 报关单位备案注销的应注意事项

在备案注销前,报关单位应当办结海关有关手续。在办理备案注销时,报关单位应当对所提交材料的真实性、有效性负责,并且承担法律责任。在海关备案注销后,报关单位如有所属的分支机构,也应及时办理备案注销手续。

第二节　报关单位与报关员管理

海关总署关于对报关单位与报关员管理的有关规章规定,直属海关对报关单位和报关员行使管理权,并对海关总署负责。

一、报关单位管理

(一)进出口货物收发货人的管理

根据海关总署对进出口货物收发货人管理的有关规定,已经完成报关单位备案的进出口货物收发货人(如国际贸易公司或跨境电商公司等自理报关企业),在从事进口贸易业务或出口贸易业务中只能为本企业的进口货物或出口货物报关,并在本关区隶属海关办理报关,不得代理其他单位的报关业务。如果进出口货物收发货人需要在其他海关关区口岸办理进口货物或出口货物报关,应委托该地报关企业向当地隶属海关办理报关手续,也可向海关备案机构申请异地报关备案,经其核准后方可办理异地报关手续。

(二)报关企业的管理

根据海关总署对报关企业管理的有关规定,已经完成报关单位备案的专业报关公司、国际货运代理公司等代理报关企业,只能为有权进出口货物的企业代理进口或出口报关手续,并向海关提交代理报关委托书,载明委托方与被委托方的名称、代理事项、代理期限,并由委托方的经办人和被委托方的报关员签字。代理报关单位可以在所在关区各隶属海关办理代理报关手续,不能在其他关区从事代理报关活动。特殊情况需报海关总署批准。

(三)报关企业法律责任

海关对报关企业逾期缴纳税款的行为,按规定征收滞纳金。对报关企业不缴纳税款的行为,依照《海关法》、《中华人民共和国海关行政处罚实施条例》(以下简称《海关行政处罚实施条例》)等法律法规的相关规定处理,对报关企业违反法律法规规定情节严重的,取消其报关权,并追究其法定代表人的法律责任。

 案例展示

某进出口有限公司出口帽子商标侵权案

2022年8月8日,某进出口有限公司以一般贸易方式向海关申报出口帽子一批。口岸海关在检查中发现该出口帽子标有"GUCCI"商标、"NFL"商标和"NIKE"商标,经其商标权利人古乔古希股份公司、NFL资产有限责任公司和耐克创新有限合伙公司确认,这些帽子属于侵犯其商标专用权的货物。

（续上）

> 　　该口岸海关基于出口货物报关单证、海关进出境人工查验记录单、权利人权利证明等材料为证，认为该进出口有限公司出口帽子事先未经商标权人许可，根据《中华人民共和国商标法》第五十七条第（一）项的规定，当事人出口上述货物的行为已构成侵犯他人商标专用权的行为，依据《海关法》第九十一条和《海关行政处罚实施条例》第二十五条的规定，该口岸海关没收该公司标有侵权商标的帽子，并处以罚款。

二、报关员管理

（一）报关员的权利和义务

1. 报关员的权利

根据海关总署对报关员执业管理的有关规定，报关员权利主要有六个方面：一是可以为所在报关单位以其名义执业，办理报关业务；二是可以向海关查询其办理的报关业务情况；三是可以拒绝海关工作人员的不合法要求，并依法对其违法违纪行为进行检举；四是针对海关对报关员作出的处理决定，可以享有陈述、申辩、申诉的权利；五是针对海关行政处罚决定，可以依法向海关申请行政复议或向人民法院提起行政诉讼；六是合法权益因海关违法行为受到损害的，可以依法要求其赔偿。

2. 报关员的义务

根据海关总署对报关员执业管理的有关规定，报关员义务主要有九个方面：一是应当遵守我国法律法规和海关规章的有关规定，恪守报关员职业道德；二是应当熟悉所申报货物的基本情况，对申报内容和有关材料的真实性、完整性进行合理审查；三是应当提供齐全、正确、有效的单证，清楚、完整地填制海关单证，并按照规定办理报关业务及相关手续；四是应当在海关检查进出口货物时，按时到场，配合其查验；五是应当配合海关稽查和对涉嫌走私违规案件的查处；六是应当按照规定参加直属海关或直属海关授权组织举办的报关业务岗位考核；七是应当持《报关员证》办理报关业务，海关核对时需出示；八是应当妥善保管海关核发的《报关员证》和相关文件；九是应当协助落实海关对报关单位管理的具体措施。

（二）报关员的工作规范

根据海关总署对报关员执业管理的有关规定，报关员应遵循的执业规范主要有以下三个方面。

一是报关员应当在一个报关单位执业。报关员不得同时兼任两个或两个以上报关单位的报关工作。

二是报关员应当在所属报关单位规定的关区范围内执业。进出口货物收发货人的报关员应当在本关区各口岸地或海关监管业务集中的地点执业，其分支机构报关员应当在该分支机构关区内的各口岸地或海关监管业务集中的地点办理报关手续；报关企业及其跨关区分支机构的报关员，应当在所在报关企业或跨关区分支机构的报关服务的口岸地或海关监管业务集中的地点执业。

三是报关员应当在所在报关单位授权范围内执业。报关员应当按照报关单位的要求和委托人的委托依法办理下列业务：

（1）按照规定如实申报进出口货物的商品编码、商品名称、规格型号、实际成交价格、原产地及相应优惠贸易协定代码等报关单有关项目,并办理填制报关单、提交报关单证等与申报有关的事宜。

（2）申请办理缴纳税费和退税、补税事宜。

（3）申请办理加工贸易合同备案（变更）、深加工结转、外发加工、内销、放弃核准、余料结转、核销及保税监管等事宜。

（4）申请办理进出口货物减税、免税等事宜。

（5）协助海关办理进出口货物的查验、结关等事宜。

（6）应当由报关员办理的其他报关事宜。

（三）报关员的法律责任

根据海关总署对报关员执业管理的有关规定,报关员执业违反有关法律法规和海关规章的规定,应承担相应的法律责任。

1. 行政处罚

报关员有下列情形之一的,海关予以警告,责令其改正,并可处人民币 2 000 元以下罚款。

（1）故意制造海关与报关单位、委托人之间的矛盾和纠纷。

（2）假借海关名义,以明示或暗示的方式向委托人索要委托合同约定以外的酬金或其他财物、虚假报销。

（3）同时在两个或两个以上报关单位执业。

（4）私自接受委托办理报关业务,或私自收取委托人酬金及其他财物。

（5）将《报关员证》转借或转让他人,允许他人持本人《报关员证》执业。

（6）涂改《报关员证》。

（7）其他利用执业之便谋取不正当利益的行为。

2. 刑事责任

报关员构成走私或违反海关监管规定行为的,由海关依照《海关法》和《海关行政处罚实施条例》的有关规定予以处理;构成犯罪的,依法追究刑事责任。

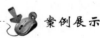 **案例展示**

报关员失责被处罚

A 进出口公司向日本 B 商社出口一批玩具,委托某报关企业办理出口货物报关手续,委托方与受托方签订了报关委托书,并指定报关员小王负责该项报关业务。该批出口玩具涉嫌侵犯某知名品牌商标,因此被属地出境口岸隶属海关查验后扣押,并处罚款。小王收到海关处罚决定书后不仅没有通知 A 进出口公司,而且冒充 A 进出口公司在海关处罚决定书上签名,并缴纳罚款。A 进出口公司由于一直没有收到日本 B 商社的货款,经各方询问后才知道货物被海关扣押,故以没有尽到义务为由对该海关提起了行政诉讼。经法院查明,小王与 A 进出口公司经理存在经济纠纷,出于报复目的而故意为之。小王因故意制造委托人与海关之间的纠纷,被海关处罚款。

第三节　企业分类管理与信用管理

一、企业分类管理

为了鼓励进出口货物收发货人和报关企业守法自律,提高海关管理效能,海关总署于2008年4月1日发布了《中华人民共和国海关企业分类管理办法》(以下简称《海关企业分类管理办法》)。海关根据企业遵守法律、行政法规、海关规章、相关廉政规定和经营管理状况,以及海关监管、统计记录等,对进出口货物收发货人、报关企业进行分类管理,设置AA类、A类、B类、C类、D类五个管理类别。海关总署对AA类和A类企业实行相应的通关便利措施,对B类企业实行常规管理措施,对C类和D类企业实行严密监管措施。

（一）进出口货物收发货人分类管理

1. AA类

符合AA类的进出口货物收发货人应同时符合四个条件:一是已适用A类管理1年以上;二是上一年度进出口总值为3 000万美元(中西部1 000万美元)以上;三是经海关验证稽查,符合海关管理、企业经营管理和贸易安全的要求;四是每年报送《经营管理状况报告》和会计师事务所出具的上一年度审计报告,每半年报送《进出口业务情况表》。

2. A类

符合A类的进出口货物收发货人应同时具备十一个条件:一是已适用B类管理1年以上;二是连续1年无走私罪、走私行为、违反海关监管规定的行为;三是连续1年未因进出口侵犯知识产权货物而被海关行政处罚;四是连续1年无拖欠应纳税款、应缴罚没款项情事;五是上一年度进出口总值为50万美元以上;六是上一年度进出口报关差错率为5%以下;七是会计制度完善,业务记录真实、完整;八是主动配合海关管理,及时办理各项海关手续,向海关提供的单据、证件真实、齐全、有效;九是每年报送《企业经营管理状况评估报告》;十是按照规定办理《中华人民共和国进出口货物收发货人报关注册登记证书》的换证手续和相关变更手续;十一是连续1年在商务、人民银行、工商、税务、质检、外汇、监察等行政管理部门和机构无不良记录。

3. C类

进出口货物收发货人有下列情形之一的,适用C类管理:

（1）有走私行为。

（2）1年内有3次以上违反海关监管规定行为,或者1年内因违反海关监管规定被处罚款累计总额人民币50万元以上。

（3）1年内有2次因进出口侵犯知识产权货物而被海关行政处罚。

（4）拖欠应纳税款、应缴罚没款项人民币50万元以下。拖欠应纳税款是指自缴纳税款期限届满之日起超过3个月仍未缴纳进出口货物、物品应当缴纳的进出口关税、进出口环节海关代征税之和;拖欠应缴罚没款项是指自海关行政处罚决定书规定的期限届满之日起超过6个月仍未交付海关罚款、没收的违法所得和追缴走私货物、物品等值价款之和。

27

4. D 类

进出口货物收发货人有下列情形之一的,适用 D 类管理:

(1) 有走私罪。

(2) 1 年内有 2 次以上走私行为。

(3) 1 年内有 3 次以上因进出口侵犯知识产权货物而被海关行政处罚。

(4) 拖欠应纳税款、应缴罚没款项人民币 50 万元以上。

5. B 类

进出口货物收发货人未发生 C 类和 D 类情形并符合下列条件之一的,适用 B 类管理:

(1) 首次注册登记。

(2) 首次注册登记后,管理类别未发生调整。

(3) AA 类企业不符合原管理类别适用条件,并且不符合 A 类管理类别适用条件。

(4) A 类企业不符合原管理类别适用条件。

(二) 报关企业分类管理

1. AA 类

AA 类报关企业应同时符合五个条件:一是符合 A 类管理条件,已适用 A 类管理 1 年以上;二是上一年度代理申报的进出口报关单及进出境备案清单总量为 2 万票(中西部 5 000 票)以上;三是上一年度进出口报关差错率为 3% 以下;四是经海关验证稽查,符合海关管理、企业经营管理和贸易安全的要求;五是每年报送《企业经营管理状况评估报告》和会计师事务所出具的上一年度审计报告,每半年报送《报关代理业务情况表》。

2. A 类

符合 A 类的报关企业应同时符合十个条件:一是已适用 B 类管理 1 年以上;二是企业以及所属执业报关员连续 1 年无走私罪、走私行为、违反海关监管规定的行为;三是连续 1 年代理报关的货物未因侵犯知识产权而被海关没收,或者虽被没收但对该货物的知识产权状况履行了合理审查义务;四是连续 1 年无拖欠应纳税款、应缴罚没款项情事;五是上一年度代理申报的进出口报关单及进出境备案清单等总量为 3 000 票以上;六是上一年度代理申报的进出口报关差错率为 5% 以下;七是依法建立账簿和营业记录,真实、正确、完整地记录受委托办理报关业务的所有活动;八是每年报送《企业经营管理状况评估报告》;九是按照规定办理注册登记许可延续及《中华人民共和国海关报关企业报关注册登记证书》的换证手续和相关变更手续;十是连续 1 年在商务、人民银行、工商、税务、质检、外汇、监察等行政管理部门和机构无不良记录。

3. C 类

报关企业有下列情形之一的,适用 C 类管理:

(1) 有走私行为。

(2) 1 年内有 3 次以上违反海关监管规定的行为,或者 1 年内因违反海关监管规定被处罚款累计总额人民币 50 万元以上。

(3) 1 年内代理报关的货物因侵犯知识产权而被海关没收达 2 次且未尽合理审查义务。

(4) 上一年度代理申报的进出口报关差错率在 10% 以上。

(5) 拖欠应纳税款、应缴罚没款项人民币 50 万元以下。

(6) 代理报关的货物涉嫌走私、违反海关监管规定拒不接受或者拒不协助海关进行调查。

（7）被海关暂停从事报关业务。

4. D类

报关企业有下列情形之一的，适用D类管理：

（1）有走私罪。

（2）1年内有2次以上走私行为。

（3）1年内代理报关的货物因侵犯知识产权而被海关没收达4次以上。

（4）拖欠应纳税款、应缴罚没款项超过人民币50万元。

5. B类

报关企业未发生C类和D类情形并符合下列条件之一的，适用B类管理：

（1）首次注册登记。

（2）首次注册登记后，管理类别未发生调整。

（3）AA类企业不符合原管理类别适用条件，并且不符合A类管理类别适用条件。

（4）A类企业不符合原管理类别适用条件。

二、企业信用管理办法

2021年9月，海关总署为了建立海关注册登记和备案企业的信用管理制度，推进社会信用体系建设，提升贸易安全和便利化，公布了《中华人民共和国海关注册登记和备案企业信用管理办法》（以下简称《海关注册登记和备案企业信用管理办法》），自2021年11月1日起施行。根据《海关注册登记和备案企业信用管理办法》，海关根据诚信守法便利、失信违法惩戒、依法依规、公正公开原则，对注册登记和备案企业（以下简称"企业"）实施信用管理。海关依据企业基于信用等状况的不同分为高级认证企业和失信企业两种类型，认证为高级认证企业的，对其实施便利的管理措施；认定为失信企业的，对其实施严格的管理措施；对高级认证企业和失信企业之外的其他企业实施常规的管理措施。

（一）高级认证企业

1. 高级认证企业标准

2022年10月，海关总署修订的《海关高级认证企业标准》将高级认证企业认证标准分为通用标准和单项标准。

海关高级认证企业通用标准包括内部控制标准、财务状况标准、守法规范标准、贸易安全标准四个方面，具体内容见表2-2。

表2-2　　　　　　　　　　海关高级认证企业标准

（通用标准）

认证标准		达标情况			
		达标	基本达标	不达标	不适用
一、内部控制标准					
1. 海关企沟通联系合作	（1）建立并执行与海关沟通联系和合作的机制，指定高级管理人员负责关务。在发现异常、可疑的货物单据或者非法、可疑和不明货物涉及海关业务时，及时通知海关				

（续表）

认证标准		达标情况			
一、内部控制标准		达标	基本达标	不达标	不适用
1. 海关企沟通联系合作	（2）企业的进出口业务、财务、贸易安全、内部审计等岗位职责分工明确				
2. 进出口单证	（3）建立并执行进出口单证复核或者纠错制度,在申报前或者委托申报前有专门部门或者岗位人员对进出口单证的真实性、准确性、规范性和完整性进行内部复核				
	（4）建立并执行进出口单证保管制度,妥善保存海关要求保管的进出口单证以及与进出口直接相关的其他资料和海关核发的证书、法律文书等				
	（5）建立并执行禁止类产品合规审查制度				
	（6）建立企业认证的书面或者电子资料的专门档案				
3. 信息系统	（7）建立有效管理企业生产经营、进出口活动、财务数据等的信息系统,进出口活动主要环节在系统中能够实现流程检索、跟踪,涉及的货物流、单证流、信息流能够相互印证				
	（8）生产经营数据以及与进出口活动有关的数据及时、准确、完整、规范录入系统。系统数据自进出口货物办结海关手续之日起保存3年以上				
	（9）建立并执行信息安全管理制度,包括防火墙、密码等保护信息系统免受未经授权的访问,以及防止信息丢失的程序和备份功能,并对违反信息安全管理制度造成损害的行为予以责任追究				
4. 内部审计和改进	（10）建立并执行对进出口活动的内部审计制度				
	（11）每年实施进出口活动及持续符合高级认证企业标准的内部审计,完整记录内部审计过程和结果				
	（12）建立并执行对进出口活动中已发现问题的改进机制和违法行为的责任追究机制。发现有不符合海关企业认证标准事项导致企业无法持续符合高级认证企业标准的,应当主动及时向海关报告。对海关要求的改正或者规范改进等事项,应当由法定代表人（负责人）或者负责关务的高级管理人员组织实施				
二、财务状况标准		达标	基本达标	不达标	
5. 财务状况	（13）企业应当提供财务状况相关证明,可选择以下任一方式: 一是提供会计师事务所审计报告; 二是企业的 ERP 系统已与海关对接的,提供资产负债表				
	（14）无连续5年资产负债率超过95%的情形				

（续表）

认证标准		达标情况	
三、守法规范标准		达标	不达标
6. 遵守法律法规	（15）企业法定代表人、主要负责人、财务负责人、关务负责人1年内未因故意犯罪受过刑事处罚		
	（16）1年内无因违反海关的监管规定被海关行政处罚金额超过5万元的行为		
	（17）1年内因违反海关的监管规定被海关行政处罚金额累计不超过10万元，且违法次数不超过5次或者违法次数不超过上年度报关单、进出境备案清单、进出境运输工具舱单等单证总票数千分之一		
	（18）1年内无因进口禁止进境的固体废物违反海关监管规定被海关行政处罚的情形		
	上述（16）（17）所列行为经海关认定系企业自查发现并主动向海关报明的，比照《中华人民共和国海关注册登记和备案企业信用管理办法》第三十七条第四款执行		
7. 进出口记录	（19）1年内有进出口活动或者为进出口活动提供相关服务		
8. 税款缴纳	（20）认证期间，没有超过法定期限尚未缴纳海关要求缴纳的税款（包括滞纳金）、罚款（包括加处罚款）的情形		
9. 管理要求	1年内企业无以下情形：		
	（21）向海关人员行贿		
	（22）向海关提供虚假情况或者隐瞒事实		
	（23）拒不配合海关执法		
	（24）转移、隐匿、篡改、毁弃报关单等进出口单证以及与进出口直接相关的其他资料		
	（25）拒绝、拖延向海关提供账簿、单证或海关归类、价格、原产地、减免税核查所需资料等有关材料		
	（26）被海关责令限期改正，但逾期不改正		
	（27）由海关要求承担技术处理、退运、销毁等义务，但逾期不履行		
	（28）报关单涉税要素申报不规范		
	（29）涉及危险品等海关重点关注的高风险商品伪瞒报、夹藏夹带被查发		

（续表）

认证标准		达标情况			
三、守法规范标准		达标	不达标		
10. 外部信用	（30）企业和企业法定代表人、主要负责人、财务负责人、关务负责人1年内未被列入国家失信联合惩戒名单				
四、贸易安全标准		达标	基本达标	不达标	不适用
11. 经营场所安全	企业经营场所应当具有相应设施防止未载明货物和未经许可人员进入。根据企业经营特点和风险防范需要落实以下措施：				
	（31）建立并执行企业经营场所安全的管理制度				
	（32）建筑物的建造方式能够防止非法闯入，定期对建筑物进行检查和修缮，保证其完整性、安全性				
	（33）使用锁闭装置或者采取进出监控以及指纹、人脸识别等进出控制措施保护所有内外部窗户、大门和围墙的安全，实行钥匙发放与回收的登记管理或者进出权限的授予与取消管理				
	（34）企业经营场所必须有充足的照明，包括以下重要敏感区域：出入口，货物、物品装卸和仓储区域，围墙周边及停车场/停车区域等				
	（35）车辆、人员进出企业的出入口配备人员驻守。仅允许经正确识别和授权的人员、车辆和货物进出				
	（36）对单证存放区域和货物、物品装卸、仓储区域等实施受控进入管理，明确标识受控区域。对未经授权或者身份不明人员有质疑和报告的程序				
	（37）企业经营场所的重要敏感区域装有视频监控系统，视频监控记录保存时限应当满足企业自身供应链安全检查追溯的要求				
12. 人员安全	（38）建立并执行员工入职、离职等管理制度。实行员工档案管理，具有动态的员工清单				
	（39）招聘新员工时应当进行违法记录调查。对在安全敏感岗位工作的员工应当进行定期或者有原因的背景调查				
	（40）对企业员工进行身份识别，要求所有员工携带企业发放的身份标识，对离职员工及时取消身份识别、经营场所和信息系统访问的授权				
	（41）实行访客进出登记管理，登记时必须检查带有照片的身份证件或者进行人脸识别登记。访客进入企业经营场所应当佩戴临时身份标识，进入企业受控区域应当有企业内部人员陪同				

（续表）

认证标准		达标情况			
		达标	基本达标	不达标	不适用
四、贸易安全标准					
13.货物、物品安全	本标准所称集装箱包括海运集装箱、空运集装器和在火车、卡车、飞机、轮船和任何其他运输工具上的用于装运进出口货物、进出境物品的可移动装置和厢式货车				
	（42）建立并执行保证进出口货物、进出境物品在运输、装卸和存储过程中的完整性、安全性的管理制度				
	（43）在装货前检查集装箱结构的物理完整性和可靠性,包括门的锁闭系统的可靠性,并做好相关登记。检查采取"七点检查法"(即对集装箱按照以下部位进行检查:前壁、左侧、右侧、地板、顶部、内/外门、外部/起落架)				
	（44）确保企业及其在供应链中负有封条责任的商业伙伴建立并执行施加和检验封条的书面制度和程序,封条有专人管理、登记,已装货集装箱使用的封条符合或者超出现行 PAS ISO 17712 高度安全封条标准				
	（45）确保企业保管的货物、物品和集装箱存放在安全的区域,防止未经授权的人员接触货物、物品				
	（46）在货物被装运或者接收前对装运或者接收货物运输工具的驾驶人员进行身份核实				
	（47）运抵的货物、物品要与货物、物品单证的信息相符,核实货物、物品的重量、标签、件数或者箱数,离岸的货物、物品要与购货订单或者装运订单上的内容进行核实,在货物、物品关键交接环节有保护制度,实施签名、盖章或者其他确认措施				
	（48）在出现货物、物品溢、短装,法检商品安全、卫生、环保等指标不合格或者其他异常现象时要及时报告或者采取其他应对措施				
	（49）生产型企业对出口货物、物品实施专人监装并保存相关记录;非生产型企业要求建立管理制度确保出口货物、物品安全装运				
14.运输工具安全	（50）建立并执行保证在其供应链内用于进出口货物、进出境物品运输的所有运输工具的完整性、安全性的管理制度				
	（51）在装货前对运输工具进行检查,防止藏匿可疑货物、物品				
	（52）确保运输工具在无人看管的情况下的安全				
	（53）确保运输工具的驾驶人员经过培训,保证运输工具和货物、物品的安全				

（续表）

认证标准		达标情况			
		达标	基本达标	不达标	不适用
四、贸易安全标准					
15. 商业伙伴安全	本标准所称商业伙伴是指与进出口相关的商业伙伴。商业伙伴系海关高级认证企业的，企业可以免于对该商业伙伴执行本项标准				
	（54）建立并执行评估、检查商业伙伴供应链安全的管理制度				
	（55）在筛选商业伙伴时根据本认证标准对商业伙伴进行全面评估，重点评估守法合规、贸易安全和供货资质				
	（56）企业应当在合同、协议或者其他书面资料中建议商业伙伴按照本认证标准优化和完善贸易安全管理，以加强全球供应链的安全性				
	（57）定期监控或者检查商业伙伴遵守贸易安全要求的情况				
16. 海关业务和贸易安全培训	（58）建立并执行海关法律法规等相关规定和贸易安全相关知识的内部培训制度				
	（59）定期对与进出口活动相关岗位的员工进行海关法律法规等相关规定的培训，及时了解、掌握海关最新的政策文件要求。法定代表人（负责人）、负责关务的高级管理人员、关务负责人、负责贸易安全的高级管理人员应当每年参加至少2次培训				
	（60）定期对员工进行与国际贸易供应链中货物流动相关风险的教育和培训，让员工了解、掌握海关高级认证企业在保证货物、物品安全过程中应做的工作				
	（61）定期对员工进行危机管理的培训和危机处理模拟演练，让员工了解、掌握在应急处置和异常报告过程中应做的工作				
	（62）定期对员工进行信息安全和保密意识的教育和培训				

达标情况选项分为四类：一是达标，是指企业实际情况符合该项标准，包括每个分项标准；二是基本达标，是指企业实际情况符合该项标准，不包括每个分项标准；三是不达标，是指企业实际情况不符合该项标准，包括每个分项标准；四是不适用，是指企业实际经营不涉及相关海关业务，海关不对该项标准进行认证。

海关高级认证企业单项标准是海关针对不同企业类型和经营范围制定的认证标准，见表2-3。

表 2-3　　　　　　　　　　　海关高级认证企业标准
（单项标准）

认证标准		达标情况			
针对不同类型和经营范围,企业应当符合相应的单项标准		达标	基本达标	不达标	不适用
一、加工贸易以及保税进出口业务	1. 对与加工贸易或保税货物有关的进口、存储、转让、转移、销售、加工、使用、损耗和出口等情况的账簿、报表以及其他有关单证的准确性、一致性进行内部复核,并保管相关单证资料				
二、卫生检疫业务	2. 涉及出入境特殊物品的,审核特殊物品出入境卫生检疫审批单中的储存条件及拆检注意事项				
	3. 涉及出入境特殊物品的,建立特殊物品生产、使用、销售记录及符合海关要求的特殊物品安全管理制度				
三、动植物检疫业务	4. 企业进出境动植物及其产品需要检疫监管的,对口岸查验、装卸、调离、运输、隔离、生产、加工、存放、流向、检疫处理等环节建立台账				
四、进出口食品业务	5. 企业进出口食品的,设有专门场所、特定部门和专人对进口、出口、销售记录和被境外通报的记录进行保管				
	6. 1年内出口产品被国外通报安全卫生问题,调查后确认为企业自身原因导致质量安全问题的批次不超过2批次				
	7. 1年内未出现因质量管理不到位,被国外通报使用我国或进口国禁用农药或禁用物质等严重安全卫生问题				
	8. 1年内进口商未被列入海关总署进口食品不良记录名单				
五、进出口商品检验业务	9. 企业进出口商品需要检验监管的,对日常检验监管情况、生产经营情况、不合格货物的处置、销毁、退运、召回等情况建立台账				
六、代理报关业务	10. 遵守法律法规 (1) 1年内无因违反海关的监管规定被海关行政处罚金额超过1万元的行为。 (2) 1年内因违反海关的监管规定被海关行政处罚的次数不超过上年度报关单、进出境备案清单、进出境运输工具舱单等单证(以下简称"相关单证")总票数万分之一,且被海关行政处罚金额累计不超过3万元。 (3) 上年度相关单证票数无法计算的,1年内无因违反海关的监管规定被海关行政处罚的行为。 上述(1)(2)(3)所列行为经海关认定系企业自查发现并主动向海关报明的,比照《中华人民共和国海关注册登记和备案企业信用管理办法》第三十七条第四款执行				

（续表）

	认证标准		达标情况			
	针对不同类型和经营范围,企业应当符合相应的单项标准		达标	基本达标	不达标	不适用
六、代理报关业务	11. 建立并执行代理申报前对进出口单证及相关信息、监管证件、商业单据等资料的真实性、完整性和有效性进行合理审查并复核纠错的制度。通过信息系统对进出口单证等信息进行申报要素的逻辑检验					
	12. 建立并执行对代理报关的进出口货物收发货人进行海关法律法规等相关规定的培训制度					
	13. 企业应当协助海关对其被代理企业或者主要物流运输企业按照通用标准的货物、物品安全和运输工具安全要求实施延伸认证					
七、快件运营业务	14. 建立并执行对收发件人的提醒制度,主动告知禁止、限制进出境物品的相关规定,并作出如实申报提示					
	15. 建立并执行收发件人信息核实的管理制度					
	16. 建立并执行对代理申报的快件是否符合海关有关监管要求的审核制度,与委托人核实、确认快件申报信息					
	17. 建立并执行符合法律法规要求的揽收快件验视、复核制度,对揽收承运的出境快件实施过机检查					
	18. 信息系统应当具备全程实时快件物流信息跟踪功能,能够查询、记录快件的揽收、分拣、口岸、货类、签收、申报收件地、实际派送地等信息;对境内交由其他物流企业派送的包裹,能够提供实时物流和妥投数据					
	19. 建立并执行快件风险防控制度,能够识别高风险收发件人、高风险快件,发现《中华人民共和国禁止进出境物品表》所列物品、有违法嫌疑或高风险快件的,立即通知海关并协助海关进行处理					
八、物流运输业务	20. 企业从事跨境物流运输业务或者境内海关监管货物物流运输业务且直接负责运输工具经营管理					
	21. 建立并执行控制运输工具按规定区域和路线行驶的管理制度,能够实时掌握运输工具的行驶状态、路线,保存运输工具行驶轨迹数据记录					
	22. 建立并执行运输工具驾驶人员与运输工具的匹配管理制度。载运前运输企业应当向客户发送公路运输车辆号牌,驾驶人员信息					
九、跨境电子商务平台业务	23. 建立并执行对进入平台销售的商品是否符合跨境电商有关监管要求的审核制度					
	24. 如实向海关实时传输施加电子签名的跨境电商交易电子信息,并对真实性、完整性和有效性进行合理审查					

（续表）

认证标准		达标情况			
针对不同类型和经营范围,企业应当符合相应的单项标准		达标	基本达标	不达标	不适用
九、跨境电子商务平台业务	25. 建立并执行防止虚假交易及二次销售的风险防控制度,能够对境内订购人身份信息真实性进行校验,利用平台运营所积累的数据对商品归类、价格等准入、税收要素,产品质量和交易真实性进行监控				
	26. 建立并执行对跨境电子商务企业及其境内代理人的身份、地址、资质等信息的审核制度,定期对上述信息进行核验、更新				
	27. 建立并执行对跨境电子商务企业及其境内代理人进行海关法律法规等相关规定的培训制度				
	28. 建立并执行对跨境电子商务企业及其境内代理人交易行为的监控制度,能够有效识别非正常交易行为并采取相应的处置措施				
十、外贸综合服务业务	29. 根据风险评估结果、违法违规记录等建立并执行对跨境电子商务企业及其境内代理人的分级管理制度,对有违法违规记录的跨境电子商务企业及其境内代理人采取相应管控措施				
	30. 建立并执行对外贸综合服务平台客户订单相关信息、资料的真实性、完整性和有效性进行合理审查的制度,通过外贸综合服务平台对报关单信息进行申报要素的逻辑检验以及税收要素、贸易真实性的监控				
	31. 建立并执行对外贸综合服务平台客户的实地审核、培训及分级管理制度				
	32. 建立并执行对外贸综合服务平台客户进出口货物的风险评估制度,能够有效识别高风险货物并采取监装、检查等合理的处置措施				

2. 认证条件

申请企业所有认证结果选项均没有不达标情形的、通用标准基本达标不超过 3 项的、单项标准基本达标不超过 3 项的,并同时符合其三个条件的,才可被认证为高级认证企业。

3. 高级认证企业的评定程序

根据《海关注册登记和备案企业信用管理办法》的规定,高级认证企业评定程序分为四个环节:首先,申请企业应当向海关提交书面申请,见图 2-1,并按照海关要求提交相关资料;其次,海关依据高级认证企业通用标准和相应的单项标准对企业提交的申请和有关资料进行审查,并赴企业进行实地认证;再次,海关应当自收到申请及相关资料之日起 90 日内进行认证,并作出决定;最后,海关对符合高级认证企业标准的企业制发高级认证企业证书,见图 2-2,自送达申请企业之日起生效。

高级认证企业申请书

企业名称	
统一社会信用代码	
业务类型	☐ 进出口货物收发货人 ☐ 报关企业 ☐ 外贸综合服务企业 ☐ 进出境快件运营人 ☐ 水运物流运输企业 ☐ 公路物流运输企业 ☐ 航空物流运输企业 ☐ 跨境电子商务平台企业 ☐ 其他海关注册登记和备案企业

联　系　人		座机电话	
		移动电话	

_____海关：

　　根据《中华人民共和国海关注册登记和备案企业信用管理办法》(海关总署令第251号)有关规定,本单位按照《海关高级认证企业标准》进行自我评估,认为符合标准,现向你关提出申请。

　　本单位知悉并同意遵守《中华人民共和国海关注册登记和备案企业信用管理办法》(海关总署令第251号)及海关相关规定,已经做好接受海关认证的准备,保证所提交的材料真实、齐全、有效,并存有相关文件、资料备查。

申请单位(盖章)

年　　月　　日

图2-1　高级认证企业申请书

证 书 编 号：
CERTIFICATE NO. ：　　　　（AEO标识）

高级认证企业证书
AEO CERTIFICATE

高级认证企业中文名称：
AEO CHINESE NAME：
高级认证企业英文名称：
AEO ENGLISH NAME：
高级认证企业编码：
AEO CODE：
统一社会信用代码：
UNIFORM SOCIAL CREDIT CODE：

　　　　　　　　　　发证机关：(盖章)
　　　　　　　　　　ISSUING AUTHORITY：

　　　　　　　　　　　　　　发证日期：
　　　　　　　　　　　　　　DATE OF ISSUE：

图2-2　高级认证企业证书

4. 高级认证企业适用的管理措施

《海关注册登记和备案企业信用管理办法》规定，高级认证企业是中国海关 AEO（经认证的经营者），适用下列管理措施。具体内容如下：

（1）进出口货物平均查验率低于实施常规管理措施企业平均查验率的 20%，法律、行政法规或者海关总署有特殊规定的除外。

（2）出口货物原产地调查平均抽查比例在企业平均抽查比例的 20% 以下，法律、行政法规或者海关总署有特殊规定的除外。

（3）优先办理进出口货物通关手续及相关业务手续。

（4）优先向其他国家（地区）推荐农产品、食品等出口企业的注册。

（5）可以向海关申请免除担保。

（6）减少对企业稽查、核查频次。

（7）可以在出口货物运抵海关监管区之前向海关申报。

（8）海关为企业设立协调员。

（9）AEO 互认国家或地区海关通关便利措施，高级认证企业是中国海关 AEO，出口到对方的货物能够直接享受当地海关实施的通关便利措施，从而降低相关贸易成本。

（11）国家有关部门实施的守信联合激励措施。

（12）因不可抗力中断国际贸易恢复后优先通关。

根据《海关注册登记和备案企业信用管理办法》规定，高级认证企业涉嫌违反与海关管理职能相关的法律法规被刑事立案的，或涉嫌违反海关的监管规定被立案调查的，海关可以暂停适用高级认证企业管理措施。

5. 高级认证企业适用的便利措施

2020 年海关总署发布的《海关总署关于增加高级认证企业便利措施促进外贸保稳提质的通知》，在《海关注册登记和备案企业信用管理办法》高级认证企业 12 项管理措施的基础上增加了 6 项便利措施。具体内容如下：

（1）优先实验室检测。进出口货物样品需送实验室检测情形，送检人员将在实验室管理系统报验界面勾选"加急"选项，检测结束后第一时间出具检测报告。

（2）优化风险管理措施。在以往实施减少查验等风险管理措施基础上，海关可进一步优化高级认证企业中低风险事项的风险管理措施。

（3）优化加工贸易监管。对适用加工贸易账册管理的高级认证企业，海关可结合实际确定是否开展盘库核查及核查时海关抽盘商品价值比例。

（4）优化核查作业。对同一家高级认证企业，海关实施管理类核查作业叠加，减少对高级认证企业生产经营的干扰，一次下厂完成多项管理类核查。

（5）优化安排口岸检查。海关对高级认证企业的进出口货物优先安排口岸检查作业，进一步缩短企业进口货物检查等待时长，提高原料投产效能。

（6）优先开展属地查检。海关对高级认证企业的进出口货物优先开展属地查检作业，加快货物通关速度，降低企业物流成本。

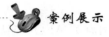**案例展示**

中国海关与 22 个经济体签署 AEO 互认协议

截至 2022 年 6 月底,中国海关积极推广 AEO 互认合作,已与新加坡、韩国、欧盟、中国香港、瑞士、以色列、新西兰、澳大利亚、日本、哈萨克斯坦、蒙古国、白俄罗斯、乌拉圭、阿联酋、巴西等 22 个经济体签署 AEO 互认协议,其中包括 32 个共建"一带一路"国家(地区)、5 个《区域全面经济伙伴关系协定》(RCEP)成员国和 13 个中东欧国家,互认国家(地区)数量居世界首位。

6. 高级认证企业的管理

《海关注册登记和备案企业信用管理办法》规定,海关对高级认证企业的复核为 5 年 1 次,如果企业信用状况发生异常情况可不定期开展。经海关复核,对不再符合高级认证企业标准的企业发出未通过复核决定书,并收回其高级认证企业证书。

《海关注册登记和备案企业信用管理办法》还规定,申请高级认证企业有以下五种情形之一的,1 年内不得提申请。其一,未通过高级认证企业认证或复核;其二,放弃高级认证企业管理;其三,撤回高级认证企业认证申请;其四,高级认证企业被海关下调信用等级;其五,失信企业被海关上调信用等级。

(二)失信企业

1. 失信企业认定的标准

《海关注册登记和备案企业信用管理办法》规定申请企业如有下述情形之一的,海关将认定为失信企业:

(1)被海关侦查走私犯罪公安机构立案侦查并由司法机关依法追究刑事责任。

(2)构成走私行为被海关行政处罚。

(3)非报关企业 1 年内违反海关的监管规定被海关行政处罚的次数超过上年度报关单、进出境备案清单、进出境运输工具舱单等单证(以下简称"相关单证")总票数千分之一且被海关行政处罚金额累计超过 100 万元;报关企业 1 年内违反海关的监管规定被海关行政处罚的次数超过上年度相关单证总票数万分之五且被海关行政处罚金额累计超过 30 万元;上年度相关单证票数无法计算,1 年内因违反海关的监管规定被海关行政处罚,非报关企业处罚金额累计超过 100 万元、报关企业处罚金额累计超过 30 万元。

(4)自缴纳期限届满之日起超过 3 个月仍未缴纳税款。

(5)自缴纳期限届满之日起超过 6 个月仍未缴纳罚款,没收的违法所得和追缴的走私货物、物品等值价款超过 1 万元。

(6)抗拒、阻碍海关工作人员依法执行职务,被依法处罚。

(7)向海关工作人员行贿,被处以罚款或者被依法追究刑事责任。

(8)法律、行政法规、海关规章规定的其他情形。

2. 失信企业认定的评定

首先,海关依据高级认证企业通用标准和相应的单项标准对申请企业提交的书面资料进行审查;其次,海关赴企业实地考查,确认书面资料中的相关信息;再次,海关在作出认定失信企业决定前书面告知申请企业拟作出决定的事由、依据和依法享有的陈述、申辩权利,企业应在收到告知书之日起 5 个工作日内向海关提出书面申辩材料;最后,海关对未能评定为高级认证企业申请企业发出失信企业认定决定书,见图 2-3。

中华人民共和国 XX 海关
失信企业认定决定书

关失认〔 〕 号

企业名称:

统一社会信用代码:

　你单位有以下情形:

_____。

　依照《中华人民共和国海关注册登记和备案企业信用管理办法》(海关总署令第 251 号)第二十二条之规定,对你单位作出认定失信企业决定。

　如对上述决定不服,你单位可依照《中华人民共和国行政复议法》第九条、第十二条,《中华人民共和国行政诉讼法》第四十六条之规定,自本决定书送达之日起六十日内向_____申请行政复议,或者自本决定书送达之日起六个月内,直接向人民法院提起诉讼。

(印章)

年　月　日

图 2-3　失信企业认定决定书

3. 失信企业的管理

1) 失信企业适用的管理措施

适用失信企业管理的措施有四个方面:一是进出口货物查验率 80% 以上;二是经营加工贸易业务的,全额提供担保;三是提高对企业稽查、核查频次;四是海关总署规定的其他管理措施。

2) 失信企业的信用修复

《海关注册登记和备案企业信用管理办法》规定未被列入严重失信主体的名单的失信企业,在纠正失信行为,消除不良影响,并且符合相关条件后,可以向海关书面申请信用修复。

海关根据失信企业的失信行为的危害程度设置了不同的修复条件:一是因"构成走私行为被海关行政处罚"和"抗拒、阻碍海关工作人员依法执行职务,被依法处罚",而被认定为失信企业满 1 年;二是因存在失信企业认定标准第(3)条情形而被认定为失信企业满 6 个月;三是因存在失信企业认定标准第(4)条和第(5)条情形而被认定为失信企业满 3 个月。失信企业如果符合上述条件可以向海关提出信用修复书面申请及相关证明材料。海关经审核符合信用修复条件的,应自收到企业信用修复申请之日起 20 日内作出准予信用修复的决定。

3) 严重失信主体的认定

失信企业如果有违反进出口食品安全管理规定、进出口化妆品监督管理规定或者走私固体废物被依法追究刑事责任的,或非法进口固体废物被海关行政处罚金额超过 250 万元的,海关依照法律、行政法规等有关规定实施联合惩戒,将其列入严重失信主体名单。海关拟将企业列入严重失信主体名单时,应告知企业列入的惩戒措施提示、移出条件、移出程序及救济措施。

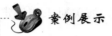案例展示

走私固体废物被列入严重失信主体名单

2022年11月,宁波海关在日常信用监控中发现辖区企业宁波某进出口有限公司在不具备《限制进口类可作为原料的固体废物进口许可证》的情况下,通过伪报方式进口国家限制进口可用作原料的固体废物矽钢,被海关行政处罚金额超过260万元。与此同时,被属地中级人民法院判决犯走私废物罪,并处罚金。根据《海关注册登记和备案企业信用管理办法》的相关规定,海关依照法律、行政法规等有关规定对该公司实施联合惩戒,将其列入严重失信主体名单。

复习与思考

一、单项选择题

1. 2021年4月修订的《海关法》将报关单位由原注册登记管理改为(   )制度。
A. 行政管理　　　　　B. 报备管理　　　　　C. 备案管理　　　　　D. 考核管理

2. 报关单位发生备案信息表载明信息变更时,应自变更之日起(   )内向海关备案机构申请变更。
A. 15日　　　　　　　B. 30日　　　　　　　C. 45日　　　　　　　D. 60日

3. 海关总署规定,对报关单位和报关员行使管理权的是(   )。
A. 海关总署　　　　　B. 直属海关　　　　　C. 隶属海关　　　　　D. 属地海关

4. 为规范报关员报关行为,海关对报关单填制和报关行为不规范的现象实施(   )。
A. 月度考核　　　　　B. 季度考核　　　　　C. 扣分考核　　　　　D. 记分考核

5. 报关员对电子告知单中记分分值有异议时,可向海关有关部分提出(   )。
A. 口头申辩　　　　　B. 书面申辩　　　　　C. 事实申辩　　　　　D. 原则申辩

6. 海关对进出口货物收发货人、报关企业实行常规管理措施的是(   )。
A. A类企业　　　　　B. B类企业　　　　　C. C类企业　　　　　D. D类企业

7. 以下不属于海关高级认证企业单项标准的是(   )。
A. 内部控制标准　　　　　　　　　　B. 守法规范标准
C. 贸易安全标准　　　　　　　　　　D. 财务状况标准

8. 海关对高级认证企业复核为(   )年一次。
A. 3　　　　　　　　　B. 4　　　　　　　　　C. 5　　　　　　　　　D. 6

9. 以下适用C类管理的情形是(   )。
A. 无拖欠纳税款的　　　　　　　　　B. 无拖欠应缴罚没款的
C. 有走私行为的　　　　　　　　　　D. 有走私罪的

10. 以下适用D类管理的情形是(   )。
A. 上一年度进出口报关差错率3%以下　　B. 每半年报送《报关代理业务情况表》
C. 连续1年无拖欠应纳税款的　　　　　　D. 有走私罪的

二、多项选择题

1. 《海关报关单位备案管理规定》于 2022 年 1 月 1 日起施行,( )同时废止。

A. 《海关报关单位注册登记管理规定》

B. 《出入境检验检疫报检企业管理办法》

C. 《海关行政处罚实施条例》

D. 《动植物检疫法实施条例》

2. 《海关报关单位备案管理规定》中,报关单位类型包括( )。

A. 进出口货物收发货人   B. 报关企业

C. 专业报关企业   D. 代理报关企业

3. 报关单位发生备案信息表载明信息有变化时,海关处以 1 万元以下罚款的情形有( )。

A. 未按照规定向海关备案机构办理变更   B. 提交备案信息弄虚作假

C. 拒不配合海关监督和实地检查   D. 违法情节严重

4. 报关员对海关的行政处罚决定不服的,有权( )。

A. 向海关申请行政复议   B. 向仲裁机构申请仲裁

C. 向人民法院提起行政诉讼   D. 向商委申请复议

5. 根据报关员的工作规范,报关员应在( )。

A. 一个报关单位执业

B. 多个报关单位执业

C. 所在报关单位授权范围内执业

D. 所属报关单位规定的关区范围内执业

6. 海关在对报关行为不规范现象进行记分后,以电子告知单形式告知报关员( )。

A. 记分原因   B. 记分分值

C. 记分原则   D. 记分方法

7. 海关对进出口货物收发货人、报关企业实行严密监管措施的有( )。

A. AA 类企业   B. A 类企业

C. C 类企业   D. D 类企业

8. 《海关注册登记和备案企业信用管理办法》依据信用等状况不同,将企业分为( )。

A. 高级认证企业   B. 一般认证企业

C. 失信企业   D. 一般信用企业

9. 高级认证企业的认证标准分为( )。

A. 通用标准   B. 综合标准

C. 单项标准   D. 附加标准

10. 海关高级认证企业通用标准包括( )等。

A. 内部控制标准   B. 财务状况标准

C. 守法规范标准   D. 贸易安全标准

三、判断题

1. 《海关报关单位备案管理规定》取消了对报关人员的备案要求。 ( )

2. 报关单位不能在全国范围内同时具有进出口货物收发货人和报关企业双重身份。( )

3. 进出口货物收发货人通常称为代理报关单位。 （ ）

4. 报关企业通常称为专业报关公司和兼营报关服务业务的企业。 （ ）

5. 报关单位在备案注销前应当办结海关有关手续。 （ ）

6. 报关单位在海关备案注销后，其分支机构可以不办理备案注销手续。 （ ）

7. 自理报关企业能为本企业或其他单位办理进口货物或出口货物报关手续。 （ ）

8. 在特殊情况下，代理报关单位为其他关区代理报关活动需报海关总署批准。 （ ）

9. 报关员可以同时兼任两个或两个以上报关单位的报关工作。 （ ）

10. 海关总署对 AA 类和 A 类企业实行相应的通关便利措施。 （ ）

四、简答题

1. 简述报关单位备案条件和程序。

2. 简述海关总署对进出口货物收发货人和报关企业管理的主要内容。

3. 简述高级认证企业和失信企业的认定标准及其适用管理措施。

4. 简述报关员工作规范以及报关员的权利与义务。

5. 简述企业分类管理的方法及其主要作用。

第三章　进出口货物报关报检概述

学习目标

◆ 了解进出口货物检验检疫类型及其相关规定。
◆ 熟悉进出口货物检验检疫与报关的手续及其管理内容。
◆ 明确商品归类、预归类、进出口许可证、自动进口许可证的相关规定。
◆ 掌握进出口货物报关报检申报的时限、材料、查验、纳税和放行的要求。
◆ 增强进出口货物报关报检监管中的企业社会责任与法律意识。

本 章 概 要

　　本章包括四个部分内容：第一部分为进出口货物检验检疫类型，主要介绍法定检验检疫、验证检验检疫、指定检验检疫、抽检与免检货物的范围；第二部分为进出口货物检验检疫与报关，简要介绍进出口货物商品归类、进出口货物许可证管理、进出口贸易合同订立与履行、出入境货物报检和进出口货物报关的相关规定；第三部分为进出口货物特殊通关方式，介绍进出口货物预约申报、进出口转关货物申报、进出口货物集中申报和过境货物申报的相关规定；第四部分为进出口货物报关报检法律责任，简要介绍进出口货物收货人与发货人或其代理人、过境货物经营人等企业在向海关申报、查验和监管过程中违反相关法律法规的规定应承担的行政责任与刑事责任。

　　海关总署的综合业务司拟订国家禁止或限制进出境货物监管制度，商品检验司负责拟订商品出入境的检验检疫监管制度，口岸监管司负责拟订进出口货物检查、检验、检疫工作监管制度。直属海关的综合业务处和商品检验处分别拟订本关区禁止或限制的出入境商品检验检疫和监督管理工作实施细则，依据多双边协议承担本关区的检验检疫和许可制度商品验证工作。隶属海关的综合业务科、查验科、业务监控科负责商品、物品等出入境报检报关业务的接单审核、征收税费、查验、放行等作业。

第一节　进出口货物检验检疫类型

一、法定检验检疫

法定检验检疫是指海关总署依照国家法律、行政法规的相关规定,由海关对必须检验检疫的出入境商品、交通运输工具、物品及其他法定检验检疫对象依照规定的程序实施检验、检疫、鉴定等检验检疫业务。未经检验检疫或经检验检疫不符合法律法规规定要求的,不准出入境。

法定检验检疫范围如下。

（一）国家法律法规规定须经检验检疫的对象

1. 国家法律法规规定的商品、产品、物品及承运的交通运输工具和包装等

涉及我国进出境的商品、动植物及其产品、物品及承运的交通运输工具、包装的集装箱和容器以及其他法定检验检疫对象的法律法规,主要包括《进出口商品检验法》《进出口商品检验法实施条例》《进出境动植物检疫法》《进出境动植物检疫法实施条例》《国境卫生检疫法》《国境卫生检疫法实施细则》《中华人民共和国食品安全法》（以下简称《食品安全法》）和《中华人民共和国食品安全法实施条例》（以下简称《食品安全法实施条例》）等。隶属海关按照相关法律法规的规定,根据直属海关检验检疫管理工作实施细则,依法对进出境的商品、动植物及其产品、物品及承运的交通运输工具、包装的集装箱和容器等实施强制性的检验检疫、性能与使用鉴定。

2. 海关总署行政法规规定须经检验检疫的商品

1）列入《出入境检验检疫机构实施检验检疫的进出境商品目录》内的进出口商品

《出入境检验检疫机构实施检验检疫的进出境商品目录》（以下简称《目录》）由海关总署、原国家出入境检验检疫局将《进出口商品检验种类表》《进出境动植物检疫商品与 H. S. 目录对照表》《进口卫生监督检验食品与 H. S. 目录对照表》合并而成,于 2000 年 2 月 1 日起施行。《目录》有以下五项内容:

（1）商品编码。商品编码是指在商品分类基础上赋予某种商品的代码。我国进出口商品编码有 10 位数码,前 6 位数码是《商品名称及编码协调制度的公约》（以下简称《协调制度》）的 H. S. 编码,其中第 1 位与第 2 位数码代表"章";第 3 位与第 4 位数码代表"品目";第 5 位与第 6 位数码代表"子目",分别称为 1 级子目和 2 级子目;后 4 位数码是我国增加的子目,分别称为 3 级子目、4 级子目、5 级子目和 6 级子目。目前,各国进出口贸易普遍采用的商品编码对提高进出口货物管理工作效率具有十分重要的作用。

（2）商品名称及备注。商品名称及备注对应《协调制度》的"品目"和"子目"。

（3）计量单位。计量单位是指《协调制度》规定的第一标准计量单位,如出口玉米的第一标准计量单位是千克。

（4）海关监管条件。海关监管条件用大写英语字母 A、B、D 表示监管代码。A 表示须实施进境检验检疫的商品,B 表示须实施出境检验检疫的商品,D 表示海关监管的商品。

（5）检验检疫类别。检验检疫类别用大写英语字母 M、N、P、Q、R、S、L、V、W 表示。

M 表示进口商品检验,N 表示出口商品检验;P 表示进境动植物、动植物产品检疫,Q 表示出境动植物、动植物产品检疫;R 表示进口食品卫生监督检验,S 表示出口食品卫生监督检验;L 表示民用商品入境验证;V 表示进境卫生检疫,W 表示出境卫生检疫。

《目录》内的商品由海关总署根据每年《中华人民共和国进出口税则》(以下简称《进出口税则》)和贸易管制目录的变化进行相应调整。调整后的《目录》由海关总署在实施之日前30 日公布执行,紧急情况下不迟于实施之日公布。凡列入《目录》内的进出口商品在出入境时须向口岸海关报检,经查验部门实施检验检疫合格后方可验放。

 案例展示

关于调整必须实施检验的进出口商品目录的公告

2022 年 8 月 30 日,海关总署决定对《目录》内的进出口商品进行调整,对涉及非危金属材料及其制品、电子行业加工设备、干燥器设备及器具等 87 个 10 位海关商品编号的商品,取消海关监管条件"A",海关自 2022 年 10 月 1 日起对相关商品不再实施进口商品检验。

2) 属于《中华人民共和国禁止携带、寄递进境的动植物及其产品和其他检疫物名录》内的动植物及其产品

为防止动植物疫病及有害生物传入和防范外来物种入侵,保护我国农林牧渔业生产安全、生态安全和公共卫生安全,农业农村部、海关总署于 2021 年 10 月联合发布了《中华人民共和国禁止携带、寄递进境的动植物及其产品和其他检疫物名录》(以下简称《禁止携带、寄递进境的动植物及其产品名录》),规定进(过)境旅客、进境交通运输工具司乘人员、自境外进入边民互市或海关特殊监管区域内的人员、享有外交特权和豁免权的人员随身携带或分离托运,通过邮递、快件、跨境电商直购等寄递方式进境的动植物及其产品和其他检疫物实施检验检疫。农业农村部和海关总署将在风险评估的基础上,对《禁止携带、寄递进境的动植物及其产品名录》实施动态调整。

(二) 有关国际条约规定须经检验检疫的商品

这类商品是指我国作为成员国的国际条约和协定所规定的,须由海关实施检验检疫的出境货物,但我国声明保留的条款除外。

二、验证检验检疫

验证检验检疫对象是国家实行许可制度内的进出口商品。验证管理进出口货物目录由海关总署与外贸部、商务部等有关部门议定后进行制定或调整,并予以公布。直属海关与隶属海关依照相关规定,对必须经过认证的进出口货物实行验证管理,查验单证与货物是否相符。进出口货物收货人和发货人应当向口岸海关申请验证。口岸海关按照海关总署的规定实施验证,并按照规定办理海关通关手续。

三、指定检验检疫

指定检验检疫对象是进出口贸易合同规定须提供相关检验检疫证书的进出口商品。指

定检验检疫主要有两种情形:一是输入国家或地区规定必须凭指定检验检疫证书方可入境的商品;二是出口贸易合同条款规定卖方应提交检验检疫证书的商品。在上述情形下,进出口企业应当向属地直属海关报检,并获取输入国家或地区进口商所指定的检验检疫证书。

四、抽检

抽检是指隶属海关对法定以外的进出口商品,根据海关总署规定的相关工作要求按照一定比例有选择地对一票货物中的部分进出口货物验核实际状况的查验方式。抽检对象是《进出口商品检验法》规定必须实施检验检疫以外的进出口商品。抽检重点是涉及安全、卫生、环境保护,国内外消费者投诉较多,退货数量较大,发生过较大质量事故以及国内外有新的特殊技术要求的进出口货物。

海关总署统一管理全国进出口商品的抽检工作,公布实施抽检的进出口商品的种类。主管海关负责管理和组织实施所辖地区的进出口商品抽检工作。抽检的进出口货物不符合规定或要求的,在海关监督下进行技术处理,经重新检验合格后方可销售或使用;涉及人身财产安全、健康和环境保护的,海关责令当事人销毁或出具退货处理通知单;发现进出口货物质量不合格、残损或短缺的,海关责令当事人处理,经其重新检验后方能出证。

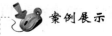 案例展示

进出口商品抽查检验工作的公告

为切实保护消费者合法权益,维护人民群众生命健康安全,海关总署于 2022 年 7 月 13 日发布了《关于开展 2022 年度法定检验商品以外进出口商品抽查检验工作的公告》,并开始开展该年度法定检验商品以外的部分进出口商品抽查检验工作。抽查进口商品有学生文具、婴童用品、家用洗碗机、电子坐便器、口腔器具、仿真饰品等,抽查出口商品有儿童玩具、儿童自行车、儿童滑板车、电热水袋等。抽查检验工作按照海关总署令第 238 号修正的《进出口商品抽查检验管理办法》执行。

五、免检

为保证进出口货物质量,鼓励优质商品进出口,促进对外经济贸易的发展,进出口货物收发货人或其生产企业对列入《目录》内商品向海关提出免检申请,经海关总署审核批准,可以免予检验检疫。申请免检的进出口货物应当符合五个条件:一是申请免检进出口商品的质量应当长期稳定,在国际市场上有良好的质量信誉,没有由生产企业责任而引起的质量异议、索赔和退货,海关检验合格率连续 3 年达到百分之百;二是申请人申请的免检商品应当有自己的品牌,在相关国家或地区同行业中,产品档次、产品质量处于领先地位;三是申请免检进出口商品的生产企业质量管理体系应当符合 ISO9000 质量管理体系标准或符合与申请免检货物特点相应管理体系标准的要求,并获得权威认证机构认证;四是申请免检进出口商品的生产企业应当具有一定的检测能力;五是申请免检进出口商品的生产企业应当符合《进出口商品免验审查条件》的要求。不予免检货物范围有食品、动植物及其产品,危险品及危险品包装,品质波动大或散装运输的商品,需出具检验检疫证书或依据检验检疫证书所列重

量、数量、品质等计价结汇的商品。

海关总署统一管理全国进出口货物免检工作,负责对申请免检生产企业的考核、审查、批准和监督管理。直属海关负责所辖地区内申请免检生产企业的初审和监督管理,对符合条件的收发货人或其生产企业的申请材料进行初审,符合规定的予以受理,并组成专家审查组进行考核,通过审查后颁发《进出口商品免验证书》。免验证书有效期为 3 年,期满后可以要求续延。

第二节　进出口货物检验检疫与报关

国内进出口企业与国外进出口企业就进出口货物交易事项进行磋商,达成交易后订立进出口贸易合同。进出口贸易合同生效后,国内进出口企业应当对进出口货物进行商品归类,申领进出口许可证。

一、进出口货物商品归类

(一) 商品归类

商品归类是指在世界海关组织《协调制度》的商品分类目录体系下,以《进出口税则》为基础,按照《进出口税则商品及品目注释》《中华人民共和国进出口税则本国子目注释》以及海关总署发布的关于商品归类的行政裁定、商品归类决定的规定,确定进出口货物商品编码的行为。进出口企业收发货人或其代理人依照法律、行政法规以及其他相关规定,如实、准确申报进出口货物的商品名称、规格型号等事项,确定相应的商品编码。

商品编码有 10 位数码。我国采用《协调制度》分类目录,商品编码前 6 位数码是《协调制度》的 H. S. 编码,第 7 位、第 8 位数码是根据我国关税、统计和贸易管理的需要加列的本国子目,第 9 位、第 10 位数码是根据代征税、暂定税率和贸易管制的需要增设附加代码。

1. 商品归类的方法

商品归类方法有五种:第一种完整归类法,是指某一成品货物按其完整名称进行归类,即成品名称正好与某个商品编码完全或基本一致的归类方法;第二种用途归类法,是指某一成品名称在没有明确对应的编码时,可通过用途和功能进行归类的方法;第三种成分归类法,是指某一成品名称在没有对应的编码和明确的用途时,从其构成此成品的基本成分,即按材料或部件进行归类的方法;第四种靠后归类法,是指通过成分归类查出几个编码,再选择靠后编码的归类方法;第五种接近归类法,是指对于没有明确归类的新产品,先按用途最接近的类别进行归类,再按材料最接近的类别进行归类的方法。

2. 商品归类的要求

进出口企业对进出口货物进行商品归类应当遵循客观、准确、统一的原则。具体要求有三个:一是按照向海关申报时货物的实际状态确定;二是以提前申报方式进出口的货物,按照货物运抵海关监管作业区时的实际状态确定;三是由同一运输工具同时运抵同一口岸的,属于同一收货人、使用同一提单的多种进口货物,按照商品归类规则应当归入同一商品编码。海关发现进出口企业收发货人或其代理人申报的商品归类不准确的,要求其按照商品归类的有关规定予以重新确定,并进行行政处罚。

(二) 预归类

预归类是指一般贸易货物在进出口前,进出口货物收发货人向海关提出申请,由海关依法作出商品归类决定的行为。预归类决定仅对该申请人和作出决定的海关具有约束力,其有效期限为1年。预归类申请程序如下。

1. 提出申请

预归类申请人应当是在海关备案登记的进出口货物经营单位或其代理人,它向进出口地隶属海关提交中华人民共和国海关商品预归类申请表,见表 3-1。一份申请表限一项商品,并随附进出口合同复印件、照片、说明书、分析报告、平面图等足以说明申报情况的资料。

表 3-1 　　　　　　　　　　中华人民共和国海关商品预归类申请表

(_____)关预归类申请_____号

申请人:	
企业代码:	
通讯地址:	
联系电话:	
商品名称(中、英文):	
其他名称:	
商品描述(规格、型号、结构原理、性能指标、功能、用途、成分、加工方法、分析方法等):	
进出口计划(进出口日期、口岸、数量等):	
随附资料清单(有关资料请附后):	
此前如就相同商品持有海关商品预归类决定书的,请注明决定书编号:	
申请人(章): 　　　　　　　年　月　日	海关(章): 　　签收人: 　　接受日期:　年　月　日

2. 发出预归类决定书

进出口地隶属海关收到申请起 3 日内交直属海关,由其决定是否受理。直属海关对符合要求的,作出预归类决定,向申请人发出中华人民共和国海关商品预归类决定书,见表 3-2。如果发生有归类争议的预归类申请,直属海关上报海关总署,由海关总署审查,并作出最后的决定。

直属海关的预归类决定书在本关区范围内有效,海关总署的预归类决定书在全国范围内有效。持有预归类决定书的进出口货物收货人或发货人在办理进出口报关时向进出口地海关递交。海关应以查验等方式核对实际进出口货物与预归类决定书所述及商品的一致性。

表 3-2   中华人民共和国海关商品预归类决定书

(_____)关预归类书_____号

企业代码:	
通讯地址:	
联系电话:	
商品名称(中、英文):	
其他名称:	
申请表编号:( )关预归类申请 号	受理日期: 年 月 日
此前就相同商品持有海关商品预归类决定书的,请注明决定书编号:	
商品描述:	
商品归类编码:	海关(章): 年 月 日

3. 预归类服务

预归类服务是指进出口商品预归类服务单位受进出口货物经营单位的委托,按照《进出口货物预归类服务行业管理暂行办法》《进出口货物预归类服务操作规范》的规定,对其拟进出口货物预先确定商品归类,并出具预归类服务意见书的活动。进出口商品预归类服务单位出具海关认可的书面归类意见书,并由预归类服务系统上传至海关总署系统,为进出口企业通关提供便利。

二、进出口货物许可证管理

商务部授权配额许可证事务局统一管理、指导全国各发证机构进出口许可证签发工作。进出口许可证的签证机构是商务部或受商务部委托的省级地方商务主管部门,其中省级地方商务主管部门是指各省、自治区、直辖市、计划单列市及新疆生产建设兵团商务主管部门。

（一）进出口货物的类型

《中华人民共和国货物进出口管理条例》(以下简称《货物进出口管理条例》)规定,为了规范进出口货物的管理,国家对进出口货物实行统一的管理制度。进出口货物可分为三类:第一类是禁止进出口的货物,即属于《中华人民共和国对外贸易法》(以下简称《对外贸易法》),其他有关法律、行政法规规定禁止的进出口货物;第二类是限制进出口的货物,即属于《对外贸易法》,其他有关法律、行政法规规定限制的进出口货物,这些法律法规对有数量限制的限制进口货物实行配额管理,对其他限制进口货物实行许可证管理;第三类是自由进口的货物,即属于第一类、第二类以外的进口货物。

（二）实行许可证管理的限制进出口的货物

《货物进出口管理条例》第十条规定,限制进口货物目录由国务院商务部会同海关总署制定、调整并公布。2022年12月,商务部、海关总署公布的《进口许可证管理货物目录（2023年）》《出口许可证管理货物目录（2023年）》规定,凡列入该目录内的进出口商品实行进出口许可证管理。实行许可证管理的限制进出口货物,进出口企业应当申请进出口许可证。

中华人民共和国进口许可证(以下简称"进口许可证")是指商务部及其授权发证机构依法对实行数量限制或其他限制的进口货物签发的准予进口的许可证件。中华人民共和国出口许可证(以下简称"出口许可证")是指商务部及其授权发证机构依法对实行数量限制或其他限制的出口货物签发的准予出口的许可证件。进出口许可证申请有网上申请和书面申请两种形式,一经签发不得擅自更改证面的内容。

属于限制进口货物,进口企业应当在签订进口贸易合同之前申领进口许可证,未领取进口许可证的进口商品,不准销售或使用。属于限制出口货物,出口企业应当在签订出口贸易合同之前申领出口许可证,未获取出口许可证的出口商品,不准出境。

（三）自动进口许可证

1. 自动进口许可证的范围

商务部、海关总署于2022年1月实施的《自动进口许可管理货物目录》规定,进口企业进口的货物属于该目录范围内的,应当在向海关报关办理手续前申领中华人民共和国自动进口许可证(以下简称"自动进口许可证")。为了对部分进口货物实行有效监测,商务部根据监测情况,将在每年会同海关总署等有关部门对《自动进口许可管理货物目录》进行调整和公布,至少在实施前21天予以公布。

2. 自动进口许可证的申请

自动进口许可证的签证机构是商务部配额许可证事务局、商务部驻有关地方特派员办事处和受商务部委托的各省、自治区、直辖市、计划单列市、新疆生产建设兵团商务主管部门以及地方、部门机电产品进出口办公室。进口企业可以通过网上或书面申请形式向签证机构办理自动进口许可证的签证手续。

3. 自动进口许可证的作用

商务部与海关总署制定的《货物自动进口许可管理办法》明确自动进口许可证有两个方面的作用：一是银行办理售汇和付汇手续的依据；二是海关凭加盖自动进口许可证专用章的自动进口许可证办理进口货物的验放手续。商务部和海关总署等有关部门在各自的职责范围内，对申请、使用货物自动进口许可证的活动进行监督检查。

三、进出口贸易合同订立与履行

1. 进出口贸易合同的订立

进出口贸易合同内容主要包括货物的品质、数量、包装、价格、支付、运输、保险、不可抗力、索赔、仲裁等条款，并就这些交易条件进行约定。国内进口企业应当在领取进口许可证后，通过线下或线上的方式与国外出口企业签订进口贸易合同，原有的订单作为合同附件，并经双方当事人签章后产生法律效力。国内出口企业应当在领取出口许可证后，通过线下或线上的方式与国外进口企业签订出口贸易合同，以合同条款形式对出口货物的品质、数量、包装、价格、支付、运输等交易条件进行约定，经双方当事人签章后生效。

2. 进出口贸易合同的履行

进出口贸易合同是当事人意思表述一致的结果，对买卖双方当事人都具有约束力。进口贸易合同生效后，国内进口企业按照合同规定的支付方式履行其支付货款的义务，国外出口企业应根据合同规定的运输方式和运输期限装运货物，并向买方寄送国外发票、装箱清单、提/运单和装运通知等。国内出口企业在收到出口贸易合同规定的预付款或货款后办理托运、保险和报检报关等手续，并在出口货物装上指定运输工具后向进口商寄送商业发票、装箱单、提/运单、保险单、装运通知等单据。

四、出入境货物报检

进出口货物收发货人根据海关总署发布的《中华人民共和国海关出入境检验检疫报检规定》(以下简称《出入境检验检疫报检规定》)的要求办理出入境货物报检手续。

(一)出入境货物报检的范围

进出口货物的报检范围有四个方面：一是国家法律法规规定须经检验检疫的进出口货物；二是输入国家或地区规定必须凭检验检疫证书方准入境的进出口货物；三是有关国际条约规定须经检验检疫的进出口货物；四是申请签发原产地证明书及普惠制原产地证明书的进出口货物。

(二)出入境货物报检的时限和地点

1. 入境货物报检的时限和地点

入境货物应当在入境前或入境时向入境口岸、指定的或到达站的海关办理报检手续，入境的运输工具及人员应在入境前或入境时申报。根据入境报检货物不同，报检时限和地点分别为：输入微生物、人体组织、生物制品、血液及其制品或种畜、禽及其精液、胚胎、受精卵的，应当在入境前30天报检；输入其他动物的，应当在入境前15天报检；输入植物、种子、种苗及其他繁殖材料的,应当在入境前 7 天报检。如果入境货物需对外索赔出证的,应在索赔有效期前不少于 20 天内向到货口岸或货物到达地的海关报检。

2. 出境货物报检的时限和地点

出境货物最迟应于报关或装运前 7 天报检,需隔离检疫的出境动物应在出境前 60 天预报,隔离前 7 天报检,出境的运输工具和人员应在出境前向口岸海关报检或申报。

(三) 出入境货物报检的形式

1. 出入境货物自理报检

自理报检是指为本单位办理检验检疫事项的行为。从事自理报检业务的单位称为自理报检单位,主要包括具有进出口经营权的出口货物生产企业、外贸公司、中外合资企业、中外合作企业、外商独资企业以及进出境动植物产品的生产、加工、存储、运输单位等。

2. 出入境货物代理报检

代理报检是指依法接受进出口货物收发货人的委托,为进出口货物收发货人办理报检手续的行为。从事代理报检业务的单位称为代理报检单位,主要包括国际货运代理公司、国际物流公司等。代理报检单位服务的内容主要有办理报检手续、缴纳检验检疫费、联系配合海关查验部门实施检验检疫、领取检验检疫证单等。

(四) 出入境货物报检的单证

1. 入境货物报检单证

办理入境货物报检单位应当经过海关备案,并向属地海关提交以下单证。

(1) 代理报检的,须提供委托书,委托书由发货人按海关规定的格式填写。

(2) 入境货物报检单、进口贸易合同、国外发票、提/运单等指定单证。

(3) 进口货物如果属于国家实施许可制度管理的,应提供有关证明。

(4) 进口货物需要品质检验的,应提供国外品质证书或质量保证书、产品使用说明书、有关标准和技术资料;申请重(数)量鉴定的,应提供重(数)量明细单和理货清单等。

(5) 进口贸易凭样成交的,应提供样品;以品级或公量计价结算的,应提供申请重量鉴定。

(6) 入境动植物及其产品的,应提供输出国家或地区官方的检疫证书;需办理入境检疫审批手续的,应当提供入境动植物检疫许可证。

(7) 属于过境动植物及其产品的,应提供货运单和输出国家或地区官方出具的检疫证书;属于过境动植物的,应提供海关总署签发的动植物过境许可证。

2. 出境货物报检单证

办理出境货物报检单位应当经过海关备案,并向属地海关提交以下单证。

(1) 代理报检的,须提供委托书,委托书由发货人按海关规定的格式填写。

(2) 出境货物报检单、出口贸易合同、商业发票、装箱单和提/运单等单证。

(3) 出口货物属于国家实施许可制度管理的,应提供有关证明。

(4) 出口货物须经生产者或经营者检验合格的,应提供检验合格证或检测报告;申请重量鉴定的,应提供重量明细单或磅码单。

(5) 出口贸易凭样成交的,应提供经买卖双方确认的样品。

(6) 出口货物属于危险货物的,应提供危险货物包装容器性能鉴定结果单和使用鉴定结果单。

（7）出口货物需要申请原产地证明书和普惠制原产地证明书的，应提供商业发票等资料。

（8）属于出境运输工具、集装箱报检的，应提供检疫证明，并申报有关人员健康状况。

（9）属于生产出境危险货物包装容器的，应提供申请包装容器的性能鉴定；属于生产出境危险货物的，应提供申请危险货物包装容器的使用鉴定。

（10）属于出境特殊物品的，应提供法律法规规定的有关审批文件。

五、进出口货物报关

（一）进出口货物申报

《中华人民共和国海关进出口货物申报管理规定》（以下简称《海关进出口货物申报管理规定》）第四条规定，进出口货物的收发货人可自行向海关申报，也可委托报关企业办理进出口货物申报手续。

进出口货物收发货人或其代理人应按照有关法律、行政法规和规章的要求，在规定的期限、地点，采用电子数据报关单或纸质报关单形式向海关申报。电子数据报关单和纸质报关单均具有法律效力。

1. 电子数据报关单申报

电子数据报关单申报是指进出口货物的收发货人或其代理人通过计算机系统按照进出口货物报关单填制要求向海关传送报关单电子数据，并随附纸质报关单等指定单证的申报方式。进出口货物的收发货人或其代理人以电子数据报关单形式向海关申报，应与随附单证纸质报关单的内容相一致。在特殊情况下，进出口货物的收发货人或其代理人经海关同意，可先采用纸质报关单形式申报，然后再进行电子数据报关单补报。

2. 纸质报关单申报

纸质报关单申报是指进出口货物的收发货人或其代理人按照进出口货物报关单填制的规定填写纸质报关单，备齐随附单证，并向海关当面递交的申报方式。

3. 申报的时限与地点

以电子数据报关单方式申报的，申报日期为海关计算机系统接受申报数据时记录的日期。以纸质报关单方式申报的，申报日期为海关接受纸质报关单进行登记处理的日期。进口货物收货人及其代理人应当自运输工具申报入境之日起 14 日内向入境口岸海关进行申报。出口货物发货人或其代理人应当在货物运抵海关监管作业区后、装运前 24 小时向海关进行申报。

4. 申报的材料

《海关进出口货物申报管理规定》要求进出口货物的收发货人或其代理人向海关办理进出口货物申报手续，应提交其已签名盖章的报关单，随附进出口贸易合同、发票、运输单据、装箱单、许可证件等有关单证。如果是代理报关业务，收发货人或其代理人应提交由委托人签署的授权委托书、委托人与受托人订立的代理报关委托协议，明确委托报关事项。受托人接受委托人提供的报关材料应当予以审核，确定材料是否齐全、内容是否真实。未履行审查义务的，或违反海关规定申报的，受托人应承担相应的法律责任。

5. 申报的受理

电子数据报关单经海关计算机系统检查被退回的，视为海关不接受申报，出口货物收发货人及其代理人应当按照要求修改后重新申报,申报日期为海关接受重新申报的日期。海关已接受申报的报关单电子数据,经人工审核确认需要退回修改的,进出口货物收货人、发货人或其代理人应在 10 日内完成修改并且重新发送报关单电子数据,申报日期仍为海关接受原报关单电子数据的日期。海关审核电子数据报关单时,需要进出口货物收货人、发货人及其代理人解释、说明情况或补充材料的,出口货物收货人、发货人及其代理人应当在接到海关通知后及时进行说明或提供完备材料。

(二)进出口货物的查验

进出口货物查验是指海关为确定进出口货物收发货人及其代理人向海关申报的内容是否与进出口货物的真实情况相符,或为确定商品的归类、价格、原产地等,依法对进出口货物进行实际核查的执法行为。海关查验人员应当在海关监管作业区内实施查验,如因其他特殊原因需要在海关监管作业区外查验的,进出口货物收发货人及其代理人必须向海关提出书面申请。《中华人民共和国海关进出口货物查验管理办法》(以下简称《进出口货物查验管理办法》)规定进出口货物查验的方式、方法、步骤如下。

1. 查验方式

查验方式有两种:一是抽查,是指按照一定比例有选择地对一票货物中的部分货物的质量进行验核,判定该票货物是否合格的查验方式;二是彻底查验,是指逐件开拆包装,对全部进出口货物根据质量标准逐件进行验核,判断每一件货物是否合格的查验方式。

2. 查验方法

1)人工查验

人工查验是指对外部特征直观、易于判断基本属性的货物,或拆除外包装,由海关查验人员或检疫犬通过视觉、嗅觉、味觉和触觉对入境货物进行查验的方法。人工查验根据操作方法不同有外形查验、开箱查验等方法,外形查验是指对外部特征直观、易于判断基本属性的进出口货物的包装、唛头和外观等状况进行验核的查验方式;开箱查验是指将进出口货物从集装箱、货柜车箱等箱体中取出并拆除外包装后,对货物实际状况进行验核的查验方式。

2)机检查验

机检查验是指以利用技术检查设备为主,如通过数码生物显微镜、X 光机、毒品探测仪、红外低温监测设备等对入境货物实际状况进行查验的方法。

3. 查验步骤

在对进出口货物实施查验前,海关查验人员先根据入境货物情况以及实际执法需要确定查验的方式、方法和手段,再通知进出口货物收发货人或其代理人到场,按照海关要求搬移货物,开拆和重封货物的包装,并如实回答查验人员的询问以及提供必要的资料。对于危险品或易腐、易烂、易失效、易变质的货物,以及因其他特殊情况需要紧急验放的货物,经进出口货物收发货人或其代理人申请可优先安排查验。实施查验时需要提取货样化验,以进一步确定或鉴别进出口货物的品名、规格等属性的,海关查验人员根据《中华人民共和国海关化验管理办法》等有关规定办理。查验结束后,海关查验人员如实填写查验记录,签名后由在场的进出口货物收发货人或其代理人签名确认。查验记录作为报关单的随附单证由海关保存。

海关查验人员认为进出口货物有违法嫌疑的,或进出口货物收发货人或其代理人发出通知查验后未到场的，可在进出口货物收发货人或其代理人不到场的情形下直接开验，但须存放货物的海关监管作业场所经营人或运输工具负责人到场协助，并在查验记录上签名确认。

4. 进出口货物的复验

海关对已查验货物的某些属性需进一步确认的，或已查验货物涉嫌走私违规并需重新查验的，或进出口货物收发货人或其代理人提出复验要求并经海关同意的，或海关认定其他情形的，可以进行复验。已参加过查验的查验人员不得参加对同一票货物的复验，复验人员在查验记录上应当注明"复验"字样。

（三）进出口货物的纳税

进出口税费是指进出境货物在进出口环节中由海关依法征收的关税。进出口货物收发货人或其代理人应当依照国家的有关规定，依法履行纳税义务。海关审结电子数据报关单后，进出口货物收发货人或其代理人应自接到海关"现场交单"或"放行交单"通知之日起 10 日内，持已签章的纸质报关单，备齐规定的随附单证到进口货物地或出口货物地海关递交书面单证，缴纳进出口货物税费。海关根据进出口货物的税则号列、完税价格、原产地、适用的税率和汇率计征税款，未在规定期限内缴纳税款的，将对其征收滞纳金，按日计征。

1. 进口货物税费

进口货物税费包括进口关税、进口附加税和查验费三部分。进口关税是指海关以进境货物为课税对象所征收的关税，是按照"进口关税＝到岸价格×进口关税税率"的公式计算的。进口附加税是海关对特定进口货物除征收正税之外另行征收的一种临时性进口税，按有关法规规定计征。查验费主要包括对海关监管作业区外查验货物收取的查验费和对申请复验收取的复验费等。

2. 出口货物税费

出口货物税费包括出口关税和查验费两部分。出口关税是指海关以出境货物为课税对象所征收的关税，是按照"出口关税＝完税价格×出口关税税率"的公式计算的。查验费主要有对集装箱、货柜车或其他货物加施海关封志而收取的封志工本费、对海关监管作业区外查验货物收取的查验费和对申请复验收取的复验费等。

进出口货物收发货人或其代理人的报关员到口岸海关计费处进行计费，到财务处缴纳该票进出口货物的税费。如果是代理人缴纳税费的，在进出口货物清关后可向委托人收取垫付的关税和费用。

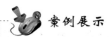 **案例展示**

海关总署网站查询进出口商品关税税率

登入海关总署网站选择首页上"互联网＋海关"，点击"我要查"进入"进出口税则查询"服务功能，在"税则号列"搜索框输入"90064000"H. S. 编码或在"货品名称"搜索框输入"一次成相照相机"的货名，点击"查询"按钮，可显示该商品进出口关税税率信息：最惠国进口税税率为 5%，普通进口税税率为 70%。

（四）进出口货物的放行

海关对进出口货物的放行有两种方式：一是现场放行，即企业在海关业务现场窗口领取加盖"放行章"的报关单；二是电子放行，即企业通过中国国际贸易"单一窗口"系统货物申报服务模块中报关单"海关状态"获取货物放行的信息。

1. 进口货物放行

海关查验人员在收货人或其代理人的报关员缴纳入境货物税费后，在进口货物报关单上加盖"放行章"。收货人或其代理人凭该报关单到指定地点提取集装箱，并运送到进口企业指定的仓库。放行后的入境货物需要进行实验室检疫或隔离检疫的，由目的地隶属海关查验部门实施检疫。

2. 出口货物放行

海关查验人员在发货人或其代理人的报关员缴纳入境货物税费后，在出口货物报关单上加盖"放行章"。发货人或其代理人将该报关单交付港口或机场或车站的理货员，凭其将出口货物装入指定的运输工具内。海关放行后，出口货物的企业可以申请海关签发的报关单证明联，用作办理出口退税等其他事务。

第三节　进出口货物特殊通关方式

一、进出口货物预约申报

为了营造良好营商环境，提供更为便捷的通关服务，海关推出预约通关服务。预约通关是指海关在工作日上班时间以外，应企业要求办理进出口货物报关验放手续的特殊通关方式。

（一）适用情形

除失信企业以外，进出口货物收发货人或其代理人向海关提出预约通关服务有三种情形：一是国家紧急救灾救援物资、危险货物；二是鲜活、冷冻、易变质腐烂的需紧急通关的货物；三是其他经海关认可确有需要紧急验放的货物。

（二）受理时间

进出口收发货人或其代理人应在海关正常办公时间内提前24小时提出预约通关服务申请。如果进出口货物收发货人是高级认证企业，享有更便捷的通关服务，可提前8小时提出申请。

（三）操作要求

进出口货物收发货人或其代理人登入中国国际贸易"单一窗口"标准版系统（以下简称"单一窗口"），选择"货物申报"系统，再选择"预约通关"服务功能模块，在屏幕显示的预约通关申请表中填写境内收发货人名称、联系人姓名、预约申报口岸及其代码、预约进出口岸及其代码、商品名称及其H. S.编码、运输方式、预约通关时间和预约通关事由等相关信息。受理预约通关申请服务的海关进行审核，并在网上反馈作出是否接受的受理结果。

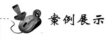

中国国际贸易"单一窗口"标准版系统

中国国际贸易"单一窗口"标准版系统是依托中国电子口岸平台的信息化、智能化的口岸通关模式的信息系统,实现申报人向口岸管理相关部门一次性申报,口岸管理相关部门共享中国电子口岸平台信息数据、实施职能管理,执法结果通过"单一窗口"反馈申报人。目前,"单一窗口"有货物申报、舱单申报、运输工具申报、企业资质办理、许可证件申请、原产地证书申请、出口退税申请、税费办理、加工贸易备案、跨境电商、物品通关、检验检疫、服务贸易、检验检疫、口岸物流等服务大类系统。其中,检验检疫系统提供入境检验检疫、出境检验检疫、出境包装、出境集装箱适载等申报服务;货物申报系统提供通关申报、报关代理委托、预约通关、危险货物申报等服务;物品通关系统提供快件通关申报服务;运输工具系统提供水运、空运、铁路、公路入境检验检疫、出境检验检疫申报服务。

二、进出口转关货物申报

转关货物是指进出口货物在海关监管下,从一个设关地转运至另一设关地办理某项海关手续的进出口货物。为加强对进出口转关货物的监管,海关总署公布了《关于转关货物监管办法》,该办法对转关货物申报的方式与监管进行了规定。

（一）进出口转关货物申报的方式

进出口转关货物收发货人或其代理人可采取以下三种方式办理转关手续。

1. 提前报关方式办理

进出口货物提前报关方式的特征是先报关、后转关。

1）进口提前报关方式

进口转关货物收货人或其代理人应当自运输工具申报进境之日起14天内向指运地海关录入《进口货物报关单》电子数据,系统自动生成《进口转关货物申报单》并传输至进境地海关,提前受理电子申报。收货人或其代理人应当在报关单电子数据申报之日起5日内向进境地海关提供进口转关货物申报单编号、汽车载货登记簿或船舶监管簿、提货单等,在货物运抵指运地海关监管作业场所后再办理转关核销和接单验放手续。

2）出口提前报关方式

出口转关货物发货人或其代理人在出口货物运抵启运地海关监管作业场所前向启运地海关填报录入《出口货物报关单》电子数据,系统自动生成《出口转关货物申报单》数据传送到启运地海关,由其提前受理电子申报。出口货物发货人或其代理人在申报之日起5日内将出口货物运抵启运地海关监管作业场所,办理转关和验放等手续。超过期限的,启运地海关撤销提前报关的报关单电子数据。

2. 直接转关方式办理

进出口货物直接转关方式办理有以下两种方式。

1）进口直接转关方式

进口转关货物收货人或其代理人在进口货物到达入境地时,已录入转关货物申报单电子数据,并提交进口转关货物申报单、汽车载货登记簿或船舶监管簿等。

2）出口直接转关方式

出口转关货物发货人或其代理人在出口货物运抵启运地海关监管作业场所后,向启运地海关填报录入《出口货物报关单》电子数据,系统自动生成《出口转关货物申报单》数据传送到启运地海关,由其受理电子申报,办理转关和验放等手续。超过期限的,启运地海关撤销提前报关的电子数据。

3. 中转方式办理

进出口货物中转方式办理有以下两种方式。

1）进口中转方式

由境内承运人或其代理人统一向进境地海关办理中转手续,提供进口转关货物申报单、进口中转货物按指运地目的港分列的舱单、联程运单等。

2）出口中转方式

由境内承运人或其代理人统一向启运地海关办理出口货物转关手续,提供出口中转货物申报单、按出境运输工具分列的舱单、汽车载货登记簿或船舶监管簿等,经启运地海关核准后签发出口货物中转通知书。出境地海关验核上述单证,办理中转货物的出境手续。

（二）进出口转关货物的监管

《中华人民共和国海关关于转关货物监管办法》(以下简称《关于转关货物监管办法》)规定:转关货物是海关监管货物,海关对进出口转关货物施加海关封志;转关货物应当由已经在海关注册登记的承运人承运,并按照海关对转关限定的运输路线、运输时间和运输方式将货物运抵指定的场所;转关货物的存放、装卸、查验应当在海关监管作业场所内进行;转关货物未经海关许可,不得开拆、提取、交付、发运、调换、改装、抵押、质押、留置、转让、更换标记、移作他用或进行其他处置;进口转关货物在运送到指运地海关监管作业场所后,指运地海关方可办理转关核销;出口转关货物在运抵出境地海关监管作业场所后,出境地海关方可办理转关核销;转关运输工具未办结转关核销的,不得再次承运转关货物;货物实际离境后,出境地海关核销清洁舱单并反馈启运地海关,启运地海关凭以签发有关报关单证明联。

三、进出口货物集中申报

集中申报是指经海关备案的进出口货物收发货人或其代理人在同一口岸多批次进出口货物,先以《中华人民共和国海关进口货物集中申报清单》(以下简称《进口货物集中申报清单》)或《中华人民共和国海关出口货物集中申报清单》(以下简称《出口货物集中申报清单》)申报货物进出口,再以报关单集中办理海关手续的特殊通关方式。

（一）进出口货物集中申报的范围

为便利进出口货物收发货人办理申报手续,提高进出口货物通关效率,《中华人民共和国海关进出口货物集中申报管理办法》(以下简称《进出口货物集中申报管理办法》)对进出口货物集中申报的范围进行了规定:第一类是图书、报纸、期刊类出版物等时效性较强的货物;第二类是危险品或者鲜活、易腐、易失效等不宜长期保存的货物;第三类是公路口岸进出境的保税货物。

（二）进出口货物集中申报的主体

具有 B 类以上管理类别的进出口货物收发货人或其代理人应当在货物所在地海关办理集中申报备案手续，提交适用集中申报通关方式备案表，见表 3-3，经海关核准后才能具备进出口货物集中申报的资质。进出口货物收发货人可自理，也可委托代理报关企业办理集中申报有关手续。C 类、D 类管理类别的收发货人或代理人不能办理进出口货物集中申报。

表 3-3　　　　　　　　　　　　　适用集中申报通关方式备案表

编号：

申请单位		企业编号			企业适用类别	
□ 资质申请		□ 备案更改	□ 一般贸易货物			□ 保税货物
担保情况						
担保方式	□ 保证金		□ 银行保函		□ 非银行金融机构保函	
担保额度		担保有效期			进出口批次/月	
一般贸易货物备案情况						
序号	商品编号		商品名称		规格型号	修改方式
资质申请			备案更改			

（三）进出口货物集中申报的要求

进口货物收货人或其代理人应当在载运进口货物的运输工具申报进境之日起 14 日内填写中华人民共和国海关进口货物集中申报清单，见表 3-4，并向海关申报。出口货物发货人或其代理人在出口货物运抵海关监管作业区后，在装货前 24 小时内填写中华人民共和国海关出口货物集中申报清单，见表 3-5，并向海关申报。经海关审核符合规定的，进出口货物收发货人或其代理人持核准的中华人民共和国海关进口货物集中申报清单或中华人民共和国海关出口货物集中申报清单及随附单证到货物所在地海关办理交单验放手续，并对一个月以内的申报的数据进行归并，填写进出口货物报关单，到海关办理集中报关手续。海关按照接受清单申报之日实施的税率、汇率计征税费。

表 3-4　　　　　　　　　　中华人民共和国海关进口货物集中申报清单

海关编号：

进口口岸		进口日期	申报日期		备案号		
经营单位		运输方式	运输工具名称		提运单号		
收货单位		贸易方式		许可证号			
集装箱号		起运国(地区)		装货港			
件数	包装种类	毛重(公斤)		净重(公斤)			
随附单据		备注					
项号　商品编号　商品名称、规格型号　数量及单位　原产国(地区)　单价　总价　币制							
录入员　　录入单位 报关员 单位地址 邮编　　电话		兹声明以上申报无讹并承担法律责任 申报单位(签章) 填制日期		海关审单批注及放行日期(签章) 审单 查验 放行			

表 3-5　　　　　　　　　　中华人民共和国海关出口货物集中申报清单

海关编号：

出口口岸		出口日期	申报日期		备案号		
经营单位		运输方式	运输工具名称		提运单号		
发货单位		贸易方式		许可证号			
集装箱号		运抵国(地区)		指运港			
件数	包装种类	毛重(公斤)		净重(公斤)			
随附单据		备注					
项号　商品编号　商品名称、规格型号　数量及单位　原产国(地区)　单价　总价　币制							
录入员　　录入单位 报关员 单位地址 邮编　　电话		兹声明以上申报无讹并承担法律责任 申报单位(签章) 填制日期		海关审单批注及放行日期(签章) 审单 查验 放行			

四、过境货物申报

过境货物是指由境外启运,通过中国境内陆路继续运往境外的货物。过境期间,承载货物运输工具应当具有海关认可的加封条件和装置,始终处于海关监管状态,任何单位和个人不得开拆、提取、交付、发运、调换、改装、抵押、转让,或更换标记。过境货物承运人应当是经交通运输部主管部门批准从事过境货物运输业务的企业。

（一）过境货物申报的范围

为维护国家的主权和利益,促进我国对外开放,加强海关对过境货物的监督管理,《中华人民共和国海关过境货物监管办法》(以下简称《过境货物监管办法》)对过境货物申报的范围进行了规定。

1. 准许过境货物

准许过境货物有三类:第一类是对与我国签有过境货物协定国家的过境货物,按照该协定准予过境;第二类是对与我国签有铁路联运协定国家的收发货物,按照该协定准予过境;第三类是与我国未签有过境货物协定和铁路联运协定国家的过境货物,经交通运输部主管部门批准并向入境地海关备案的货物。

2. 禁止过境货物

禁止过境货物有四种情形:一是来自或运往我国停止或禁止贸易的国家和地区的货物;二是各种武器、弹药、爆炸物品及军需品,通过军事途径运输的除外;三是各种烈性毒药、麻醉品、鸦片、吗啡、海洛因和可卡因等毒品;四是我国法律、法规禁止过境的其他货物、物品。

（二）过境货物申报的主体

过境货物申报主体是国际多式联运企业经营人,它应具备以下两个条件,方可办理过境货物报关事宜:一是国际多式联运企业经营人须经商务部主管部门批准具有国际货物运输代理业务经营权,并拥有过境货物运输代理业务经营范围;二是国际多式联运企业经营人向海关提交交通运输主管部门批准文件,申请办理报关备案登记手续,经海关核准后予以备案登记。

（三）过境货物申报的要求

过境货物出境时,国际多式联运企业经营人应当向出境地海关办理申报手续,并符合相关规定。其一,国际多式联运企业经营人自过境货物进境之日起 6 个月内将该货物运输出境,特殊情况须经海关同意延期,不得超过 3 个月;其二,过境期间,国际多式联运企业经营人应当按照交通运输部主管部门和海关指定路线运输;其三,国际多式联运企业经营人应向出境地海关交验进境地海关签发的关封和海关需要的其他单证,如有变动情形应提交书面证明。出境地海关核准有关单证、关封、货物无误后在运单上加盖放行章,并在海关监管下出境。

第四节　进出口货物报关报检法律责任

进出口货物收发货人及其代理人和过境货物经营人在报关报检与查验的过程中必须按照有关法律法规的相关规定进行如实申报,按监管要求进行实施,若弄虚作假、违规行事要承担相应的行政责任或刑事责任。海关工作人员在接受申报、查验和监管货物的过程中,不得徇私舞弊,违者将依法承担相应的行政责任或刑事责任。

一、行政责任

行政责任是指进出口货物收货人与发货人或其代理人、过境货物经营人等企业在向海关申报、查验和监管过程中违反《海关行政处罚实施条例》《过境货物监管办法》《进出口商品检验法》《进出口商品检验法实施条例》等有关法律、行政法规的规定,依法承担相应的法律责任。行政处罚是指海关依法行使权力,根据法定程序对违反有关法律、行政法规规定行为进行认定,对尚不构成刑事责任的违法行为实施处罚的行政手段。

进出口货物与过境货物当事人违法违规的情形有以下三种行政处罚。

(一)对走私行为的行政处罚

走私行为是指当事人违反海关法、海关行政法规等法律法规的规定,偷逃应纳税款,逃避海关对进出境限制性货物监管的行为。对进出口货物收货人和发货人的走私行为,尚不构成刑事犯罪的,由海关实施行政处罚。适用走私行为行政处罚的情形有四种:一是走私属于国家禁止进出口货物的,海关没收走私货物及违法所得,并处 100 万元以下罚款;二是走私属于国家禁止进出境物品的,海关没收走私物品及违法所得,并处 10 万元以下罚款;三是走私属于国家限制进出境货物或物品的,海关没收走私货物或物品及违法所得,并处走私货物或物品等值金额以下罚款;四是走私依法应当缴纳税款的货物或物品的,海关没收走私货物或物品及违法所得,并处偷逃应纳税款 3 倍以下罚款。

(二)对违反海关监管规定行为的行政处罚

进出口货物的收货人和发货人或其代理人、过境货物经营人违反有关法律、行政法规和规章监管规定的行为,由海关实施行政处罚。适用违反海关监管规定行为行政处罚的主要情形如下。

(1)属于违反国家进出口管理规定进口或出口国家禁止货物的,海关责令进出口货物的收货人或发货人退运,并处 100 万元以下罚款。

(2)属于违反国家进出口管理规定进口或出口国家限制货物未能提交许可证件的,海关对进出口货物的收货人或发货人处货物价值金额 30% 以下罚款。

(3)属于进出口货物的品名、税则号列、数量、规格、价格、贸易方式、原产地、启运地、运抵地、最终目的地等应当申报的项目而未申报、申报不实的,或进出口货物收货人和发货人未按照规定向报关企业提供所委托报关事项的真实情况,海关将分别依照不同情形对进出口货物的收货人和发货人进行处罚。影响海关统计准确性的,海关处 1 000 元以上 1 万元以下罚款;影响海关监管秩序的,海关处 1 000 元以上 3 万元以下罚款;影响国家许可证件管理的,海关处货物价值金额 5% 以上 30% 以下罚款;影响国家税款征收的,海关处漏缴税款 30% 以上 2 倍以下罚款;影响国家外汇、出口退税管理的,海关处申报价格 10% 以上 50% 以下罚款。

(4)报关企业、报关人员对委托人所提供情况的真实性未进行合理审查,影响海关统计准确性、海关监管秩序、国家许可证件管理、国家税款征收和国家外汇与出口退税管理的,海关对报关企业处货物价值金额 10% 以下罚款,暂停其 6 个月以内从事报关活动。

(5)擅自将海关监管货物开拆、提取、交付、发运、调换、改装、抵押、质押、留置、转让、更换标记、移作他用或进行其他处置的,在海关监管区以外存放海关监管货物的,未按照规定期限将过境、转运货物运输出境的,海关没收进出口货物收货人和发货人或其代理人、过境货物经营人的违法所得,并处货物价值金额 5% 以上 30% 以下的罚款。

(6) 进出口货物收货人和发货人或其代理人报关企业、报关人员向海关工作人员行贿的,海关禁止其从事报关活动,并处 10 万元以下罚款。

(7) 未经海关备案从事报关活动的进出口货物收货人和发货人或其代理人,海关没收其违法所得,并处 10 万元以下罚款。

(三) 对违反国家法律法规规定行为的行政处罚

进出口货物收货人和发货人或其代理人、过境货物经营人违反《进出口商品检验法》《进出口商品检验法实施条例》《海关行政处罚实施条例》《进出境动植物检疫法实施条例》等法律法规的规定,适用行政处罚的主要情形列举如下。

(1) 过境货物未申报或申报不实的,海关对过境货物经营人处 3 万元以下罚款。

(2) 属于法定检验进出口商品未申领进出口许可证,未申报进出口检验,未经检验而擅自销售、使用或出口的,属于不如实提供进出口商品真实情况并取得海关有关证单的,海关没收其违法所得,并处货物价值金额 5% 以上 20% 以下的罚款。

(3) 属于法定检验进出口商品经检验、抽查检验或验证不合格而擅自销售、使用或出口的,海关没收其违法所得,并处货物价值金额等值以上 3 倍以下罚款。

(4) 进出口货物收货人和发货人的代理人对委托人所提供情况的真实性未进行合理审查而骗取海关有关证单的,海关对其处 2 万元以上 20 万元以下罚款。

(5) 伪造、变造、买卖或盗窃检验证单、印章、标志、封识或使用伪造、变造的检验证单、印章、标志、封识的,海关没收当事人的违法所得,并处货物价值金额等值以下罚款。

(6) 擅自调换出海关抽取的样品或检验合格的进出口商品,情节严重的,海关对进出口商品收货人或发货人处货物价值金额 10% 以上 50% 以下罚款。

(7) 擅自将进境、过境动植物、动植物产品和其他检疫物卸离运输工具的,擅自调离或处理隔离场所中隔离检疫的动植物的,擅自开拆过境动植物、动植物产品和其他检疫物包装的,擅自开拆、损毁动植物检疫封识或标志的,海关对有上述情形之一的当事人处 3 000 元以上 3 万元以下罚款。

海关对进出口货物收货人和发货人或其代理人、过境货物经营人作出行政处罚后应当将行政处罚决定书依照有关法律规定送达当事人。

二、刑事责任

刑事责任是指进出口货物收货人、发货人及其代理人和过境货物经营人等企业在向海关申报、查验和监管过程中违反《海关法》《进出口商品检验法》《进出口商品检验法实施条例》《进出境动植物检疫法》等有关法律、行政法规的规定,依法承担的刑事法律责任。刑罚分为主刑和附加刑两种刑事责任,主刑有管制、拘役、有期徒刑、无期徒刑和死刑五种类型,附加刑有罚金、剥夺政治权利和没收财产三种类型。《海关法》《进出口商品检验法》《进出境动植物检疫法》《进出口商品检验法实施条例》依法追究的刑事法律责任的主要情形列举如下。

《海关法》第八十二条规定,运输、携带、邮寄国家禁止或限制进出境货物、物品或依法应当缴纳税款的货物、物品进出境的,构成犯罪的,依法追究刑事责任。第八十四条规定,伪造、变造、买卖海关单证,与走私人通谋为走私人提供贷款、资金、账号、发票、证明、海关单证,与走私人通谋为走私人提供运输、保管、邮寄或其他方便,构成犯罪的,依法追究刑事责任。第九十条规定,进出口货物收发货人、报关企业向海关工作人员行贿,构成犯罪的,由司法机关依法追究其刑事责任。

《进出口商品检验法》第五十五条规定,海关工作人员滥用职权,故意刁难当事人的,徇私舞弊,伪造检验结果的,违反有关法律法规规定签发出口货物原产地证明的,构成犯罪的,依法追究其刑事责任。第三十三条规定,进口或出口属于掺杂掺假、以假充真、以次充好的商品或者以不合格进出口商品冒充合格进出口商品,构成犯罪的,由司法机关依法追究其刑事责任。

《进出口商品检验法实施条例》第四十二条规定,擅自销售、使用未报检或未经检验的属于法定检验的进口商品,或擅自销售、使用应当申请进口验证而未申请的进口商品,构成犯罪的,由司法机关依法追究其刑事责任。第四十三条规定,擅自出口未报检或未经检验的属于法定检验的出口商品,或擅自出口应当申请出口验证而未申请的出口商品,构成犯罪的,由司法机关依法追究其刑事责任。

《进出境动植物检疫法》第四十二条规定,因违反该法的相关规定引起重大动植物疫情的,由司法机关依照刑法有关规定追究其刑事责任。

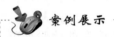 **案例展示**

擅自使用未经检验法检进口商品案的行政处罚

A 生物科技有限责任公司委托 B 报关公司代理申报 1 批进口干山竹果果皮,重量 23 000 千克,完税价格 126 876 元人民币,货值金额 138 294.84 元人民币。进口干山竹果果皮货物抵达入境口岸时进行报关,填写的目的地检验检疫机关是 A 生物科技有限责任公司属地海关。进口干山竹果果皮货物通关放行到达 A 生物科技有限责任公司后,B 报关公司未联系海关对该批货物实施检验检疫,在未经海关检验检疫的情况下,A 生物科技有限责任公司将该批干山竹果果皮全部投入生产。根据《进出口商品检验法实施条例》第四十二条的规定,海关对 B 报关公司进行行政处罚,罚款人民币 7 000 元整。

复习与思考

一、单项选择题

1. 须实施进境检验检疫商品的监管代码是(　　　)。

A. A　　　　　　　B. B　　　　　　　C. C　　　　　　　D. D

2. 检验检疫类别用大写英语字母表示,(　　　)表示进口商品检验。

A. L　　　　　　　B. M　　　　　　　C. N　　　　　　　D. Q

3. 进出口许可证发证机构是( )。

A. 商务部　　　　　　　　　　　　B. 配额许可证事务局

C. 省会城市商委　　　　　　　　　D. 属地海关

4. 在上海市注册、备案和经营的进出口企业应当向( )申请进出口许可证。

A. 商务部　　　　　　　　　　　　B. 省级商务部门

C. 市级商务部门　　　　　　　　　D. 县级商务部门

5. 办理入境货物代理报检应当提供委托书,由( )按海关规定的格式填写。

A. 收货人　　　　B. 发货人　　　　C. 代理人　　　　D. 第三人

6. 海关对进出口货物查验应当在( )内实施。

A. 生产企业　　　　　　　　　　　B. 企业仓库

C. 海关监管作业区　　　　　　　　D. 港口或机场

7. 对外部特征直观、易于判断的货物包装、唛头和外观状况进行查验方式是( )。

A. 开箱查验　　　　B. 机检查验　　　　C. 人工查验　　　　D. 外形查验

8. 转关货物是海关监管货物,海关对其施加( )。

A. 包装封志　　　　B. 集装箱封志　　　　C. 海关封志　　　　D. 转关封志

9. 以下不属于进出口货物特殊通关方式的是( )。

A. 预约申报　　　　　　　　　　　B. 转关货物申报

C. 货物集中申报　　　　　　　　　D. 一般贸易申报

10. 中国国际贸易"单一窗口"能实现申报人向口岸管理相关部门( )申报。

A. 自动化　　　　B. 智能化　　　　C. 连续性　　　　D. 一次性

二、多项选择题

1. 《出入境检验检疫机构实施检验检疫的进出境商品目录》由( )构成。

A. 商品编码与计量单位　　　　　　B. 商品名称及备注

C. 海关监管条件　　　　　　　　　D. 检验检疫类别

2. 关于商品编码中的阿拉伯数字的说法,正确的有( )。

A. 前6位数码是《协调制度》H. S. 编码

B. 第7位、第8位数码是我国加列的子目

C. 第9位、第10位数码是我国增设附加代码

D. 第11位、第12位数码是企业加列的商品编码

3. 《货物进出口管理条例》将进出口货物分为( )。

A. 禁止进出口货物　　　　　　　　B. 限制进出口的货物

C. 自由进口的货物　　　　　　　　D. 其他进口的货物

4. 进出口商品实施进出口许可证管理的依据有( )。

A. 《进口许可证管理货物目录》

B. 《货物进出口管理条例》

C. 《出口许可证管理货物目录》

D. 《出入境检验检疫机构实施检验检疫的进出境商品目录》

5. 自动进口许可证的作用表现为( )。

A. 我国银行办理售汇依据

B. 我国银行办理付汇依据

C. 我国海关办理进口货物验放依据

D. 输入国或地区海关办理入境货物依据

6. 办理出境货物代理报检手续,代理人应向海关提交( )等单证。

A. 出境货物报检单   B. 商业发票

C. 出口贸易合同   D. 提/运单

7. 进出口货物收发货人或其代理人可采用( )形式向海关申报。

A. 报关单   B. 电子数据报关单

C. 证明材料   D. 纸质报关单

8.《进出口货物查验管理办法》规定进出口货物查验方式有( )。

A. 抽查   B. 人工查验

C. 彻底查验   D. 机检查验

9. 进出口转关货物收发货人或其代理人可采取( )方式办理转关手续。

A. 提前报关方式   B. 委托转关方式

C. 直接转关方式   D. 中转方式

10. 承运人应当按照海关对转关限定的( )将转关货物运抵指定的场所。

A. 运输路线   B. 运输方式

C. 运输时间   D. 运输手段

三、判断题

1. 凡列入《出入境检验检疫机构实施检验检疫的进出境商品目录》内的进出口商品经隶属海关查验部门实施检验检疫合格后方可验放。 （ ）

2.《出入境检验检疫机构实施检验检疫的进出境商品目录》内的进出口商品通常每5 年进行一次调整。 （ ）

3. 进出口企业应当在订立进出口贸易合同后及时申领进出口许可证。 （ ）

4. 实行许可证管理的限制进出口货物,进出口企业应当申请进出口许可证。 （ ）

5. 进出口货物收货人、发货人可自行向海关申报,也可委托代理人办理申报手续。（ ）

6. 进口货物报关应自运输工具申报入境之日起 24 小时内向口岸海关进行申报。

    （ ）

7. 电子数据报关单经海关计算机检查被退回的,视为海关不接受申报。 （ ）

8. 电子数据报关单和纸质报关单均具有法律效力。 （ ）

9. 海关查验人员可在收货人、发货人或其代理人不在场的情形下直接开验。 （ ）

10. 受托人接受委托人的报关材料应予以审核,否则应承担相应的法律责任。 （ ）

四、简答题

1. 简述进出口货物检验检疫类型及其相关规定。

2. 简述进出口货物检验检疫与报关的手续及其管理内容。

3. 简述申领进出口许可证与自动进口许可证的范围、程序、内容和要求。

4. 简述出入境货物检验检疫的形式、范围、单证和法律责任。

5. 简述进出口货物报关的形式、范围、查验方法和法律责任。

第四章　进出口商品检验与通关

学习目标

◆ 了解进出口商品法定检验的范围与内容。

◆ 熟悉进出口许可证的管理方式、申领程序及其相关要求。

◆ 掌握中国国际贸易"单一窗口"的货物申报系统电子数据报关单的填报栏目和要求。

◆ 明确进出口商品代理报关报检中的委托方与被委托方的权利与义务。

◆ 增强进出口商品代理报关报检中的企业社会责任和法律意识。

本 章 概 要

　　本章包括三部分内容:第一部分为进出口商品法定检验范围与内容,简要介绍进出口商品法定检验范围和检验的主要内容;第二部分为进出口许可证申领和管理,介绍进出口许可证的管理方式、管理的货物、申领程序以及延期、更改和遗失的相关处理;第三部分为进出口商品代理报关报检,介绍进出口商品代理报检报关的流程,代理报检委托书和代理报关委托书/委托报关协议的填写方法以及中国国际贸易"单一窗口"进出口货物申报的内容及填报要求。

　　海关总署商品检验司负责拟订进出口商品法定检验和监督管理制度,承担国家实行许可制度的进出口商品验证工作,监督管理法定检验商品的品质、数量和重量检验,并依据多双边协议承担出口商品检验相关工作。直属海关商品检验处是拟订本关区进出口商品法定检验和监督管理工作制度的实施细则,承担本关区国家实行许可制度的进出口商品验证工作,监督管理本关区法定检验商品的品质、数量和重量检验,并依据多双边协议承担本关区出口商品检验相关工作。隶属海关综合业务科和查验科负责本辖区进出口商品报检报关业务的接单审核、征收税费、查验、放行等作业。

第一节 进出口商品法定检验范围与内容

一、进出口商品法定检验范围

《进出口商品检验法》规定进出口商品法定检验范围主要包括三个部分：一是国家法律法规规定的限制进出口商品，见表 4-1；二是列入《目录》内的进出口商品，见表 4-2；三是有关国际条约、协议规定须经海关查验部门检验的进出口商品，但我国声明保留的条款除外。

未经检验的进口商品不准销售或使用，未经检验的出口商品不准离境。

如果《目录》内进出口商品符合国家规定的免予检验条件，由收货人或发货人申请，经国家商检部门审查批准，可以免予检验。

表 4-1　　　　　　　　　　　　限制进出口商品部分内容列举

序号	商品编码	商品名称	海关监管条件
1	8440102000	胶订机	A
2	8429521100	轮胎式挖掘机	A
3	8443198000	未列名印刷机	A
4	9018110000	心电图记录仪	A
5	2710199200	润滑油（不含生物柴油）	B
6	2704001000	焦炭	B
7	8703101100	全地形车	B
8	8112993000	段轧的钢及其制品	B
9	2701110010	无烟煤	A/B
10	2701190000	其他煤（不论是否粉化，但未制成型）	A/B
11	8703225090	仅装有气缸容量超过 1 升但不超过 1.5 升的点燃式活塞内燃发动机的小客车成套散件	A/B
12	8703401110	气缸容量不超过 1 升的同时装有点燃式活塞内燃发动机及驱动电动机的小轿车	A/B

表 4-2　　　　　　　　　　《目录》内进出口商品部分内容列举

序号	商品编码	商品名称	海关监管条件
1	8716100000	供居住或野营用厢式挂车及半挂车	A
2	6211110041	丝制男式游泳服（含丝 70% 及以上）	A
3	8428101001	无障碍升降机	A
4	9603210000	牙刷（包括齿板刷）	A
5	6403519190	皮革制外底的皮革面短筒靴（过踝）（内底长度小于 24 cm，运动用靴除外）	A

（续表）

序号	商品编码	商品名称	海关监管条件
6	8414511000	功率≥125 W 的吊扇	A
7	7117190000	其他贱金属制仿首饰	A/B
8	6403919190	未列命材料制仿首饰	A/B
9	8211910000	刃面固定的餐刀	A/B
10	7117110000	贱金属制袖口、饰扣	A/B

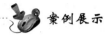 **案例展示**

逃避进口商品法定检验

2022 年,某塑胶制品有限公司经深圳皇岗口岸从中国台湾地区进口 ABS 塑胶粒共计 5 批次,货物总量 90 吨,总值 158 220 美元。该 5 批货物进境时,皇岗海关依法签发了 5 份《入境货物调离通知单》,并明确告知:"上述货物需调往目的地海关实施检验检疫,请及时与目的地海关联系。上述货物未经检验检疫,不准销售、使用。"该塑胶制品有限公司在货物通关进境后,不但没有与报检申报的目的地海关进行联系,而且无视海关执法人员的多次催报,将货物全部予以使用,造成了逃避进口商品法定检验的事实。根据我国进出口商品检验法及其实施条例的相关规定,海关对该公司进行了行政处罚,处以进口商品货值金额 5% 的罚款。

二、进出口商品检验内容

口岸海关查验部门对进出口商品实施检验的内容主要包括品质检验、数量或重量检验、包装检验、残损鉴定等,确定其是否符合国际组织的有关国际条约、我国有关法律法规的相关规定。进口商品经检验合格,由海关出具品质证书、数量检验证书或重量检验证书后,可以销售或使用。如果进口商品出现残损需要海关出具残损鉴定,该鉴定可作为向外方索赔的法律依据。出口商品经检验合格,并持有海关出具的品质证书、数量检验证书或重量检验证书后,方可出境。

第二节　进出口许可证申领和管理

一、进口许可证申领和管理

根据《货物进口许可证管理办法》规定,国家对有数量限制和其他限制的进口货物实行许可证管理,由商务部或由商务部会同国务院其他有关部门依法制定,并公布当年年度进口许可证管理目录,对目录内的进口商品以签发进口许可证的方式实行行政许可管理。

（一）进口许可证管理的方式

进口许可证管理方式有四种：一是实行进口许可证联网核查管理，纸质许可证与许可证电子数据同时作为海关监管依据；二是实行进口许可证"一关一证"管理，进口许可证仅限于一个直属关区内报关；三是实行"一批一证"管理，进口许可证在发证之日至当年 12 月 31 日期间仅限于使用 1 次进口报关手续；四是实行"非一批一证"管理，进口许可证在发证之日至当年 12 月 31 日期间最多可使用 12 次进出口报关手续，必须在进出口许可证备注栏内注明"非一批一证"字样，由海关在许可证背面"海关验放签注栏"内逐批签注核减进口数量。

（二）进口许可证管理的货物

根据商务部、海关总署联合公布的《进口许可证管理货物目录（2023 年）》规定，属于进口许可证管理的货物有 14 个种类，共计 145 种货物。它们包括消耗臭氧层物质（76 种货物）、化工设备（2 种货物）、金属冶炼设备（1 种货物）、工程机械（9 种货物）、起重运输设备（6 种货物）、造纸设备（3 种货物）、电力电气设备（15 种货物）、食品加工及包装设备（6 种货物）、农业机械（9 种货物）、印刷机械（8 种货物）、纺织机械（1 种货物）、船舶（7 种货物）、硒鼓（1 种货物）、X 射线管（1 种货物）。

（三）进口许可证申领程序

1. 提出申请

国内进口企业与国外出口企业就进口商品进行交易磋商，达成交易后获取出口企业的订单和形式发票。进口商品属于《进口许可证管理货物目录（2023 年）》内的货物，进口企业应当向属地商务委员会主管发证机构申请进口许可证，提交已加盖公章的中华人民共和国进口许可证申请表（以下简称"进口许可证申请表"）、订单、形式发票等申请材料。进口货物属于国家配额或特殊管理的，进口企业还应当提供商务部及相关主管部门出具的相关证明，如机电产品进口配额证明、外商投资企业进口配额证明、监控化学品进口核准单等。

进口许可证申请表（一式二联）是由商务部监制的，第一联为正本，见表 4-3，用于发证机构存档；第二联为副本，见表 4-4，作为领取进口许可证的凭证。

表 4-3　　　　　　　　　　中华人民共和国进口许可证申请表

1. 进口商：　　　　　代码	3. 进口许可证号：
2. 收货人：	4. 进口许可证有效截止日期： 　　　　　　　　　年　　月　　日
5. 贸易方式：	8. 出口国（地区）：
6. 外汇来源：	9. 原产地国（地区）：
7. 报关口岸：	10. 商品用途：
11. 商品名称：	商品编码：

（续表）

12. 规格、型号	13. 单位	14. 数量	15. 单价(币别)	16. 总值(币别)	17. 总值折美元
18. 总　　计：					

19. 领证人姓名： 联系电话： 申请日期： 下次联系日期：	20. 发证机构审批(初审)： 终审：

中华人民共和国商务部监制　　　　　　　　　　　　第一联(正本)发证机构存档

表 4-4　　　　　中华人民共和国进口许可证申请表

1. 进口商：　　　　代码		3. 进口许可证号：
2. 收货人：		4. 进口许可证有效截止日期： 　　　　年　　　月　　　日
5. 贸易方式：		8. 出口国(地区)：
6. 外汇来源：		9. 原产地国(地区)：
7. 报关口岸：		10. 商品用途：
11. 商品名称：	商品编码：	

12. 规格、型号	13. 单位	14. 数量	15. 单价(　　)	16. 总值(　　)	17. 总值折美元
18. 总　　计：					

19. 领证人姓名： 联系电话： 申请日期： 下次联系日期：	不能获准原因： 1. 公司无权经营；　　　　　8. 第(　　)项须补充说明函； 2. 公司编码有误；　　　　　9. 第(　　)项与批件不符； 3. 到港不妥善；　　　　　　10. 其他。 4. 品名与编码不符； 5. 单价(高)低； 6. 币别有误； 7. 漏填第(　　)项；

中华人民共和国商务部监制　　　　　　　　　　　第二联(副本)取证凭证

进口许可证申请表除了发证机构编制和填写的部分,进口企业应当如实填写各项内容。进口许可证申请表的内容及填写要求如下:

(1) 进口商。此栏应当填写进口商名称,并注明其海关备案代码。

(2) 收货人。此栏应当填写配额指标单位,即批准进口用货单位,并与批准的配额证明单位一致。

(3) 进口许可证号。此栏留空,由发证机关计算机自动顺序编排。

(4) 进口许可证有效截止日期。此栏由发证机关填写,有效期通常为一年。

(5) 贸易方式。此栏应当填写进口货物贸易方式,如一般贸易、进料加工等,填写内容应与配额证明内容一致,且只能填写一种贸易方式。

(6) 外汇来源。此栏应当填写外汇来源的具体情况,如银行购汇、贷款等。

(7) 报关口岸。此栏应当填写进口货物到达的口岸全称及其海关关区代码。

(8) 出口国(地区)。此栏应当填写出口商所在地的国别或地区的全称,只能填写 1 个。

(9) 原产地国(地区)。此栏应当填写对进口商品进行实质性加工的国家或地区的全称,超过 1 个可在备注栏内说明。

(10) 商品用途。此栏应当填写进口商品用途的实际情况,如自用、生产用、内销、样品等。

(11) 商品名称及商品编码。此栏应当填写进口商品的全称,并注明其 10 位数码的商品编码。

(12) 规格、型号。此栏应当填写同一个商品编码下不同的规格或型号,超过 4 种必须填写另一张许可证申请表。

(13) 单位。此栏应当填写出口商品第一法定计量单位。

(14) 数量。此栏应当填写进口商品的实际数量。

(15) 单价。此栏应当填写同一个进口商品编码下不同规格或型号商品的单价和货币名称。

(16) 总值。此栏应当填写同一个进口商品编码下不同规格或型号商品的总值和货币名称。

(17) 总值折美元。此栏应当填写同一个商品编码下不同规格或型号商品的美元总值。

(18) 总计。此栏应当分别填写进口商品的单位、数量、总值和总值折美元的总额。

(19) 领证信息。此栏应当填写领证人姓名、联系电话、申请日期和下次联系日期。

(20) 发证机构审批。此栏留空,由发证机构填写初审意见。如果不能签发进口许可证的,须注明其原因。

2. 受理与签证

发证机构按照分工受理申请人的申请,对申请材料进行审核,并在 3 个工作日内作出是否受理的决定。对申请材料齐全、内容正确且形式完备的申请,发证机构向申请人签发进口许可证,并向领证人收取签证费用。

进口许可证有四联:第一联是正本,见表 4-5,用于提货人向海关办理进口货物报关手续;第二联是副本,由海关留存,用于核对正本;第三联是副本,用于进口商向银行办理付汇核查;第四联是副本,由发证机构留存。

表 4-5

中华人民共和国进口许可证

IMPORT LICENCE THE PEOPLE'S REPUBLIC OF CHINA　　No.

1. 进口商： Importer		3. 进口许可证编号： Import licence No.			
2. 收货人： Consignee		4. 进口许可证有效截止日期： Import licence expiry date			
5. 贸易方式： Terms of trade		8. 出口国（地区）： Country/Region of exportation			
6. 外汇来源： Terms of foreign exchange		9. 原产地国（地区）： Country /Region of origin			
7. 报关口岸： Place of clearance		10. 商品用途： Use of goods			
11. 商品名称： Description of goods		商品编码： Code of goods			
12. 规格、型号 Specification	13. 单位 Unit	14. 数量 Quantity	15. 单价（　） Unit price	16 总值（　） Amount	17. 总值折美元 Amount in USD
18. 总计 Total					
19. 备注 Supplementary details		20. 发证机关盖章 Issuing authority's stamp & signature 21. 发证日期 License date			

第一联（正本）提货人办理海关手续

中华人民共和国商务部监制

（四）进口许可证的延期、更改、遗失管理

1. 进口许可证的延期管理

进口许可证的有效期为一年。如果进口企业在有效期内未使用进口许可证，应在有效期内向原发证机构提出延期申请。发证机构应将原证收回，在进出口许可证计算机管理系统中注销原证后，重新签发进口许可证，并在备注栏中注明"延期使用"字样和原进口许可证的编号。

2. 进口许可证的更改管理

如果需要更改进口许可证的内容，进口企业应在许可证有效期内提出更改申请，经原发证机构核准后，收回原进口许可证，并换发新证。

3. 进口许可证的遗失管理

如果进口企业遗失持有的进口许可证，应当在全国性的综合或经济类报纸上登载作废声明，并向原发证机构提供遗失报告、声明作废报样等材料，经核准后撤销原进口许可证，再核发新证。

二、出口许可证申领和管理

根据《货物出口许可证管理办法》规定，国家对限制的出口货物实行许可证管理，由商务部或由商务部会同国务院其他有关部门依法制定，并公布当年年度出口许可证管理的目录。

（一）出口许可证管理的方式

出口许可证管理方式有四种：一是实行出口许可证联网核查管理，纸质许可证与许可证电子数据同时作为海关监管依据；二是实行出口许可证"一关一证"管理；三是实行"一批一证"管理；四是实行"非一批一证"管理，如小麦、玉米、大米、小麦粉、玉米粉、大米粉、活牛、活猪、活鸡、牛肉、猪肉、鸡肉、原油、成品油、煤炭、摩托车（含全地形车）及其发动机和车架、汽车（包括成套散件）及其底盘（限新车）、加工贸易项下出口货物、补偿贸易项下出口货物等。

（二）出口许可证管理的货物

根据商务部、海关总署联合公布的《出口许可证管理货物目录（2023年）》规定，属于出口许可证管理的货物有43个种类，共计859种货物。这些货物包括活牛（5种货物）、活猪（6种货物）、活鸡（3种货物）、牛肉（16种货物）、猪肉（19种货物）、鸡肉（21种货物）、小麦（8种货物）、玉米（4种货物）、大米（20种货物）、小麦粉（6种货物）、玉米粉（7种货物）、大米粉（8种货物）、药料用人工种植的麻黄草（1种货物）、甘草及甘草制品（6种货物）、藺草及藺草制品（4种货物）、天然砂（3种货物）、矾土（2种货物）、磷矿石（4种货物）、镁砂（8种货物）、滑石块（粉）（4种货物）、萤石（氟石）（2种货物）、稀土（67种货物）、锡及锡制品（12种货物）、钨及钨制品（14种货物）、钼及钼制品（9种货物）、锑及锑制品（8种货物）、煤炭（5种货物）、焦炭（1种货物）、原油（1种货物）、成品油（20种货物）、石蜡（3种货物）、部分金属及制品（120种货物）、硫酸二钠（1种货物）、碳化硅（2种货物）、消耗臭氧层物质（75种货物）、柠檬酸（2种货物）、锯材（44种货物）、棉花（5种货物）、白银（8种货物）、铂金（铂或白金）（2种货物）、铟及铟制品（3种货物）、摩托车（含全地形车）及其发动机车架（15种货物）、汽车（包括成套散件）及其底盘（285种货物）。

出口许可证管理货物申领方式有以下三种。

1. 凭配额证明文件申领出口许可证

适用这种方式申领出口许可证的货物有六类：第一类是出口的活牛（对港、澳地区）、活猪（对港、澳地区）、活鸡（对香港地区）；第二类是出口的小麦、玉米、大米、小麦粉、玉米粉、大米粉；第三类是出口的煤炭、原油、成品油（不含润滑油、润滑脂、润滑油基础油）；第四类是出口的药料用人工种植麻黄草；第五类是出口的锯材；第六类是出口的棉花。

2. 凭配额招标中标证明文件申领出口许可证

适用这种方式申领出口许可证的货物有两类：第一类是出口的甘草及甘草制品；第二类

是出口的蔺草及蔺草制品。

3. 按规定申领出口许可证

适用这种方式的货物有六类：第一类是出口的活牛（对港、澳地区以外市场）、活猪（对港、澳地区以外市场）、活鸡（对香港地区以外市场）、牛肉、猪肉、鸡肉；第二类是出口的天然砂（含标准砂）、矾土、磷矿石、镁砂、滑石块（粉）、萤石（氟石）、稀土、锡及锡制品、钨及钨制品、钼及钼制品、锑及锑制品；第三类是出口的焦炭、成品油（润滑油、润滑脂、润滑油基础油）；第四类是出口的摩托车（含全地形车）及其发动机和车架、汽车（包括成套散件）及其底盘；第五类是出口的白银、铂金（以加工贸易方式出口）、铟及铟制品、部分金属及制品；第六类是出口的石蜡、硫酸二钠、碳化硅、消耗臭氧层物质、柠檬酸。

（三）出口许可证申领程序

1. 提出申请

国内出口企业与国外进口企业就出口商品进行交易磋商，并达成一致意见。如果出口商品属于出口许可证管理的货物，出口企业应当向属地商务委员会主管发证机构申请出口许可证，提交出口贸易合同、中华人民共和国出口许可证申请表（以下简称"出口许可证申请表"，见表4-6）、配额证明、配额招标中标证明等指定材料。如果是首次向发证机关申领出口许可证的出口企业，还应提交法人营业执照。

表 4-6 中华人民共和国出口许可证申请表

1. 出口商：　　　　　　代码： 领证人姓名：　　　　　　电话：				3. 出口许可证号：		
2. 发货人：　　　　　　代码：				4. 出口许可证有效截止日期： 　　　　　　　　　年　月　日		
5. 贸易方式：				8. 进口国（地区）：		
6. 合同号：				9. 付款方式：		
7. 报关口岸：				10. 运输方式：		
11. 商品名称：				商品编码：		
12. 规格、等级	13. 单位	14. 数量	15. 单价（　　）	16. 总值（　　）		17. 总值折美元
18. 总　计						
19. 备注 联系人： 联系电话： 申领日期：			20. 发证机构审批（初审）： 　　　　　　　　　经办人： 终审：			

填表说明：1. 本表应用正楷逐项填写清楚，不得涂改、遗漏，否则无效。

　　　　　2. 本表内容需打印多份许可证的，请在备注栏内注明。

　　　　　3. 本表一式两份。

出口许可证申请表除了发证机构编制和填写的部分,出口企业应当如实填写各项内容。出口许可证申请表的内容及填写要求如下:

(1) 出口商及代码。此栏应当填写出口商名称,并注明其海关备案代码。

(2) 发货人及代码。此栏应当填写实际发货人全称,并注明其海关备案代码。

(3) 出口许可证号。此栏留空,由发证机构编制。

(4) 出口许可证有效截止日期。此栏应当由发证机关填写,"一批一证"制的有效期为3个月,其他情况下的有效期为6个月。

(5) 贸易方式。此栏应当填写出口货物贸易性质,如一般贸易、来料加工等。

(6) 合同号。此栏填写出口贸易合同编号,长度不超过20个字节。

(7) 报关口岸。此栏应当填写出口货物离境口岸全称。

(8) 进口国(地区)。此栏应当填写进口商国家或地区的全称。

(9) 付款方式。此栏应当填写出口贸易合同规定的支付方式,如 L/C、T/T 等。

(10) 运输方式。此栏应当填写出口贸易合同规定的运输方式,如海运、空运等。

(11) 商品名称及商品编码。此栏应当填写出口商品的全称,并注明当年度商务部、海关总署联合公布出口许可证管理货物目录中的 10 位数码的商品编码。

(12) 规格、等级。此栏应当填写同一个商品编码下不同的规格、等级,不同规格应分行填写。

(13) 单位。此栏应当填写出口商品第一法定计量单位。

(14) 数量。此栏应当填写出口商品的实际数量。

(15) 单价。此栏应当填写同一个出口商品编码下不同规格或等级商品的单价及货币名称。

(16) 总值。此栏应当填写同一个出口商品编码下的不同规格或等级商品的总值和货币名称。

(17) 总值折美元。此栏应当填写同一个出口商品编码下的不同规格或等级商品的美元总值。

(18) 总计。此栏应当填写出口商品的单位、数量、总值和总值折美元的总额。

(19) 备注。此栏应当填写联系人姓名、联系电话、申领日期,如有其他特别要求或说明,可在此栏注明。

(20) 发证机构审批。此栏留空,由发证机构填写初审意见,如果不能签发出口许可证的,须注明其原因。

2. 受理与签证

发证机构按照分工受理申请人的申请,对申请材料进行审核,在 3 个工作日内作出是否受理的决定。对申请材料齐全、内容正确且形式完备的申请,发证机构向申请人签发出口许可证,并向领证人收取签证费用。出口许可证一式四联;第一联是正本见表 4-7,出口商凭其向海关办理出口货物报关手续;第二、第三、第四联是副本,其中第二、第三联由出口商向银行办理结汇手续。

表 4-7　　　　　　　　　中华人民共和国出口许可证

EXPORT LICENSE THE PEOPLE'S REPUBLIC OF CHINA　　No.

1. 出口商： Exporter		3. 出口许可证编号： Export license No.
2. 发货人： Consignor		4. 出口许可证有效截止期： Export license expiry date
5. 贸易方式： Terms of trade		8. 进口国（地区）： Country /Region of purchase
6. 合同号： Contract No.		9. 付款方式： Payment
7. 报关口岸： Place of clearance		10. 运输方式： Mode of transport

11. 商品名称：Description of goods　　　商品编码：Code of goods

12. 规格、型号 Specification	13. 单位 Unit	14. 数量 Quantity	15. 单价（币别） Unit price	16. 总值（币别） Amount	17. 总值折美元 Amount in USD
18. 总计 Total					

19. 备注 Supplementary details	20. 发证机关盖章 Issuing authority's stamp & signature
	21. 发证日期 License date

第一联（正本）发货人办理海关手续

中华人民共和国商务部监制　　　　　　　　　　本证不得涂改，不得转让

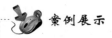 **案例展示**

出口危险化学品未提供出口许可证

2022年12月30日，上海A工程股份有限公司（以下简称"A公司"）出口一批六氟化硫，H.S.编码为2812901990，1个20尺集装箱货物，货值为16 010.84美元。A公司办理出口货物报关手续，提交出口货物报关单（编号223120210005294161）等材料。由于A公司报关员缺乏工作责任心，凭经验判断认为六氟化硫不属于法定检验的危险化学品，就直接办理报关。出境口岸洋山海关在查验中确认，该批货物属于《危险化学品目录》中列明的危险化学品，出口需申领出口许可证，并办理出口货物检验。A公司既没有提供出口许可证，又未进行检验，违反了《进出口商品检验法》第十五条和《进出口商品检验法实施条例》第二十四条的相关规定。洋山海关根据《进出口商品检验法实施条例》第四十四条的规定，对A公司进行了行政处罚，罚款人民币9 212.88元整。

（四）出口许可证的延期、更改、遗失管理

1. 出口许可证的延期管理

出口许可证应在有效期内使用，逾期自行失效，海关对失效出口许可证项下的出口货物不予放行。如果出口许可证在有效期内未被使用，出口企业应在其有效期内向原发证机构提出延期申请。发证机构应将原证收回，在进出口许可证计算机管理系统中注销原证后，重新签发出口许可证，并在备注栏中注明"延期使用"字样和原出口许可证的编号。

出口企业使用当年出口配额领取的出口许可证，应在有效期内向原发证机构提出延期申请，延期最长时间不得超过当年12月31日。未在出口许可证有效期内提出延期申请的，出口许可证逾期自行失效，发证机构不再办理延期手续，该出口许可证货物视为配额持有的出口企业自动放弃。

2. 出口许可证的更改管理

如果需要更改出口许可证的内容，出口企业应在出口许可证有效期内提出更改申请，经原发证机构核准后，收回原出口许可证，并换发新证。

3. 出口许可证的遗失管理

如果出口企业遗失持有的出口许可证，应当在全国性的综合或经济类报纸上登载作废声明，向原发证机构提供遗失报告、声明作废报样等材料，经核准后撤销原出口许可证，并核发新证。

第三节　进出口商品代理报关报检

一、进口商品代理报关报检

进口贸易合同生效后，国内进口企业按照该合同规定的支付条件履行其货款支付义务，收到国外出口企业寄送的国外发票、装箱单、产地证、品质证书和运输单据（如海运提单、航空运单、多式联运提单等）后，委托国际货运代理公司办理进口商品报关报检手续，提供报检报关委托书和指定材料。

（一）进口商品代理报关

1. 进口商品代理报关的委托

1）提交代理报关材料

委托方进口企业向被委托方国际货运代理公司提交进口贸易合同、国外发票、装箱清单、提（运）单、进口许可证、进口货物报关单、放行通知单和中国报关协会印制的代理报关委托书/委托报关协议（图 4-1）等报关材料。

代理报关委托书 编号：

_____：

　　我单位现_____（A、逐票　B、长期）委托贵公司代理_____等通关事宜。（A、填写申报　B、申请、联系和配合实施检验检疫　C、辅助税款　D、代缴税款　E、设立手册（账册）　F、申办减免税手续核销手册（账册）　G、领取相关单证　H、其他）详见《委托报关协议》。

　　我单位保证遵守海关法有关法律、法规、规章，保证所提供的情况真实、完整、单货相符。无侵犯他人知识产权的行为。否则，愿承担相关法律责任。

　　本委托书有效期自签字之日起至　　年　月　日止。

委托方（签章）：

法定代表或其授权签署《代理报关委托书》的人（签字）：

年　月　日

委托报关协议

为明确委托报关具体事项和各自责任,双方经平等协议商定协议如下:

委托方		被委托方		
主要货物名称		* 报关单编号	NO.	
H. S. 编码		收到单证日期	年　月　日	
进/出口日期	年　月　日	收到单证情况	合同 □	发票 □
提（运）单号			装箱清单 □	提（运）单 □
贸易方式			加工贸易手册 □	许可证件 □
数（重）量			其他	
包装情况				
原产地/货源地		报关收费	人民币：　　　元	
其他要求：		承诺说明：		
背面所列通用条款是本协议不可分割的一部分,对本协议的签署构成了对背面条款的同意。		背面所列通用条款是本协议不可分割的一部分,对本协议的签署构成了对背面条款的同意。		
委托方签章：		被委方签章：		
经办人签字：		报关人员签名：		
联系电话：　　　年　月　日		联系电话：　　　年　月　日		

中国报关协会监制

（续图）

委托报关协议背面：

委托报关协议通用条款

委托方责任

委托方应及时提供报关所须的全部单证，并对单证的真实性、准确性和完整性负责，并保证没有侵犯他人知识产权的行为。

委托方负责在报关企业办结海关手续后，及时、履约支付代理报关费用，支付垫支费用，以及因委托方责任产生的滞报金、滞纳金和海关等执法单位依法处以的各种罚款。

负责按照海关要求将货物运抵指定场所。

负责与被委托方报关员一同协助海关进行查验，回答海关的询问，配合相关调查，并承担产生的相关费用。

在被委托方无法做到报关前提取货样的情况下，承担单货相符的责任。

被委托方责任

负责解答委托方有关向海关申报的疑问。

负责对委托方提供的货物情况和单证的真实性、完整性进行"合理审查"。审查内容包括：（一）证明进出口货物实际情况的资料，包括进出口货物的品名、规格、数（重）量、包装情况、用途、产地、贸易方式等；（二）有关进出口货物的合同、发票、运输单据、装箱单等商业单据；（三）进出口所需的许可证件及随附单证；（四）海关要求的加工贸易（纸质或电子数据的）及其他进出口单证。

因确定货物的品名、归类等原因，经海关批准，可以看货或提取货样。

在接到委托方交付齐备的随附单证后，负责依据委托方提供的单证，按照《中华人民共和国海关进出口报关单填制规范》认真填制报关单，承担"单单相符"的责任，在海关规定和本委托报关协议中约定的时间内报关，办理海关手续。

负责及时通知委托方共同协助海关进行查验，并配合海关开展相关调查。

负责支付因报关企业的责任给委托方造成的直接经济损失，所产生的滞报金、滞纳金和海关等执法单位依法处以的各种罚款。

负责在本委托书约定的时间内将办结海关手续的有关委托内容的单证、文件交还委托方或其指定的人员（详见《委托报关协议》"其他要求"栏），并如实告知委托方有关货物的后续检验检疫及监管要求。

赔偿原则　被委托方不承担因不可抗力给委托方造成损失的责任。因其他过失造成的损失，由双方自行约定或按国家有关法律、法规、规章的规定办理。由此造成的风险，委托方可以投保方式自行规避。

不承担的责任　签约双方各自不承担因另外一方原因造成的直接经济损失，以及滞报金、滞纳金和相关罚款。

法律强制　本《委托报关协议》的任一条款与《海关法》及有关法律、法规不一致时，应以法律、法规、规章为准。但不影响《委托报关协议》其他条款的有效。

协商解决事项　变更、中止本协议或双方发生争议时，按照《中华人民共和国合同法》有关规定及程序处理。因签约双方以外的原因产生的问题或报关业务需要修改协议条款，应协商订立补充协议。双方可以在法律、法规、规章准许范围内另行签署补充条款，但补充条款不得与本协议的内容相抵触。

图 4-1　代理报关委托书/委托报关协议

根据《海关进出口货物申报管理规定》的要求，代理报关委托书/委托报关协议须由委托方填写，由委托方和被委托方签章。代理报关委托书/委托报关协议适用进出口货物代理报关业务，其内容及填写要求如下：

（1）编号。代理报关委托书编号事先已印制。

（2）委托对象。此栏应当填写被委托方进口企业或出口企业的名称。

（3）委托方式。此栏应当选择本票进口商品或出口商品代理报关委托方式（"逐票"或

"长期"),并填写其英语大写字母代码。

(4) 委托事宜。此栏应当选择本票进口商品或出口商品代理报关的具体事宜,并填写其英语大写字母代码。

(5) 委托书有效期。此栏应当填写本票进口商品或出口商品代理报关"逐票"委托或"长期"委托的期限。

(6) 委托方签章。此栏应当由委托方法定代表或其授权人签字盖章,并注明日期。

(7) 委托方。此栏应当填写进口企业或出口企业的全称。

(8) 主要货物名称。此栏应当填写本票进口商品或出口商品的全称,并与相关单证中的货名一致。

(9) H. S. 编码。此栏应当填写本票进口商品或出口商品 10 位数码的 H. S. 编码。

(10) 进/出口日期。此栏应当填写本票进口商品或出口商品的进口或出口日期。

(11) 提(运)单号。此栏应当填写本票进口商品或出口商品运输单据的编号,海运为提单号,空运和铁路等运输方式为运单号。

(12) 贸易方式。此栏应当填写本票进口商品或出口商品的贸易方式,如一般贸易、加工贸易等。

(13) 数(重)量。此栏应当填写本票进口商品或出口商品的包装数量或重量,并与其他单据同项内容一致。

(14) 包装情况。此栏应当填写本票进口商品或出口商品的包装方式。

(15) 原产地/货源地。此栏应当填写本票进口商品出口国或出口商品生产地的名称,如上海。

(16) 其他要求。委托人在报关中有其他要求,可在此栏说明。

(17) 被委托方。此栏应当填写受理代理报关业务单位的全称。

(18) 报关单编码。此栏留空不填。

(19) 收到单证日期。此栏应当填写收到本票进口报关单证或出口报关单证的具体时间。

(20) 收到单证情况。此栏应当根据收到单证情况,在对应的"□"内打"√",如果没有对应的单证名称,可在其他一栏补充。

(21) 报关收费。此栏应当填写约定的报关费用。

(22) 承诺说明。此栏应当由被委托方在此栏注明保证文句。

(23) 委托方签章。此栏应当由委托方经办人签名,加盖业务专用章,并注明联系电话与日期。

(24) 被委托方签章。此栏应当由被委托方报关员签名,加盖业务专用章,并注明联系电话与日期。

2) 签订代理报关委托书/委托报关协议

受托方国际货运代理公司对委托方进口企业提供的材料进行审核,确认相关信息无误后,接受进口商品代理报关业务,由委托方和被委托方在代理报关委托书/委托报关协议上分别签章。

2. 进口商品代理报关的申报

代理报关委托书/委托报关协议订立后,国际货运代理公司报关员应当在入境货物运抵目的地口岸之日起 14 日内办理报关手续。报关员登入中国国际贸易"单一窗口"网站,选择"货物申报"系统(以下简称"系统"),再选择"预约通关"服务功能模块,并根据报关材料的相关信息在屏幕显示的电子数据进口货物报关单中录入相关信息。完成预录入后,系统将自动审核。在海关审结进口货物电子数据报关单后,报关员将收到海关"现场交单"通知,自收到通知之日起 10 日内报关员持纸质进口货物报关单和随附单证向海关查验部门递交,办理进口货物相关手续。未在规定期限内递交纸质报关单的,海关将删除电子数据报关单,要求重新申报。

中国国际贸易"单一窗口"货物申报系统电子数据报关单由表头、表体、表头折叠、表体折叠、集装箱、随附单证六个项目组成。进口货物电子数据报关单的界面见图 4-2,其栏目填报要求如下。

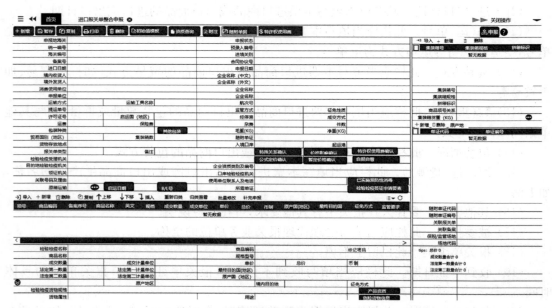

图 4-2 进口货物电子数据报关单界面

1) 表头栏目的录入方法与要求

(1) 申报地海关。此栏为必填栏目。报关员在系统下拉菜单中选择商品入境地海关,系统会显示海关名称及代码,如"3311 新桥机场海关"。海关代码有 4 位数码,前 2 位数码是直属海关代码,后 2 位数码是隶属海关或海关监管场所的代码。

(2) 申报状态。此栏无需录入。系统会显示进口货物报关单的保存、结关、已申报、海关入库成功、退单、审结和放行的申报状态。

(3) 统一编号。此栏无需录入。系统在单据暂存后将自动产生流水号,便于查询使用。

(4) 预录入编号。此栏无需录入。系统自动产生 18 位数码的预录入编号,第 1 位至第 4 位数码是接受申报海关代码;第 5 位至第 8 位数码是年份;第 9 位数码是进出口标志,其中"1"为进口;最后 9 位数码是顺序编号,由系统自动生成。

(5) 海关编号。此栏无需录入。海关接受申报时,系统自动产生报关单编号,一份报关单对应一个海关编号。海关编号为 18 位数码,第 1 位至第 4 位数码为接受申报海关编号,第5位至第8位数码为年份,第9位数码"1"为进口标志,最后9位数码为顺序编号,由系统将自动生成。

（6）进境关别。此栏为必填栏目。此栏填报货物进境的口岸海关名称及相应代码。例如,进口转关运输货物填报货物进境口岸海关名称及其代码,按转关运输方式监管的跨关区深加工结转货物填报转入地海关名称及其代码;无实际进口货物填报接受申报的海关名称及其代码。

（7）备案号。此栏为选填栏目。一般贸易方式下进口货物不填报,加工贸易方式下的进口货物按照相关规定填报。

（8）合同协议号。此栏为选填栏目。此栏填报进口货物合同或协议编号,未发生商业性交易的免予填报。

（9）进口日期。此栏为必填栏目。此栏填报运载进口货物运输工具申报进境的日期（格式为 YYYY-MM-DD）,若为无实际进境的货物,则填报海关接受申报的日期（格式为 YYYY-MM-DD）。

（10）申报日期。此栏为系统反填栏目。以电子数据报关单方式申报的货物,申报日期为海关计算机系统接受申报数据时记录的日期。以人工录入申报的,货物入库后系统将自动返填。

（11）境内收货人。此栏为系统反填栏目。此栏填报进口贸易合同中境内法人、其他组织名称及编码。法人和其他组织编码为18位数码的统一社会信用代码,没有统一社会信用代码的法人和其他组织,填报其海关备案代码或检验检疫编码。以人工录入的企业代码或编码的,进口货物入库后系统将自动返填。如果进口货物合同的签订者和执行者非同一企业,此栏填报执行合同企业的编码;外商投资企业委托进口企业进口投资设备、物品,此栏填报外商投资企业的代码或编码,并在备注栏注明委托进口企业的名称及其统一社会信用代码;报关企业代理其他进口企业办理进口报关手续,此栏填报委托方进口企业的代码或编码。若申报人为海关特殊监管区域收货人,此栏填报该货物的实际经营单位或海关特殊监管区域内经营企业的代码或编码。

（12）境外发货人。此栏为必填栏目。此栏填报进口贸易合同中的卖方名称及其在《国别地区代码表》中对应的编码。如果无境外收货人的,名称及编码填报"NO"。如果是 AEO 互认国家（地区）的企业,则填报 AEO 编码。

（13）消费使用单位。此栏为必填栏目。此栏填报进口货物在境内的最终消费使用单位的名称及其编码,包括自行进口货物单位、委托进出口企业进口货物单位。编码可选择18位数码的法人代码或统一社会信用代码、10位数码的海关代码。如果无法人代码或统一社会信用代码的,填报"NO"。若货物属于保税监管场所与境外之间的进出境货物,消费使用单位填报保税监管场所的名称,保税物流中心（B型）填报中心内的企业名称及其代码。如果是海关特殊监管区域的消费使用单位,填报区域内的经营企业加工单位或仓库及其代码。

（14）申报单位。此栏为系统返填栏目。此栏填报自理报关进出口企业或其代理人报关企业的名称及其编码。

（15）运输方式。此栏为必填栏目。此栏填报进口货物运输方式及其在《运输方式代码表》的对应代码。进口转关运输货物填报载运货物抵达进境地的运输工具。境内非保税区运入保税区的货物和退出保税区的货物,填报"非保税区"及代码"0"。

(16)运输工具名称。此栏为必填栏目。此栏填报载运货物进境的运输工具名称或编号。水路运输填报船舶编号或船舶英文名称;公路运输填报该跨境运输车辆的国内行驶车牌号;铁路运输填报车厢编号或交接单号;航空运输填报航班号。转关运输货物进口填报方法:水路运输方式下的直转、提前报关填报"@"+16位转关申报单预录入号或13位载货清单号,中转填报进境英文船名;铁路运输方式下的直转、提前报关填报"@"+16位转关申报单预录入号,中转填报车厢编号;航空运输方式下的直转、提前报关填报"@"+16位转关申报单预录入号或13位载货清单号,中转填报"@";公路及其他运输方式下的,填报"@"+16位转关申报单预录入号或13位载货清单号。如为集中货物,填报"集中申报"。属于无实际进出境货物的,免予填报。

(17)航次号。此栏为必填栏目。此栏填报载运货物进境的运输工具航次号。属于无实际进境货物的,免予填报。具体的填报方法如下:水路运输填报船舶的航次号;公路运输填报运输车辆的进境日期(格式为YYYY-MM-DD);铁路运输填报列车的进境日期(格式为YYYY-MM-DD);航空运输免予填报;其他运输方式免予填报。转关运输货物进口的填报方法如下:水路运输方式下中转填报"@"+进境干线船舶航次,直转、提前报关免予填报;公路运输方式下免予填报;铁路运输方式下填报"@"+8位进境日期;航空运输方式下免予填报;其他运输方式下免予填报。

(18)提运单号。此栏为必填栏目。此栏填报进口货物提单或运单的编号,无实际进境货物免予填报。一份报关单只允许填报一个提单号或运单号,一票货物对应多个提单或运单时,应分单填报。不同运输方式下的填报方法如下:水路运输填报提单号,分提单填写提单号+"﹡"+分提单号;公路运输在启用公路舱单前免予填报,启用后填报总运单号;铁路运输填报运单号;航空运输填报总运单号,分运单填报总运单号+"_"+分运单号,无分运单的填报总运单号。转关运输货物进口的填报方法如下:水路运输方式下直转、中转填报提单号,提前报关免予填报;铁路运输方式下直转、中转填报铁路运单号,提前报关免予填报;航空运输方式下直转、中转货物填报总运单号+"_"+分运单号,提前报关免予填报;其他运输方式下免予填报。如果采用集中申报,此栏填报集中申报清单的进口日期。

(19)监管方式。此栏为必填栏目。此栏填报进口货物监管方式的简称和其在《监管方式代码表》中对应的代码。监管方式代码由4位数码构成,前2位数码是根据海关监管要求和计算机管理需要的分类代码,后2位数码是参照国际标准编制的贸易方式代码。一份报关单只允许填报一种监管方式。

(20)征免性质。此栏为选填栏目。此栏填报进口货物征免性质的简称和其在《征免性质代码表》中对应的代码。持有海关核发《征免税证明》的,可通过系统下拉菜单选择批注的征免性质。一份报关单只允许填报一种征免性质。

(21)许可证号。此栏为选填栏目。此栏填报进口许可证、两用物项和技术进口许可证的编号。一份报关单只允许填报一个许可证号。

(22)启运国(地区)。此栏为必填栏目。此栏填报进口货物装运地的国家(地区)的名称及其在《国别(地区)代码表》中对应的代码,报关员可在系统下拉菜单中选择。属于无实际进境货物的,此栏填报"中国"及代码"CHN"。如在中转地发生商业性交易的,填报中转地国家(地区)的名称及其代码。

(23)经停港。此栏为必填栏目。此栏填报进口货物运抵中国关境前最后一个境外装运港的名称及其在《港口代码表》中对应的代码。如果该港口在《港口代码表》中没有相关信息，则填报该港口的国家名称或代码。无经停港口的，可选择填报相应的国家名称或代码。

（24）成交方式。此栏为必填栏目。此栏填报进口货物实际成交方式在《成交方式代码表》中对应的代码。例如，属于无实际进境的货物，成交方式填报 CIF，报关员可在下拉菜单选择"1-CIF"，或录入"1"，栏目自动生成"CIF"。

（25）运费。此栏为系统选填栏目。此栏填报进口货物的运费和《货币代码表》中对应的币种代码。报关员可选择运费单价、总价或运费率中的一种方式填报，并注明运费标记（"1"表示运费率，"2"表示每吨货物的运费单价，"3"表示运费总价）。

（26）保险费。此栏为选填栏目。此栏填报进口货物运抵中国境内输入地点起卸前的保险费用和币种代码，报关员可选择保险费总价或保险费率，并注明保险费标记（"1"表示保险费率，"3"表示保险费总价）。

（27）杂费。此栏为选填栏目。此栏填报进口货物成交价格以外的、按照《中华人民共和国进出口关税条例》（以下简称《进出口关税条例》）相关规定应计入完税价格的费用和币种代码。报关人员可选择杂费总价或杂费率，并注明杂费标记（"1"表示杂费率，"3"表示杂费总价）。

（28）件数。此栏为必填栏目。此栏填报进口货物运输包装的件数，即提单（运单）所列货物件数单位。属于裸装货物的，填报"1"。

（29）包装种类（其他包装）。此栏为必填栏目。此栏填报进口货物的运输包装与其他包装名称及其在《包装种类代码表》中的对应代码。其他包装可选勾《包装种类代码表》中的对应的包装材料。

（30）毛重。此栏为必填栏目。此栏填报进口货物加上其包装材料的重量和计量单位千克。如果货物重量不足 1 千克，填报"1"。

（31）净重。此栏为必填栏目。此栏填报进口货物毛重减去外包装材料后的重量和计量单位千克。如果货物重量不足 1 千克，填报"1"。

（32）贸易国别（地区）。此栏为必填栏目。此栏填报进口贸易国家（地区）名称和其在《国别（地区）代码表》中对应的代码。

（33）集装箱数。此栏为系统返填栏目。报关员在填报进口货物集装箱相关信息后，系统将自动返填。

（34）随附单证。此栏为系统返填栏目。报关员在填报进口报关随附单证相关信息后，系统将自动返填。

（35）货物存放地点。此栏为必填栏目。此栏填报进口货物入境后存放的场所或地点，包括海关监管作业场所、分拨仓库、定点加工厂、隔离检疫场、企业自有仓库等。

（36）入境口岸。此栏为必填栏目。此栏填报进口货物从运输工具卸离的第一个境内口岸地名称和其在《国内口岸编码表》中的对应代码。口岸包括港口、码头、机场、机场货运通道、边境口岸、火车站、车辆装卸点、车检场、陆路港、坐落在口岸的海关特殊监管区域等。根据进口货物不同的入境情形有四种填报方法：多式联运运输方式入境的，此栏填报多式联运货物最终卸离的境内口岸名称及其代码；过境货物的，此栏填报货物进入境内的第一个口岸名称及其代码；海关特殊监管区域或保税监管场所进境货物的，此栏填报海关特殊监管区域或保税监管场所的名称及其代码；无实际进境货物的，此栏填报货物所在地的城市名称及其代码。

（37）启运港。此栏为必填栏目。此栏填报进口货物运抵中国关境前第一个境外装运港的名称和其在《港口代码表》中对应代码，如果该港口在《港口代码表》中未列明，此栏填报对应的国家名称和代码。属于从海关特殊监管区域或保税监管场所运至境内区外的货物，此栏填报海关特殊监管区域或保税监管场所的名称及其代码，如果其在《港口代码表》中未列明，此栏填报"未列出的特殊监管区"和代码。

（38）报关单类型。此栏为必填栏目。此栏填报方式有四种：一是有纸报关，用于没有与海关签订"通关无纸化"企业报关填报，报关单不传输随附单据，报关员通过系统下拉菜单选择"0—有纸报关"；二是有纸带清单报关，用于没有与海关签订"通关无纸化"企业报关带有清单的集中申报报关单填报，报关单不传输随附单据，报关员通过系统下拉菜单选择"L—有纸带清单报关"；三是无纸带清单报关，用于没有与海关签订"通关无纸化"企业报关带有清单的集中申报报关单填报，报关单上传输随附单据，报关员通过系统下拉菜单选择"D—无纸带清单报"；四是通关无纸化，用于与海关签订通关无纸化企业报关填报，报关单上传输随附单据，报关员通过系统下拉菜单选择"M—通关无纸化"。

（39）备注。此栏为选填栏目。此栏填报方法主要有八种：一是受外商投资企业委托代理进口投资设备、物品，此栏填报受托方进出口企业名称；二是进口直接退运货物，此栏填报"直接退运"字样；三是收货人或其代理人申报货物复运进境货物，此栏填报《货物暂时进/出境延期办理单》的海关回执编号；四是跨境电子商务进口货物，此栏填报"跨境电子商务"；五是服务外包进口货物，此栏填报"国际服务外包进口货物"；六是已进入特殊监管区完成检验的货物，报关员在出区入境申报时填报"预检验"字样，并在"关联报检单"栏填报实施预检验的报关单号；七是进口企业提供 ATA 单证册的货物，此栏填报"ATA 单证册"字样；八是自境外进入境内特殊监管区或保税仓库的货物，此栏填报"保税入库"或"境外入区"字样。

（40）特殊关系确认。此栏为选填栏目。进口货物行为中买卖双方是否存在特殊关系有八种情形：一是买卖双方为同一家族成员的；二是买卖双方互为商业上的高级职员或者董事的；三是一方直接或者间接地受另一方控制的；四是买卖双方都直接或者间接地受第三方控制的；五是买卖双方共同直接或间接地控制第三方的；六是一方直接或间接地拥有、控制或持有对方 5％以上（含 5％）公开发行的有表决权的股票或股份的；七是一方是另一方的雇员、高级职员或董事的；八是买卖双方是同一合伙的成员的。有上述情形之一的，报关员在系统下拉菜单中选择"1—是"；反之，则选择"0—否"。

（41）价格影响确认。此栏为选填栏目。进口货物行为中买卖双方是否存在价格影响有两种情形：一是向境内无特殊关系的买方出售的相同或类似进口货物的成交价格；二是按照《中华人民共和国海关审定进出口货物完税价格办法》（以下简称《审价办法》）规定所确定的相同或类似进口货物的完税价格。纳税义务人能证明其成交价格与同时或大约同时发生上述任何一款价格相近的，应视为特殊关系未对成交价格产生影响，报关员则在系统下拉菜单中选择"0—否"；反之，则选择"1—是"。

（42）与货物有关的特许权使用费支付确认。此栏为字符型的选填栏目。与货物有关的特许权使用费支付有四种情形确认：一是进口企业存在需向出口企业或有关方直接或间接支付特许权使用费，且未包含在进口货物实付、应付价格中，并符合《审价办法》第十三条的，报关员在系统下拉菜单中选择"1—是"；二是进口企业存在需向出口企业或有关方直接或间接支付特许权使用费，且未包含在进口货物实付、应付价格中，但纳税义务人无法确认是否符合《审价办法》第十三条的,报关员在系统下拉菜单中选择"1—是";三是进口企业存在需向出口企业或有关方直接或间接支付特许权使用费且未包含在实付、应付价格中,纳税义务人根据《审价办法》第十三条可确认需支付的特许权使用费与进口货物无关的,报关员在系统下拉菜单中选择"0—否";四是进口商不存在向出口企业或有关方直接或间接支付特许权使用费的,或特许权使用费已经包含在进口货物实付、应付价格中的,报关员在系统下拉菜单中选择"0—否"。

(43)公式定价确认。此栏为选填栏目。公式定价是指在中国境内销售货物所签订的进口贸易合同中,买卖双方未以具体明确的数值约定货物价格,而是以约定的定价公式确定货物的结算价格的定价方式,若是,报关员在系统下拉菜单中选择"1—是"。

(44)暂定价格确认。此栏为选填栏目。公式定价货物进口时结算价格未确定的,报关员在系统下拉菜单中选择"1—是";公式定价货物进口时结算价格已确定的,报关员则在系统下拉菜单中选择"0—否"。

(45)自报自缴。此栏为选填栏目。进口企业采用"自主申报、自行缴税"模式向海关申报时,报关员可在系统下拉菜单中选择"1—是",反之,在系统下拉菜单中选择"0—否"。

(46)已实施预防性消毒。此栏为选填栏目。进口货物境内收货人或其代理人已实施"预防性消毒"的,报关员在系统下拉菜单中选择"1—是"。反之,在下拉菜单中选择"0—否"。

(47)标记唛码。此栏为必填栏目。报关员填报进口货物包装上标记唛码中除图形以外的文字和数字,无标记唛码的填报"N/M"。

2)表体栏目的录入方法与要求

(1)商品编码。此栏为必填栏目。报关员填报进口货物10位数码的商品编号。前8位数码为《进出口税则》《中华人民共和国海关统计商品目录》(以下简称《海关统计商品目录》)确定的编码,第9位、第10位数码是监管附加编号。

(2)检验检疫名称。此栏为必填栏目。填报范围属于《目录》内以及其他法律法规须实施检验检疫的进口货物,报关员应在"检验检疫编码列表"中选择对应的检验检疫名称。其他情形的,免予填报。

(3)商品名称。此栏为必填栏目。填报进口商品的名称应当规范,并能满足海关归类、审价及许可证件管理要求。

(4)规格型号。此栏为必填栏目。规格型号应据实填报,与进口货物收货人或其代理人所提交的进口贸易合同、国外发票等单证相符。品牌类型可在系统下拉菜单在选择"品牌"—"境外品牌(贴牌生产)"或"境外品牌(其他)"。境外品牌(贴牌生产)是指境内企业代工贴牌生产中使用的境外品牌;境外品牌(其他)是指除了代工贴牌生产使用的境外品牌。

(5)成交数量。此栏为必填栏目。此栏填报进口货物实际成交的数量。

(6)成交计量单位。此栏为必填栏目。此栏填报进口货物成交计量单位和其在《计量单位代码表》中对应的代码,并与相关单证同项内容一致。此栏成交单位为"台",报关员可在系统下拉菜单中选择"001台"。

(7)单价。此栏为必填栏目。此栏填报同一项号下进口货物实际成交的商品单位价格,报关员录入成交数量、成交单位、总价后系统自动生成。属于无实际成交价格的,报关员填写单位货值金额。

（8）总价。此栏为必填栏目。此栏填报同一项号下进口货物实际成交的商品总价格，报关员录入成交数量、成交单位和单价后系统自动生成。属于无实际成交价格的，填写货值金额。

（9）币制。此栏为必填栏目。此栏填报进口贸易合同和国外发票中的币种和其在《货币代码表》中对应的代码。如《货币代码表》中没有实际成交的币种，需将实际成交货币按申报日外汇折算率折算成《货币代码表》中列明的币种。

（10）法定第一数量。此栏为必填栏目。此栏填报《海关统计商品目录》中的法定第一计量单位。此栏有六种填报方法：货物法定计量单位为"千克"的，按数量填报；货物装入可重复使用的包装容器的，按货物扣除包装容器后的重量填报；货物使用不可分割包装材料和包装容器的，填报净重；货物以公量重计价的，填报公量重；货物以毛重作为净重计价的，填报毛重；成套设备、减免税货物如需分批进口的，填报实际进口数量。

（11）法定第一计量单位。此栏为系统返填栏目。进口货物按海关通关系统《商品综合分类表》中确定的法定第一计量单位填报，系统将自动返填。

（12）最终目的国（地区）。此栏为必填栏目。此栏填报进口货物最终实际消费、使用或进一步加工制造国家或地区的名称和代码。不经过第三国或地区转运的直接运输货物，填报运抵国或地区最终目的国家或地区的名称和代码；经过第三国或地区转运的货物，填报最后运往最终目的国家或地区的名称和代码；同一批进口货物最终目的国家或地区不同的，则分别填报国家或地区的名称和代码；进口货物不能确定最终目的国家或地区的，填报尽可能预知国家或地区的名称及代码。

（13）法定第二数量。此栏为必填栏目。此栏填报进口货物有法定的第二计量单位的对应数量。

（14）法定第二计量单位。此栏为系统返填栏目。此栏按《商品综合分类表》中确定的法定第二计量单位填报，系统将自动返填计量单位。

（15）原产国（地区）。此栏为必填栏目。此栏根据《中华人民共和国进出口货物原产地条例》（以下简称《进出口货物原产地条例》）、《中华人民共和国海关关于执行〈非优惠原产地规则中实质性改变标准〉的规定》（以下简称《关于执行〈非优惠原产地规则中实质性改变标准〉的规定》）以及海关总署关于各项优惠贸易协定原产地管理规章规定的原产地确定标准填报进口货物原产国或地区的名称和代码。同一批进口货物的原产地不同的，分别填报原产国（地区）的名称及《国别（地区）代码表》中对应的代码。进口货物原产国（地区）无法确定的，填报"ZZZ 国（地）别不详"。

（16）原产地区。此栏为选填栏目。此栏填报在原产国（地区）内的生产区域，如州、省等名称和其在《原产地区代码表》中对应的代码。

（17）境内目的地。此栏为必填栏目。此栏填报已知的进口货物在国内消费、使用地或最终使用单位所在地区的名称和其在《行政区划代码表》中对应的代码。无下属区县级行政区的，则填报市级行政区。如果最终使用单位难以确定的，则填报货物进口时预知的最终收货单位所在地的名称和代码。

（18）征免方式。此栏为必填栏目。此栏填报进口货物的征减免税方式和其在《征减免税方式代码表》中相应的代码。

3）表头折叠栏目的录入方法与要求

（1）检验检疫受理机关。此栏为必填栏目。此栏填报提交报关单和随附单据的检验检疫机关的名称和其在《检验检疫机关代码表》中对应的代码,报关员可在系统下拉菜单选择。

（2）企业资质类别。此栏为必填栏目。企业资质类别填报方法有九种情形:一是《目录》内进口货物填报进出口商及代理商必须取得的资质类别和其在《企业资质类别代码》中对应的代码;二是进口食品和食品原料类填报进口食品境外出口商代理商备案号、进口食品进口商备案号;三是进口水产品填报进口食品境外出口商代理商备案号、进口食品进口商备案号、进口水产品储存冷库备案号;四是进口肉类填报进口肉类储存冷库备案号、进口食品境外出口商代理商备案号、进口食品进口商备案号、进口肉类收货人备案号;五是进口化妆品填报进口化妆品收货人备案号;六是进口水果填报进境水果境外果园/包装厂注册登记号;七是进口非食用动物产品填报进境非食用动物产品生产、加工、存放企业注册登记号;八是进口饲料及饲料添加剂填报进口饲料企业备案号、进口饲料和饲料添加剂生产企业注册登记号;九是进口可用作废料的固体废物填报进口可用做原料的固体废物国内收货人注册登记号、国外供货商注册登记号及名称。

（3）企业资质编号。此栏为必填栏目。《目录》内进口货物填报进口商及其代理商必须取得相关法律法规规定要求的资质注册和备案的编号。

（4）领证机关。此栏为必填栏目。此栏填报领取证单检验检疫机关名称和《检验检疫机关代码表》中对应的代码。

（5）口岸检验检疫机关。此栏为必填栏目。《目录》内和其他法律法规规定须实施检验检疫的进口货物,填报入境第一口岸所在地检验检疫机关的名称和其在《检验检疫机关代码表》中对应的代码。

（6）启运日期。此栏为必填栏目。《目录》内和其他法律法规规定须实施检验检疫的进口货物,填报其运输工具离开的启运口岸日期。

（7）B/L号。此栏为必填栏目。此栏填报提单或运单号的总单号或分单号。

（8）目的地检验检疫机关。此栏为必填栏目。此栏填报目的地检验检疫机关的名称和其在《检验检疫机关代码表》中对应的代码,报关员可在系统下拉菜单中选择。

（9）关联号码及理由。此栏为选填栏目。不涉及检验检疫的货物,免予填报。

（10）使用单位联系人。此栏为选填栏目。此栏填报销售或使用单位的联系人名字。

（11）使用单位联系电话。此栏为选填栏目。此栏填报销售或使用单位的联系人电话。

（12）原箱运输。此栏为选填栏目。根据是否原集装箱原箱运输,报关员勾选"是"或"否"。

（13）所需单证。此栏为选填栏目。根据申请出具检验检疫证单要求,报关员在"所需单证"项下的"检验检疫签证申报要素"中勾选对应的检验检疫证单。

（14）检验检疫签证申请要素。此栏为选填栏目。根据申请出具检验检疫证单要求,报关员在"所需单证"项下的"检验检疫签证申报要素"中填报境外收发货人名称（中文）、境外收发货人地址、卸毕日期和商品英文名称等信息。

4）表体折叠栏目的录入方法与要求

（1）检验检疫货物规格。此栏为必填栏目。具体填报要求如下:"成分/原料/组分"栏,填报货物含有的成分、货物原料或化学品组份;"产品有效期"栏,有质量保证期的货物填报质量保证的截止日期;"产品保质期"栏,有质量保证期的货物填报质量保证的天数;"境外生产企业"栏,填报国外生产厂商名称;"货物规格"栏,填报货物的规格;"货物型号"栏,填报货物的所有型号,多个型号用";"进行分隔;"货物品牌"栏,填报货物的品牌名称;"生产日期"栏,填报货物生产加工的日期;"生产批次"栏,填报货物的生产批号,多个生产批号用";"进行分隔;"生产单位代码"栏,填报货物生产单位在海关的备案登记编号。

(2)产品资质(产品许可/审批/备案)。此栏为必填栏目。属于国家实施许可/审批/备案等管理货物的填报要求如下:在"产品资质"项下的"许可证类别"中填报对应的许可、审批或备案证件类别和名称,并在"许可证编号"栏中填报对应的许可、审批或备案证件编号;在"产品资质"项下的"核销货物序号"栏中填报被核销文件中对应货物的序号,并在"产品许可/审批/备案核销数量"栏中填报被核销文件中对应货物的本次实际进口数(重)量。

(3)货物属性。此栏为必填栏目。入境强制性产品认证产品,在入境民用商品认证中勾选对应项;进口食品、化妆品,在食品及化妆品(预包装、非预包装、首次进口)中勾选对应项;含转基因成分的进口商品,在转基因(转基因产品、非转基因产品)中勾选对应项;进口木材(含原木)板材,在是否带皮木材(带皮木材/板材、不带皮木材/板材)中勾选对应项。

(4)用途。此栏为必填栏目。属于法定检验检疫货物在用途栏下拉菜单中填报《货物用途代码表》中用途和代码。

(5)危险货物信息。此栏为必填栏目。不是《危险化学品目录》内的商品,也不属于危险货物的,在"非危险化学品"栏中选择"是"。货物属于危险货物,在"UN编码"栏中填报对应的UN编码,在"危险货物名称"栏中填报危险货物名称,在"危包类别"中勾选危险货物的包装类别,还要在"危包规格"栏中填报危险货物的包装规格。

5)集装箱栏目的录入方法与要求

(1)集装箱号。此栏为必填栏目。使用集装箱装载货物时,根据集装箱体上标示的全球唯一编号进行填报,一份报关单有多个集装箱的,则在本栏分别录入集装箱号。

(2)集装箱规格。此栏为必填栏目。使用集装箱装载货物时,按照《集装箱规格代码表》的内容在系统下拉菜单中进行选择。如装载商品的集装箱规格为"普通2*标准箱(L)"选择"11普通2*标准箱(L)"。

(3)集装箱货重(KG)。此栏为选填栏目。此栏填写承载货物集装箱箱体自重的重量(千克)。

(4)拼箱标识。此栏为必填栏目。使用集装箱装载货物拼箱时,报关员在系统下拉菜单中选择"是"。

(5)集装箱商品项号关系。此栏为必填栏目。使用集装箱装载货物时,在完成货物表体部分填报后,从集装箱信息商品项号关系栏下拉菜单中选择单个集装箱对应的商品项号,同一个集装箱对应多个商品项号的,应根据实际情况进行多选,并用逗号分隔。

6)随附单证栏目的录入方法与要求

(1)随附单证代码。此栏为必填栏目。报关员填报进口许可证、两用物项和技术进口许可证以外的其他进口许可证件或监管证件,选择《监管证件代码表》中对应的证件代码。

(2)随附单证编号。此栏为必填栏目。报关员填报进口许可证、两用物项和技术进口许可证以外的其他进口许可证件或监管证件,选择《监管证件代码表》中对应的证件编号。

(3)关联报关单。此栏为选填栏目。与本报关单有关联关系的,又在业务管理规范方面要求填报的报关单号,在电子数据报关单中"关联报关单"栏中填报。例如,办理进口货物直接退运手续时,报关员应先填报出口报关单,再填报进口报关单,并将出口报关单号填报在进口报关单"关联报关单"栏中。

（4）关联备案。此栏为选填栏目。与本报关单有关联关系的，又在业务管理规范方面要求填报的备案号，在电子数据报关单中"关联备案"栏中填报。例如，减免税货物结转进口（转入）时，"关联备案"栏填报本次减免税货物结转所申请的《中华人民共和国海关进口减免税货物结转联系函》的编号。

（5）保税/监管场地。此栏为选填栏目。保税监管场所进出货物，在"保税/监管场地"栏目填报本保税监管场所编码，其中涉及货物在保税监管场所间流转的，填报对方保税监管场所代码。

（6）场地代码。此栏为选填栏目。此栏按照进口货物海关实际监管点，填报其在《海关货场代码表》中对应的代码。

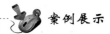 **案例展示**

第二法定数量填报违规

2022年6月27日，苏州A化工进出口公司从俄罗斯进口一批成品油，委托苏州B报关公司办理进口成品油报关手续。由于B报关公司报关员缺乏工作责任心，在填报成品油的商品第二法定数量时未能按照海关总署《关于明确成品油法定数量申报要求》的办法，将第一法定数量（计量单位：千克）换成第二法定数量（计量单位：升）。苏州海关在审核该票进口货物报关材料时发现这个不合规的现象，并依据《海关行政处罚实施条例》的相关规定，对B报关公司进行了行政处罚。

（二）进口商品代理报检

1. 进口商品代理报检的委托

1）提交进口代理报检材料

委托人进口企业向受托人国际货运代理公司提供进口贸易合同、国外发票、运输单据和代理报检委托书（图4-3）等指定报检材料。如果属于国家实施许可制度管理的进口商品应提供进口许可证，属于实施品质检验的进口商品，还应提供国外品质证书或质量保证书、产品使用说明书及有关标准和技术资料。

根据《出入境检验检疫报检规定》的要求，代理报检委托书应由委托人填写，由委托人和受托人签章。代理报检委托书适用进出口商品代理报检业务，其内容及填写要求如下。

（1）海关机构名称。此栏应当填写进口或出口商品的入境或出境口岸的海关名称。

（2）委托人备案号/组织机构代码。此栏应当填写委托人进口企业或出口企业的备案号或组织机构代码。

（3）货物进出口期限。此栏应当填写本票货物进口或出口的期限，示意该期间进行货物装运。

（4）品名。此栏应当填写本票进口或出口货物的全称，并与其他单证货名一致。

（5）H.S.编码。此栏应当填写本票进口或出口货物的商品编码。

（6）数（重）量。此栏应当填写本票进口或出口货物的包装数量或重量，并与其他单证同项内容一致。

（7）包装情况。此栏应当填写本票进口或出口货物的包装方式。

（8）信用证/合同号。此栏应当填写本票出口货物信用证号码和进口贸易合同或出口贸易合同的编号。

（9）许可文件号。此栏应当填写本票进口或出口货物的许可证编号。不属于限制进出口货物,此栏不填。

（10）进口货物收货单位及地址。此栏应当填写本票进口货物收货单位的全称和地址。

（11）进口货物提/运单号。此栏应当填写本票进口商品运输单据的编号,海运为提单号,空运和铁路等运输方式为运单号。

（12）其他特殊要求。此栏应当注明委托人在报检中必须达到的要求。如无特殊要求的,此栏不填。

（13）受托单位。此栏应当填写代理报检业务单位的全称。

（14）代理事宜。此栏应当明确代理报检业务事宜,在相关事宜前"□"内打"√"。

（15）委托单位联系人及电话。此栏应当填写委托单位联系人的姓名及电话号码。

（16）委托人签章。此栏应当由委托单位签名盖章,并注明日期。

（17）受托单位联系人及电话。此栏应当填写受托单位联系人的姓名及电话号码。

（18）受托人签章。此栏应当由受托单位签名盖章,并注明日期。

代理报检委托书

编号:_____

_____海关:

本委托人(备案号/组织机构代码_____)保证遵守国家有关检验检疫法律、法规的规定,保证所提供的委托报检事项真实、单货相符。否则,愿承担相关法律责任。具体委托情况如下:

本委托人将于_____年_____月间进口/出口如下货物:

品名		H. S. 编码	
数(重)量		包装情况	
信用证/合同号		许可文件号	
进口货物收货单位及地址		进口货物提/运单号	
其他特殊要求			

特委托_____代表本委托人办理上述货物的下列出入境检验检疫事宜:

□1. 办理报检手续;

□2. 代缴纳检验检疫费;

□3. 联系和配合查验部门实施检验检疫;

□4. 领取检验检疫证单;

□5. 其他与报检有关的相关事宜_____

联 系 人:_____

联系电话:_____

本委托书有效期至_____年___月___日　　委托人(加盖公章)

年　　月　　日

（续图）

受托人确认声明
本企业完全接受本委托书。保证履行以下职责： 1. 对委托人提供的货物情况和单证的真实性、完整性进行核实； 2. 根据检验检疫有关法律法规规定办理上述货物的检验检疫事宜； 3. 及时将办结检验检疫手续的有关委托内容的单证、文件移交委托人或其指定的人员； 4. 如实告知委托人检验检疫部门对货物的后续检验检疫及监管要求。 如在委托事项中发生违法或违规行为，愿承担相关法律和行政责任。 联 系 人：_____ 联系电话：_____受托人（加盖公章） 　　　　　　　　　　　　　　　　　　　　　　　年　　月　　日

图 4-3　代理报检委托书

2）签订代理报检委托书

受托人国际货运代理公司对委托人进口企业提供的材料进行审核，确认相关信息无误后，接受进口商品代理报检业务，由委托人与受托人在代理报检委托书上分别签章。

2. 进口商品代理报检的申报

在承运进口商品的运输工具（如船、飞机、列车等）入境前或入境时，国际货运代理公司报检员凭提（运）单向运输公司相关部门换取电子提货单，支付换单费、文件费等费用，并核对提货单内容与提（运）单的相关信息。确认提（运）单与提货单同项内容信息无误后，报检员办理入境货物检验检疫申报，登入中国国际贸易"单一窗口"网站，选择"检验检疫"系统，再选择"入境检验检疫申请"服务功能模块，根据入境货物报检材料的相关信息在屏幕显示的入境货物报检单中录入相关信息。报检员完成预录入后，系统将自动审核并生成入境货物报检单，报检员可根据需要打印该单证。

3. 进口商品及集装箱的除害处理

口岸海关查验部门工作人员受理进口商品报检业务后，必须对来自疫区的、或可能传播传染病的、或可能带有害物质入境的运输包装进行检疫、消毒和卫生除害处理，预防相关的风险。

4. 进口商品放行通知单的领取

口岸海关查验部门工作人员完成进口商品及集装箱的除害处理后，审核进口商品与入境货物报检单的信息是否一致。确认进口商品与入境货物报检单的信息一致后，工作人员在电脑查验管理系统中填写验货单据，并经主管签字确认。报检员收到付费通知后到口岸海关计费处进行计费，到财务处缴纳检疫费，并领取放行通知单。

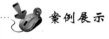 案例展示

逃避进口商品法定检验

A 进出口有限公司受 B 商品公司的委托，从意大利进口 1 台烤房，商品编号为8419899090。A 进出口有限公司根据该委托与意大利某国际贸易公司签订了进口烤房贸易合同，价格为 19 595 欧元。进口烤房抵达入境口岸时，A 进出口有限公司委托 C 报关公司向入境口岸吴淞海关办理报关报检手续。C 报关公司未进行检验检疫报关。经查，进口烤房属于《目录》内的货物，应当实施法定检验。进口烤房经吴淞海关查验放行，

（续上）

运至 B 商品公司，A 进出口有限公司在没有与 C 报关公司联系的情形下，将未经海关检验的进口烤房擅自安装使用。A 进出口有限公司的行为违反了《进出口商品检验法》第五条的相关规定。吴淞海关根据《进出口商品检验法》第三十三条规定，对 A 进出口有限公司罚款人民币 9 858 元。

二、出口商品代理报检报关

（一）出口商品代理报检

1. 出口商品代理报检的委托

出口企业在出口贸易合同生效后开始进行备货，委托国际货运代理公司办理出口货物订舱手续，并与其签订货物订舱委托书，履行合同交货的义务。与此同时，根据国家有关法律法规的相关规定，国际货运代理公司应办理出口货物报检手续。

委托人出口企业向受托人国际货运代理公司提供出口贸易合同、信用证和报检委托书等基本文件。如果属于申请原产地证明书和普惠制原产地证明书的出口商品，出口企业应提供商业发票；属于国家实施许可制度管理的出口商品，出口企业应提供有关证明；须经生产者或经营者检验合格出境商品，出口企业应提供检验合格证或检测报告；申请重量鉴定出境商品，出口企业应提供装箱单或重量明细单，出境危险货物，出口企业应提供包装容器性能鉴定结果单和使用鉴定结果单，出境特殊物品，出口企业还应提供有关审批文件。

2. 出口商品代理报检的申报

首先，受托人国际货运代理公司报检员审核委托人出口企业提供的代理报检材料，对材料齐全并符合代理报检要求的，予以受理，并对报检材料进行登记。

然后，报检员应当在出口商品装运前 7 日通过入中国国际贸易"单一窗口"网站办理代理报检业务，登入该平台，选择"检验检疫"系统，再选择"出境检验检疫申请"服务功能模块，根据出口商品报检材料相关信息在屏幕显示的出境货物报检单中录入信息。报检员在预录入过程中出现信息不全或有误的情况时，应及时与出口企业进行联系，确保预录入信息的正确。

完成预录入后，系统将自动审核并生成电子出境货物报检单，报检员可根据需要决定是否打印。如果出口商品超过检验检疫有效期限的，或变更输入国家或地区信息的，或变更检验检疫要求的，或改换包装方式的，或报检后 30 天内未联系检验检疫事宜的，报检员应当重新办理报检手续。

3. 出口商品的检验

出口商品检验主要有两种检验方式：一是现场检验，检验人员在生产地或出口口岸海关监管作业场所，通过视觉检验、嗅觉检验、味觉检验、触觉检验、度量衡检验等方法对出口商品进行检验；二是实验室检验，检验人员在实验室通过光学检验、电性能检验、机械性能试验、无损检测、计数器测定、电子计数器测定、活细胞计数等方法对出口商品进行检验。

4. 检验证书的领取

口岸海关查验部门工作人员完成出口商品检验后出具相关检验证书，报检员收到付费通知后到口岸海关计费处进行计费，到财务处缴纳检疫费，并领取相关检验证书，检验证书主要有品质证书（图 4-4）、数量证书（图 4-5）、重量证书（图 4-6）等。

　　检验证书基本内容有六个方面：①收货人与发货人的全称；②出口商品的品名、数量和包装等相关信息；③运输工具名称及航次、发货日期、到达国家及地点名称；④检验结果的论述；⑤签证的地点、日期、授权签字人、签名等；⑥检验检疫机构免责声明。品质证书、数量证书和重量证书不仅是证明出口商品符合出口贸易合同品质、数量和重量条款的规定，也是证明符合信用证相关单据条款的约定，是出口企业结汇的有效凭证。

中华人民共和国出入境检验检疫
ENTRY-EXIT INSPECTION AND QUARANTINE
OF THE PEOPLE'S REPUBLIC OF CHINA

品 质 证 书
CERTIFICATE OF QUALITY

编号 No. :

发货人
Consignor_____

收货人
Consignee_____

品名
Description of goods_____

报检数量/重量
Quantity/Weight declared_____

包装种类及数量
Number and type of packages_____

运输工具
Means of conveyance_____

标记及号码
Mark & No.

发货日期
Date of dispatch_____

到达国家及地点
Country and place of destination_____

检验结果：
Result of inspection：

印章
Official stamp

签证地点 Place of issue_____ 签证日期 Date of issue _____

授权签字人 Authorized officer _____ 签 名 Signature_____

　　我们已尽所知道和最大能力实施上述检验，不能因我们签发本证书而免除买房或其他地方根据合同和法律所承担的产品质量责任和其他责任。All inspections are carried out conscientiously to the best of our knowledge and ability. This certificate does not in any respect absolve the seller and other related parties from his contractual and legal obligations especially when quality is concerned.

图 4-4　品质证书

中华人民共和国出入境检验检疫
ENTRY-EXIT INSPECTION AND QUARANTINE
OF THE PEOPLE'S REPUBLIC OF CHINA
数量证书　　　　　　编号 No.：
QUANTITY CERTIFICATE

发货人
Consignor_____

收货人
Consignee_____

品名　　　　　　　　　　　　　　　　　　　　　| 标记及号码
Description of goods_____| Mark & No.

报检数量/重量
Quantity/Weight declared_____

包装种类及数量
Number and type of packages_____

运输工具
Means of conveyance_____

检验结果：
Result of inspection：

印章　　　　　签证地点 Place of issue_____签证日期 Date of issue_____
Official stamp　授权签字人 Authorized officer _____　签 名 Signature_____

中华人民共和国出入境检验检疫机关及其官员或代表不承担本证书的任何财经责任。No financial liability with respect to this certificate shall attach to the entry-exit inspection and quarantine authority of the P. R. of China or to any of its officers or representative.

图 4-5　数量证书

中华人民共和国出入境检验检疫

ENTRY-EXIT INSPECTION AND QUARANTINE
OF THE PEOPLE'S REPUBLIC OF CHINA

重量证书

编号 No. ：

WEIGHT CERTIFICATE

发货人
Consignor_____

收货人
Consignee_____

品名
Description of goods_____

报检数量/重量
Quantity/Weight declared_____

包装种类及数量
Number and type of packages_____

运输工具
Means of conveyance_____

标记及号码
Mark & No.

检验结果：
Result of inspection：

印章　　　　　　　签证地点 Place of issue_____ 签证日期 Date of issue _____
Official stamp　　授权签字人 Authorized officer _____ 签名 Signature_____

　　我们已尽所知道和最大能力实施上述检验，不能因我们签发本证书而免除买房或其他地方根据合同和法律所承担的产品质量责任和其他责任。All inspections are carried out conscientiously to the best of our knowledge and ability. This certificate does not in any respect absolve the seller and other related parties from his contractual and legal obligations especially when quality is concerned.

图 4-6　重量证书

（二）出口商品代理报关

1. 出口商品代理报关委托

通常，出口企业将出口商品代理报关与出境货物代理报检业务同时委托一家国际货运代理公司办理。首先，出口企业向国际货物代理公司提交出口贸易合同、商业发票、装箱单、提（运）单、出口许可证、出口货物报关单和代理报关委托书/委托报关协议等指定报关材料；其次，国际货运代理公司对报关材料进行审核，确认相关信息无误后，接受出口商品代理报关业务；最后，委托方和被委托方在代理报关委托书/委托报关协议上分别签章。报关委托书/委托报关协议对双方当事人都具有法律效力。

2. 出口商品代理报关的申报

国际货运代理公司报关员在出口货物运抵海关监管作业区后，在装运前 24 小时向海关办理报关手续。报关员登入中国国际贸易"单一窗口"网站，选择"货物申报"服务模块，进入"出口报关单整合申报"，并根据报关材料的相关信息在屏幕显示的出口货物电子数据报关单界面中录入相关信息。出口货物电子数据报关单界面见图 4-7。

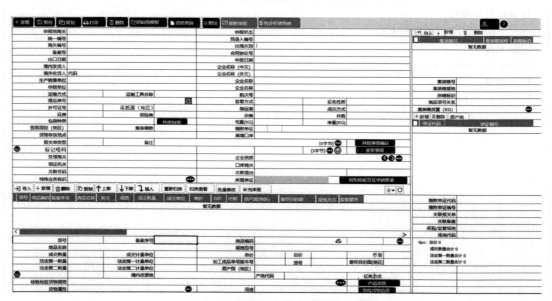

图 4-7　出口货物电子数据报关单界面

国际货运代理公司报关员完成预录入后，系统将自动审核。在海关审结出口货物电子数据报关单后，报关员将收到海关"现场交单"通知，并及时持纸质出口货物报关单和随附单证向海关查验部门递交，进行出口货物的查验工作。海关查验工作人员完成出口货物查验后，对没有异议的该票货物，在出口货物报关单上盖"放行章"。口岸理货员凭该出口货物报关单安排货物装运。

"单一窗口"货物申报服务模块中出口货物电子数据报关单的栏目及填报要求如下。

1）表头栏目的录入方法与要求

（1）申报地海关。此栏为必填栏目，报关员在下拉菜单中选择出口商品地海关，如"2202 吴淞海关"。

（2）申报状态。此栏无需录入，系统自动显示出口货物报关单的保存、结关、已申报、放行等申报状态。

（3）统一编号。此栏无需录入，系统会在单据暂存后自动产生流水号。

（4）预录入编号。此栏无需录入，系统会自动产生18位数码的预录入编号，其中第1位至第4位数码是接受申报海关代码，第5位至第8位数码是年份，第9位数码是进出口标志，第10位至第18位数码是顺序编号。

（5）海关编号。此栏无需录入，海关接受申报时系统会自动产生报关单编号，一份报关单对应一个海关编号。海关编号为18位数码，第1位至第4位数码为接受申报海关编号、第5位至第8位数码为年份、第9位数码"0"为出口标志，最后9位数码为顺序编号由系统自动生成。

（6）出境关别。此栏为必填栏目，填报货物出境口岸海关名称及其在《关区代码表》中的相应代码，属于出口转关运输货物填报货物出境口岸海关名称及其代码，按转关运输方式监管的跨关区深加工结转货物填报转出地海关名称及其代码，无实际出境货物填报接受申报的海关名称及其代码。

（7）备案号。此栏为选填栏目，一般贸易方式下出口货物不填报，加工贸易方式下填报《加工贸易手册》编号。属于减免税货物退运出口，则填入《中华人民共和国海关进口减免税货物准予退运证明》的编号。属于减免税货物结转出口，则填入《中华人民共和国海关进口减免税货物结转联系函》的编号。

（8）合同协议号。此栏为选填栏目，填报出口货物合同或协议编号，未发生商业性交易的免予填报。

（9）出口日期。此栏为系统返填栏目，出口日期为承运出口货物运输工具办结出境手续的日期，申报时免于填报，入库后系统自动返填。

（10）申报日期。此栏为系统返填栏目，申报日期为海关计算机系统接受申报数据时记录的日期。

（11）境内发货人。此栏为必填栏目，填报出口贸易合同中境内法人、其他组织名称及18位数码的法人和其他组织统一社会信用代码，没有统一社会信用代码的，填报其海关备案代码或检验检疫编码。如果出口货物合同的签订者和执行者为非同一企业的，填报执行合同企业的名称及其代码；外商投资企业委托出口企业出口投资设备、物品的，填报外商投资企业的名称及其代码，并在标记唛码及备注栏注明"委托某出口企业出口"，并且注明被委托企业18位数码的统一社会信用代码；报关企业代理其他出口企业办理出口报关手续的，填报委托方出口企业的名称及其代码；海关特殊监管区域发货人填报该货物的实际经营单位或海关特殊监管区域内经营企业的代码或编码。

（12）境外收货人。此栏为必填栏目，填报出口贸易合同中的买方或合同指定收货人的外文名称及其在《国别地区代码表》中对应的编码。如果无境外收货人的，名称及代码填报"NO"。如果是AEO互认国家（地区）的企业，填报AEO代码。

（13）生产销售单位。此栏为必填栏目，填报出口货物在境内的生产销售单位名称及其编码，包括自行出口货物的单位、委托进出口企业出口货物的单位及其编码。编码可选择18位数码的法人代码、统一社会信用代码，10位数码的海关代码。如果无法人代码和统一社会信用代码，填报"NO"；属于保税监管场所与境外之间的进出境货物，生产销售单位填报保税监管场所的名称，保税物流中心（B型）填报中心内企业名称。如果是海关特殊监管区域的生产销售单位,填报区域内经营企业加工单位或仓库名称。

（14）运输方式。此栏为必填栏目,填报出口货物运输方式及其在《运输方式代码表》的对应代码。出口转关运输货物,按载运货物驶离出境地的运输工具填报。

（15）运输工具名称。此栏为必填栏目,填报载运货物出境的运输工具名称或编号。各种运输方式的填报要求与进口货物申报相同。

（16）航次号。此栏为必填栏目,填报载运货物出境的运输工具航次号。属于无实际出境货物的,免予填报。公路运输填报运输车辆的进境日期;铁路运输填报列车的进境日期,其他运输方式的填报要求与进口货物申报相同。转关运输货物出口的填报方法:水路运输方式下非中转货物免予填报,中转货物填报驳船航次号;铁路运输方式下填报启运日期;公路运输方式下填报启运日期;铁路运输方式下的拼车、拼箱、捆绑的免予填报;航空运输方式下免予填报;其他运输方式下免予填报。

（17）提运单号。此栏为必填栏目,填报出口货物提单或运单的编号,无实际出境货物免予填报。如为转关运输货物出口,水路运输方式下中转货物填报提单号,非中转货物免予填报。采用集中申报方式的,填报集中申报清单出口日期。其他填报要求与进口货物申报相同。

（18）监管方式。此栏为必填栏目,填报出口货物监管方式的简称及其在《征免性质代码表》中对应的代码。一份报关单只允许填报一种监管方式。

（19）征免性质。此栏为必填栏目,填报出口货物征免性质的简称及其在《征免性质代码表》中对应的代码。其他填报要求与进口货物申报相同。

（20）许可证号。此栏为选填栏目,填报出口许可证、两用物项和技术出口许可证、纺织品临时出口许可证的编号。一份报关单只允许填报一个许可证号。

（21）运抵国(地区)。此栏为必填栏目,填报出口货物目的地国家(地区)的名称及其在《国别(地区)代码表》中对应的代码,可在系统下拉菜单中选择。如在中转地发生商业性交易的,填报中转地国家(地区)的名称及其代码。

（22）指运港。此栏为必填栏目,填报出口货物运往境外最终目的港的名称及其在《港口代码表》中对应的代码。如果出口货物最终目的港不可预知的,填报尽可能预知的目的港名称或代码。如果出口货物最终目的港在《港口代码表》中没有,可选择填报其国家名称或代码。

（23）成交方式。此栏为必填栏目,填报出口货物实际成交方式在《成交方式代码表》中对应的代码。无实际出境的货物,填报"FOB",可在下拉菜单选择。

（24）运费。此栏为选填栏目,填报出口货物运抵我国境内输出地点起装卸后的运费和其在《货币代码表》中对应的币种代码,可选择运费单价、总价或运费率中的一种方式填报,并注明运费标记("1"表示运费率,"2"表示每吨货物的运费单价,"3"表示运费总价)。

（25）保险费。此栏为选填栏目,填报出口货物运抵我国境内输出地点起装卸后的保险费用和币种代码,可选择保险费总价或保险费率,并注明保险费标记("1"表示保险费率,"3"表示保险费总价)。

（26）杂费。此栏为选填栏目,填报出口货物成交价格以外的,须按照《进出口关税条例》相关规定应计入完税价格的费用和币种代码,可选择杂费总价或杂费率,并注明杂费标记("1"表示杂费率,"3"表示杂费总价)。

（27）件数。此栏为必填栏目,填报出口货物运输包装的件数。舱单件数为集装箱的,则填报集装箱个数;舱单件数为托盘的,则填报托盘数;裸装货物填报"1"。

（28）包装种类（其他包装）。此栏为必填栏目,填报出口货物的运输包装与其他包装名称及其在《包装种类代码表》中的对应代码。其他包装可选勾《包装种类代码表》中的对应的包装材料。

（29）毛重。此栏为必填栏目,填报出口货物毛重和计量单位。如果不足1千克,填报"1"。

（30）净重。此栏为必填栏目,填报出口货物毛重减去外包装材料后的重量,不足1千克的填报为"1"。

（31）贸易国别（地区）。此栏为必填栏目,填报出口贸易国家（地区）名称及其在《国别（地区）代码表》中对应的代码。

（32）集装箱数。此栏为返填栏目,在填报出口货物集装箱相关信息后,系统将自动返填。

（33）随附单证。此栏为返填栏目,在填报出口报关随附单证相关信息后,系统将自动返填。

（34）货物存放地点。此栏为必填栏目,填报出口货物存放的场所或地点,包括加工厂、企业自有仓库、海关监管作业场所等。

（35）离境口岸。此栏为必填栏目,填报承运出口货物运输工具离境的第一个境内口岸名称及其在《国内口岸编码表》中的对应代码。多式联运跨境运输填报多式联运货物最初离境的境内口岸名称及其代码;过境货物填报货物离境的第一个境内口岸名称及其代码;海关特殊区域或保税监管场所出境货物填报海关特殊区域或保税监管场所名称及其代码;无实际出境货物填报货物所在地的城市。

（36）报关单类型。此栏为必填栏目,通过系统下拉菜单选择"0—有纸报关"或"L—有纸带清单报关"或"D—无纸带清单报"或"M—通关无纸化"。

（37）备注。此栏为选填栏目,填报方式主要有三种:一是发货人或其代理人申报复运出境货物填报《货物暂时进/出境延期办理单》的海关回执编号;二是跨境电子商务出口货物填报"跨境电子商务";三是出口企业提供ATA单证册的货物填报"ATA单证册"字样。

（38）标记唛码。此栏为必填栏目,填报标记唛码中除图形以外的文字、数字,无标记唛码的填报"N/M"。

2）表体栏目的录入方法与要求

（1）项号。此栏为必填栏目,填报出口商品顺序编号。

（2）备案序号。此栏为返填栏目,在系统接受项号的数据后,将自动返填。

（3）商品编码。此栏为必填栏目,填报出口货物10位数码的商品编码。

（4）商品名称。此栏为必填栏目,填报能满足海关归类、审价及许可证件管理要求的出口商品名称。

（5）规格型号。此栏为必填栏目,填报出口贸易合同规定的规格型号。品牌类型可选择"无品牌""境内自主品牌""境内收购品牌"。境内自主品牌是指由境内企业自主开发、拥有自主知识产权的品牌;境内收购品牌是指境内企业收购的原境外品牌。出口享惠情况可选择"出口货物在最终目的国（地区）不享受优惠关税""出口货物在最终目的国（地区）享受优惠关税"和"出口货物不能确定在最终目的国（地区）享受优惠关税"。

（6）成交数量。此栏为必填栏目,填报出口货物实际成交的数量。

（7）成交计量单位。此栏为必填栏目,填报出口货物成交计量单位及其在《计量单位代码表》中对应的代码,并与相关单证同项内容一致。下拉菜单选择方法与进口货物申报相同。

（8）单价。此栏为必填栏目,填报同一项号下出口货物实际成交的商品单位价格,无实际成交价格的,填写单位货值金额。

（9）总价。此栏为必填栏目,填报同一项号下出口货物实际成交的商品总价,无实际成交价格的,填写货值金额。

（10）币制。此栏为必填栏目,填报出口贸易合同和商业发票中的币种及其在《货币代码表》中对应的代码。其他要求与进口货物申报相同。

（11）法定第一数量。此栏为必填栏目,填报《海关统计商品目录》中法定第一计量单位的数量。具体填报方法与进口货物申报内容相同。

（12）法定第一计量单位。此栏为返填栏目,在填报《商品综合分类表》中法定第一计量单位后,系统将自动返填。

（13）最终目的国（地区）。此栏为必填栏目,填报出口货物最终实际消费、使用或进一步加工制造国家或地区的名称及其代码。同一批出口货物最终目的国家或地区不同的,则分别填报国家或地区的名称及其代码;出口货物不能确定最终目的国家或地区的,填报尽可能预知国家或地区的名称及其代码。

（14）法定第二数量。此栏为必填栏目,填报出口货物有法定的第二计量单位的对应数量。

（15）法定第二计量单位。此栏为返填栏目,系统接受法定第二数量后将自动返填。

（16）原产国（地区）。此栏为必填栏目,根据《进出口货物原产地条例》《关于执行〈非优惠原产地规则中实质性改变标准〉的规定》及海关总署关于各项优惠贸易协定原产地管理规章规定的原产地确定标准填报出口货物原产国或地区的名称及其代码。同一批出口货物的原产地不同的,分别填报原产国（地区）的名称及其代码。出口货物原产国（地区）无法确定的,填报"ZZZ 国（地）别不详"。

（17）境内货源地。此栏为必填栏目,填报出口货物在国内的产地或原始发货地的名称及其在《国内地区代码表》中对应的代码。如果出口货物产地难以确定的,则填报最早发运该出口货物单位所在地的名称及其代码。

（18）场地代码。此栏为选填栏目,按照出口货海关实际监管点填报其在《海关货场代码表》中对应的代码。

（19）征免方式。此栏为必填栏目,填报出口货物的征减免税方式及其在《征减免税方式代码表》中相应的代码。

3）表头折叠栏目的录入方法与要求

（1）受理海关。此栏为必填栏目,在系统下拉菜单中选择受理出口货物报关海关的名称及其在《关区代码表》中对应的代码。

（2）企业资质。此栏为必填栏目,填报出口商或其代理商的资质类别及其在《企业资质类别代码》中对应的代码。

（3）领证机关。此栏为必填栏目,填报领取证单的海关名称及其在《关区代码表》中对应的代码。

（4）口岸海关。此栏为必填栏目，填报离境第一口岸所在地的海关名称及其在《关区代码表》中对应的代码。

（5）关联号码。此栏为选填栏目，不涉及检验检疫的出口货物免予填报。

（6）关联理由。此栏为选填栏目，不涉及检验检疫的进口货物免予填报。

（7）特殊业务标识。此栏为选填栏目，不涉及特殊业务标识的出口货物，免予填报。

（8）所需单证（检验检疫签证申报要素）。此为选填栏目，根据申请出具检验检疫证单要求，在"所需单证"项下"检验检疫签证申报要素"中勾选对应的检验检疫证单。

4）表体折叠栏目的录入方法与要求

（1）检验检疫货物规格。此栏为选填栏目，在"成分/原料/组分"栏填报货物含有的成份、货物原料或化学品组份，在"产品有效期"栏填报有质量保证期货物的质量保证截止日期，在"产品保质期"栏填报有质量保证期货物的质量保证天数，在"货物规格"栏填报货物规格。

（2）产品资质。此栏为选填栏目，在"许可证类别"栏填报对应的许可、审批或备案证件类别和名称，在"许可证编号"栏填报对应的许可、审批或备案证件编号。

（3）货物属性。此栏为选填栏目，填报出口货物的属性。

（4）用途。此栏为必填栏目，法定检验检疫货物填报其在《货物用途代码表》中的用途和代码。

（5）危险货物信息。此栏为必填栏目，不属于《危险化学品目录》内的出口货物，也不属于危险货物填报"非危险化学品"。属于危险货物，则填报 UN 编码、危险货物名称，危险货物包装规格。

5）集装箱栏目的录入方法与要求

此项目填报与进口货物整合申报电子数据报关单"集装箱栏目"的录入方法与要求相同。

6）随附单证栏目的录入方法与要求

以下介绍与进口货物申报"随附单证栏目填报"不同的内容。

（1）随附单证代码。此栏为必填栏目，填报出口许可证、两用物项和技术出口许可证、两用物项和技术出口许可证（定向）、纺织品临时出口许可证、出口许可证（边境小额贸易）以外的其他出口许可证件或监管证件，选择其在《监管证件代码表》中对应的证件代码。

（2）随附单证编号。此栏为必填栏目，填报出口许可证、两用物项和技术出口许可证、两用物项和技术出口许可证（定向）、纺织品临时出口许可证、出口许可证（边境小额贸易）以外的其他出口许可证件或监管证件，选择其在《监管证件代码表》中对应的证件编号。

（3）关联报关单。此栏为选填栏目，填报与本报关单有关联关系的，又在业务管理规范方面要求的报关单号。

（4）关联备案。此栏为选填栏目，填报与本报关单有关联关系的，又在业务管理规范方面要求的备案号。

（5）保税/监管场地。此栏为选填栏目，填报进出货物的保税监管场所代码。

（6）场地代码。此栏为选填栏目，填报出口货物海关实际监管点在《海关货场代码表》中对应的代码。

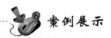**案例展示**

出口钢丸商品编号不实，未经检验进行报关

　　2022 年 12 月 9 日，上海 A 金属科技有限公司出口一批钢丸，重量为 2 000 千克，货值为 1 816.2 美元，委托上海 B 报关公司办理出口货物报关手续。B 报关公司向出境口岸吴淞海关提交出口货物报关单（编号 222920210004400963）等指定材料，由于报关员缺乏工作责任心，主观认为钢丸商品编号应为 7325910000，未经确认后填报于相关单证。吴淞海关在审核申报材料发现钢丸商品编号有误，应归为 7205100000，属于出口法定检验货物。B 报关公司申报商品编号不实，又未申报出口检验，违反了《进出口商品检验法》第十五条和《进出口商品检验法实施条例》第二十四条第一款的相关规定。吴淞海关根据《进出口商品检验法实施条例》第四十四条的规定，对 B 报关公司进行了行政处罚，罚款人民币 1 393 元整。

《复习与思考》

一、单项选择题

1. 下列各项中，不属于法定检验的进出口商品是（　　）。

A. 《目录》内的商品　　　　　　　　　　B. 进出口贸易合同规定的商品

C. 法律法规规定的限制商品　　　　　　D. 有关国际条约或协议规定的商品

2. 实行"非一批一证"管理的进口许可证在有效期内最多可使用（　　）次。

A. 1　　　　　　　　B. 4　　　　　　　　C. 8　　　　　　　　D. 12

3. 进口许可证申请表是由（　　）监制的。

A. 商务部　　　　　　　　　　　　　　B. 海关总署

C. 直属海关　　　　　　　　　　　　　D. 商务委员会

4. 进口许可证实行"一关一证"管理，仅限于（　　）内的报关。

A. 一个直属关区　　　　　　　　　　　B. 任何直属关区

C. 一个隶属辖区　　　　　　　　　　　D. 任何隶属辖区

5. 进口许可证有四联，其中（　　）用于提货人向海关办理进口货物报关手续。

A. 第一联　　　　　　　　　　　　　　B. 第二联

C. 第三联　　　　　　　　　　　　　　D. 第四联

6. 承运进口商品运输工具入境时，报检员凭（　　）换取电子提货单。

A. 代理报检委托书　　　　　　　　　　B. 提（运）单

C. 进口贸易合同　　　　　　　　　　　D. 订舱委托书

7. 进出口商品运输单据中空运单编号、铁路运单编号、公路运单编号，简称为（　　）。

A. 提单号　　　　　　　　　　　　　　B. 运输单号

C. 运单号　　　　　　　　　　　　　　D. 舱单号

8. 一般贸易、加工贸易、补偿贸易被称为（　　）。

A. 合作方式　　　　　　　　　　B. 结汇方式

C. 交易方式　　　　　　　　　　D. 贸易方式

9. 预录入 18 位数码的商品编号中表示进口的数字是(　　)。

A. 0　　　　　　B. 1　　　　　　C. 2　　　　　　D. 3

10. 属于无实际进境的货物,成交方式应当填报(　　)。

A. FOB　　　　　B. CFR　　　　　C. CIF　　　　　D. CIP

二、多项选择题

1. 下列各项中,属于海关总署商品检验司的工作范围有(　　)。

A. 拟订法定商品检验和监督管理制度

B. 承担国家许可制度进出口商品验证工作

C. 监督管理法定检验商品的检验

D. 依据多双边协议承担出口商品检验工作

2. 下列各项中,属于直属海关商品检验处在本关区的工作范围有(　　)。

A. 拟订法定商品检验和监督工作实施细则

B. 国家实行许可制度进出口商品验证工作

C. 监督管理法定检验商品的检验

D. 依据多双边协议承担出口商品检验工作

3. 下列各项中,属于隶属海关综合业务科和查验科在本辖区的工作范围的有(　　)等作业。

A. 进出口商品报检报关业务的接单审核

B. 进出口商品报检报关业务的征收税费

C. 进出口商品报检报关业务的查验

D. 进出口商品报检报关业务的放行

4. 出口许可证管理货物申领方式分为(　　)。

A. 凭配额证明文件申领　　　　　B. 凭配额招标中标证明文件申领

C. 按规定申领　　　　　　　　　D. 按需求申领

5. 进口企业向属地商务委员会主管发证机构申请进口许可证需提交(　　)等材料。

A. 进口贸易合同　　　　　　　　B. 进口许可证申请表

C. 国家配额或特殊管理的证明文件　　D. 企业法人营业执照

6. (　　)是出口企业向发证机构提交申请出口许可证的指定材料。

A. 出口贸易合同　　　　　　　　B. 出口许可证申请表

C. 配额证明　　　　　　　　　　D. 配额招标中标证明

7. 出口许可证一式四联,其中(　　)是用于办理出口货物报关和结汇手续的。

A. 第一联　　　　　　　　　　　B. 第二联

C. 第三联　　　　　　　　　　　D. 第四联

8. 办理国家实施许可制度管理进口商品的代理报检时,委托人需向受托人提交(　　)。

A. 进口贸易合同　　　　　　　　B. 国外发票

C. 运输单据　　　　　　　　　　D. 进口许可证

9. 委托方应当向被委托方提交(　　)指定材料,方可办理进口货物代理报关手续。

A. 进口货物报关单   B. 代理报关委托书/委托报关协议

C. 放行通知单   D. 提(运)单

10. 进出口货物代理报关委托方式分为(   )。

A. 逐票   B. 长期   C. 逐批   D. 短期

三、判断题

1. 符合国家规定免予检验条件的《目录》内商品,须经海关总署批准可免予检验。 (   )

2. 纸质许可证不可以作为海关监管的依据。   (   )

3. 代理报检企业必须以委托人的名义办理报检。   (   )

4. 实行"一批一证"管理的进出口许可证在有效期内限使用 1 次。   (   )

5. 《进口许可证管理货物目录(2023 年)》是由海关总署公布的。   (   )

6. 出口许可证与进口许可证的有效期一样,都是一年。   (   )

7. 进出口许可证在有效期内不可以提出延期的申请。   (   )

8. 出口许可证在有效期内使用,逾期自行失效。   (   )

9. 代理报检委托书仅适用于进口商品代理报检业务。   (   )

10. 买卖双方为同一家族成员的,应当确认为特殊关系。   (   )

四、简答题

1. 简述进出口商品法定检验范围与内容。

2. 简述进出口许可证的管理方式、申领程序及其相关要求。

3. 简述中国国际贸易"单一窗口"货物申报系统电子数据报关单的栏目构成。

4. 简述进出口商品代理报关报检中委托方与被委托方的权利与义务。

5. 简述进出口商品代理报关报检的基本流程。

第五章　进出境动植物检疫与通关

◆ 了解自动进口许可证的适用范围与申领程序。

◆ 熟悉进出境动植物检疫的范围和审批的流程。

◆ 掌握动植物进出口报检报关要求及纸质与电子数据报关单的填写。

◆ 明确动植物检验检疫证书的种类及其主要作用。

◆ 增强进出境动植物报检报关工作对保护国家经济安全的法律意识。

本 章 概 要

　　本章包括三部分内容:第一部分为自动进口许可证申领,简要介绍自动进口许可证适用范围、管理方式和申领程序;第二部分为进出境动物检疫及通关,介绍进出境动物及产品检疫的范围、审批和报检报关的流程、内容和要求;第三部分为进出境植物检疫及通关,介绍进出境植物检疫的范围和报检报关的流程、内容和要求。

　　海关总署动植物检疫司负责拟订出入境动植物及其产品检疫的工作制度,承担出入境动植物及其产品的检疫与监督管理工作。直属海关动植物检疫处拟订本关区出入境动植物及其产品检疫工作制度的实施细则,承担本关区的出入境动植物及其产品检疫与监督管理工作。隶属海关综合业务科和查验科负责本辖区进出境动植物及其产品检疫业务的接单审核、征收税费、查验、放行等作业。

第一节　自动进口许可证申领

　　商务部、海关总署联合公布的《货物自动进口许可管理办法》规定,属于《自动进口许可管理货物目录》内的货物,国内进口企业的收货人应当向商务部或商务部委托的机构(以下简称"发证机构")申领中华人民共和国自动进口许可证(以下简称"自动进口许可证"),海关凭自动进口许可证办理验放手续。商务部、海关总署等有关部门对自动进口许可证的申请和使用进行监督管理。

一、自动进口许可证适用范围

商务部和海关总署联合发布的《自动进口许可管理货物目录(2023年)》共有44个种类的货物,其中,由商务部实施自动进口许可的货物有24种,包括牛肉(11种货物),猪肉(12种货物),羊肉(10种货物),鲜奶(4种货物),奶粉(5种货物),木薯(3种货物),大麦(2种货物),高粱(2种货物),大豆(6种货物),油菜籽(4种货物),食糖(7种货物),玉米酒糟(2种货物),豆粕(2种货物),烟草(22种货物),原油(1种货物),成品油(6种货物),化肥(2种货物),二醋酸纤维丝束(1种货物),烟草机械(3种货物),移动通信产品(5种货物),卫星、广播、电视设备及关键部件(12种货物),汽车产品(240种货物),飞机(3种货物),船舶(5种货物);受商务部委托的省级地方商务主管部门或地方、部门机电办实施自动进口许可的货物有21种,包括肉鸡(12种货物),植物油(17种货物),铁矿石(5种货物),铜精矿(2种货物),煤(5种货物),成品油(3种货物),四氯乙烯(1种货物),化肥(23种货物),聚氯乙烯(2种货物),氯丁橡胶(2种货物),钢材(2种货物),工程机械(16种货物),印刷机械(6种货物),纺织机械(3种货物),金属冶炼及加工设备(12种货物),金属加工机床(29种货物),电气设备(17种货物),汽车产品(40种货物),飞机(24种货物),船舶(8种货物),医疗设备(11种货物)。

二、自动进口许可证管理方式

(一)"一批一证"管理

商务部对属于自动进口许可管理货物实行"一批一证"管理。"一批一证"是指自动进口许可证在有效期6个月内只能用于1次进口报关手续,不得分批次累计使用。如果进口贸易合同规定分批交货的,收货人应当申请并领取多份自动进口许可证。

(二)"非一批一证"管理

商务部对属于自动进口许可管理部分货物实行"非一批一证"管理。"非一批一证"是指自动进口许可证在有效期内最多可办理6批进口报关手续。海关在自动进口许可证原件背面的"海关验放签注栏"内逐批签注,核减进口数量,并留存复印件。在第6批使用完后,海关将该正本进行留存。

三、自动进口许可证申领程序

(一)提出申请

国内进口企业与国外出口企业就进口货物进行交易磋商,达成交易后订立进口贸易合同。进口货物属于《自动进口许可管理货物目录(2023年)》内的,进口企业应当向发证机构申请自动进口许可证,提交已加盖公章的中华人民共和国自动进口许可证申请表(以下简称"自动进口许可证申请表")、进口贸易合同、形式发票、企业营业执照等申请材料。

1. 申请方式

收货人申请自动进口许可证的形式有以下两种:

1）书面申请

收货人可以到发证机构领取或从商务部网站下载自动进口许可证申请表，按要求如实填写，并随附有关指定材料，通过快递或邮寄至发证机构。

2）网上申请

收货人应当先到属地商务委员会主管部门申领用于收货人身份认证的电子认证证书和电子钥匙，然后登录商务部业务系统统一平台（https：//ecomp. mofcom. gov. cn/）自动许可证申领服务模块，在线填写自动进口许可证申请表，并随附电子文本的有关材料。

2.　申请表填写

自动进口许可证申请表（表5-1）的内容及填写要求如下：

（1）进口商。此栏填写进口商全称，并注明其海关备案代码。

（2）进口用户。此栏填写批准进口用货单位。

（3）自动进口许可证号。此栏留空，由发证机关计算机自动顺序编排。

（4）自动进口许可证有效截止日期。此栏应当由发证机构填写，有效期通常为6个月。

（5）贸易方式。此栏填写进口货物贸易方式，如一般贸易、加工贸易等。

（6）外汇来源。此栏填写外汇来源的具体情况，如银行购汇、贷款等。

（7）报关口岸。此栏填写进口货物到达的口岸全称及其海关关区代码。

（8）出口国（地区）。此栏填写进口贸易中卖方所在地的国别或地区的全称。

（9）原产地国（地区）。此栏填写进口货物生产加工的国家或地区全称。

（10）商品用途。此栏填写进口货物用途的实际情况，如自用、生产用、内销等。

（11）商品名称、商品编码、设备状态。此栏填写进口货物的商品名称及其10位数码的商品编码以及设备状态。

（12）规格、型号。此栏填写同一个进口货物编码下商品的不同的规格或型号，超过4种的必须填写另一张自动许可证申请表。

（13）单位。此栏填写进口货物第一法定计量单位。

（14）数量。此栏填写进口货物的实际数量。

（15）单价（币别）。此栏填写同一个进口货物商品编码下不同规格或型号商品的单价和币种。

（16）总值（币别）。此栏填写同一个进口货物商品编码下不同规格或型号商品的总值和币种。

（17）总值折美元。此栏填写同一个进口货物商品编码下不同规格或型号商品的美元总值。

（18）总计。此栏分别填写进口货物的数量、总值和总值折美元总额。

（19）领证信息。此栏分别填写领证人姓名、申请日期和联系电话。

（20）发证机构审批。此栏留空，由发证机构经办人填写初审意见，并由负责人填写终审意见。如果不能签发自动进口许可证的，须注明其原因。

表5-1　　　　　　　　　中华人民共和国自动进口许可证申请表

1. 进口商：　　　　　　代码		3. 进口许可证号：

（续表）

2. 进口用户：	4. 自动进口许可证有效截止日期： 年　月　日
5. 贸易方式：	8. 出口国（地区）：
6. 外汇来源：	9. 原产地国（地区）：
7. 报关口岸：	10. 商品用途：

11. 商品名称：		商品编码：		设备状态：	

12. 规格、型号	13. 单位	14. 数量	15. 单价（币别）	16. 总值（币别）	17. 总值折美元
18. 总计：					

19. 领证人姓名： 申请日期： 联系电话：	20. 发证机构审批： 　　经办人： 　　负责人终审：

中华人民共和国商务部监制

（二）予以受理

发证机构对申请材料进行审核，并在 5 个工作日内作出是否受理的决定。发证机构对申请材料齐全、符合法定形式的，予以受理；对申请材料不齐全或不符合法定形式的，不予以受理，并告知具体的原因。

（三）签发许可证

发证机构自受理之日起 10 个工作日内对申请材料进行审查，对符合条件的作出准予许可的决定，并向申请人签发自动进口许可证。自动进口许可证一式三联，第一联为正本见表 5-2，是海关验放的凭证；第二联、第三联为副本，用于申请人进口企业向银行购汇等手续。申请人可登入商务部业务系统统一平台实时查询签发的情形，签发后下载自动进口许可证电子证书。如果需要纸质自动进口许可证的，申请人可向发证机构领取。

表 5-2　　　　　　　　　　　中华人民共和国自动进口许可证
AUTOMATIC IMPORT LICENCE THE PEOPLE'S REPUBLIC OF CHINA　No.

1. 进口商： Importer		3. 自动进口许可证编号： Automatic import licence No.
2. 进口用户： Consignee		4. 自动进口许可证有效截止日期： Automatic import licence expiry date
5. 贸易方式： Terms of trade		8. 出口国（地区）： Country/Region of exportation
6. 外汇来源： Terms of foreign exchange		9. 原产地国（地区）： Country /Region of origin
7. 报关口岸： Place of clearance		10. 商品用途： Use of goods

11. 商品名称： Description of goods	商品编码： Code of goods	商品状态 Status of goods

12. 规格、型号 Specification	13. 单位 Unit	14. 数量 Quantity	15. 单价(　　) Unit price	16 总值(　　) Amount	17. 总值折美元 Amount in USD
18. 总计 Total					

19. 备注： Supplementary details	20. 发证机关盖章： Issuing authority's stamp
	21. 发证日期 License date

中华人民共和国商务部监制

113

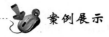

案例展示

未按《货物自动进口许可管理办法》申领自动许可证

天津 A 国际贸易有限公司在 2022 年 9 月进口 1 台全自动机器人滚花挤凸机,在抵达入境口岸时向天津新港海关办理进口货物报关,申报商品编号为 8479509090,申报总价为 142 907 美元。根据相关规定,该商品编号的进口货物商品不属于入境检验的范围,进口关税税率为 0。天津新港海关受理报关材料后进行核查,确认全自动机器人滚花挤凸机的商品编号应归为 84573000,属法定检验商品,进口关税税率为 5%,并需提交自动进口许可证。天津 A 国际贸易有限公司以误报商品编号不申领自动进口许可证、不缴纳关税的行为违反了《海关法》《货物自动进口许可管理办法》的有关规定。天津新港海关根据《海关行政处罚实施条例》第四十四条规定对天津 A 国际贸易有限公司予以行政处罚,罚款人民币 7 万元。

(四)自动进口许可证管理

1. 自动进口许可证的延期

如果进口企业在有效期内未能使用自动进口许可证,应在有效期内向原发证机构申请延期。发证机构收到申请后,收回原证,并在自动进口许可证计算机管理系统中予以注销,再重新签发自动进口许可证,同时在备注栏中注明"延期使用"字样和原自动进口许可证的编号。属于"非一批一证"管理的自动进口许可证,核减原证已报关数量后,按剩余数量发放新证。

2. 自动进口许可证的更改

如果需要更改自动进口许可证内容的相关信息,进口企业应在该证有效期内提出更改申请,经原发证机构核准后,收回原自动进口许可证,并换发新证。如果属于"非一批一证"管理的,发证机构核减原自动进口许可证已报关数量,按剩余数量进行发放。

3. 自动进口许可证的遗失

如果进口企业遗失持有的自动进口许可证,应当向入境口岸海关进行挂失,提供遗失报告,经核实无不良后果的,予以重新补发。

第二节　进出境动物检疫及通关

获取自动进口许可证后,进口企业凭自动进口许可证、形式发票、进口贸易合同向银行购汇,并按进口贸易合同支付条款的规定办理电汇或开立信用证手续。货物入境后,进口企业凭自动进口许可证向口岸海关办理报检报关手续。如果出口动物及其产品属于许可证管理范围的,国内出口企业应当先申请并领取出口许可证,再办理报检报关手续。

一、进出境动物检疫范围

《进出境动植物检疫法》及其实施条例规定法定检疫动物、动物产品、运输工具等其他检疫货物或物品依法由口岸出入境检验检疫机构实施检疫,对检疫符合标准或要求的出具出境检疫证书。

（一）进出境动物、动物产品和其他检疫物

进出境动物是指饲养或野生的活体动物，包括畜、禽、兽、蛇、龟、鱼、虾、蟹、贝、蚕、蜂等。进出境动物产品是指未经加工或虽经加工但仍有可能传播疫病的动物产品，包括生皮张、毛类、肉类、脏器、油脂、动物水产品、奶制品、蛋类、血液、精液、胚胎、骨、芦、角等产品。进出境其他检疫物是指动物疫苗、血清、诊断液、动植物性废弃物等。属于《出口许可证管理货物目录（2023 年）》内的动物及其产品有 6 个种类，计 70 个货种，即活牛（5 种货物）、活猪（6 种货物）、活鸡（3 种货物）、牛肉（16 种货物）、猪肉（19 种货物）、鸡肉（21 种货物）。

（二）装载进出境动物、动物产品和其他检疫物的容器、包装物和铺垫材料

容器是指为便于活体动物的运输，在承运过程中使用木、塑料、铁等材质制作的笼、箱、桶和筐等，可多次使用、易受动物传染病污染的运输包装。包装物是指在生产流通过程中直接用作包装物的动物产品，不仅能储存或保护商品，并随同出售的销售包装，如牛皮袋、羊皮包、猪皮盒等。铺垫材料是指在承运过程中为保护活体动物及运输工具卫生管理而直接用作铺垫材料的动物产品，如皮革等。

（三）来自动物疫区的运输工具

动物疫区是动物疫病流行国家或地区的简称。动物疫病是指动物传染病和寄生虫病，动物疫病不断扩大并且相互交叉就形成了动物疫区。凡是来自动物疫区的船舶、航行器、列车和卡车等运输工具必须实施检疫。

（四）进境拆解的废旧船舶

拆解的废旧船舶是指将废旧的船舶进行解体，分解成钢板、废钢材、有色金属材料以及可利用的船用设备、仪器仪表等。如果是装载动物及动物产品的进境拆解的废旧船舶，必须实施检疫。

（五）双边贸易国家法律法规、国际条约或国际贸易合同规定应当实施动物检疫的货物和物品

双边贸易国家法律法规、国际条约或国际贸易合同规定应当实施检疫的进出境动物检疫货物和物品，必须依据相关规定进行检疫。

二、进出境动物检疫审批及通关

（一）进出境动物、动物产品和其他检疫物的检疫审批

《进出境动植物检疫审批管理办法》规定，属于《进出境动植物检疫法》及其实施条例以及国家有关规定需要审批的进出境动物、动物产品和其他检疫物，由海关总署或其授权的其他审批机构（以下简称"审批机构"）负责具体管理工作，直属海关负责本关区检疫审批申请的初审工作。

1. 进境动物、动物产品和其他检疫物的检疫审批

申请单位进口企业应在签订进口贸易合同前向属地直属海关办理进境检疫审批手续，提供申请单位法人资格证明文件、检疫许可证申请表。如果输入需要在临时隔离场检疫的动物，申请单位需要提交进境动物临时隔离检疫场许可证申请表。如果输入由海关总署公布的定点企业生产、加工、存放的动物肉类、脏器、肠衣、原毛、原皮和水产品等，申请单位需要提供与定点企业签订的生产、加工、存放的合同。

进境动物、动物产品和其他检疫物的检疫审批条件有五个方面：一是申请单位提交的材料齐全；二是输出国家或地区没有重大动物疫情；三是进境动物、动物产品和其他检疫物符合中国有关动植物检疫法律法规、部门规章的相关规定；四是进境动物、动物产品和其他检疫物符合中国与输出国家或地区签订有关双边检疫协定的相关规定；五是进境后需要生产、加工、存放的进境动物、动物产品和其他检疫物符合检疫防疫及监管条件。

属地直属海关对符合上述条件的，给出初审意见，出具进境动物临时隔离检疫场许可证和生产加工存放单位考核报告，并将所有材料上报海关总署审核。海关总署根据审核情况，自直属海关受理申请之日起 20 日内签发中华人民共和国进境动植物检疫许可证（表 5-3，以下简称"进境动植物检疫许可证"）或中华人民共和国进境动植物检疫许可证申请未获批准通知单。进境动植物检疫许可证有效期分为 3 个月和一次有效两种。

表 5-3　　　　　　　　　　　　中华人民共和国进境动植物检疫许可证

许可证编号：

申请单位	单位：				法人代码：
	地址：				邮政编码：
	联系人：		电话：		传真：
进境检疫物	名称	品种	数量/重量	产地	境外生产、加工、存放单位
	输出国家或地区：		进境日期：		出境日期：
	进境口岸：			结关地：	
	目的地：		用途：		出境口岸：
	运输路线及方式：				
	进境后的生产、加工、使用、存放单位：				
	进境后的隔离检疫场所：				
检疫要求					签字盖章： 签发日期：
有效期限：					
备注：					

第一联：申请单位存（凭此联向海关报检）

2. 出境动物、动物产品和其他检疫物的生产、加工、存放单位注册登记

办理注册登记的生产企业、加工企业、存放单位必须具备海关总署规定的各项条件。例如,供港澳活羊中转场的应具备独立企业法人的资格,具有稳定的货源供应,中转场设计存栏数量不得少于200只,具有动物卫生防疫和饲养管理制度,符合供港澳活羊中转场的动物卫生防疫要求。供港澳活牛育肥场应具备独立企业法人资格,场外10千米范围内未发生过口蹄疫,场内未发生过炭疽、结核病和布氏杆菌病,育肥场设计存栏数量不得少于200头,具有动物卫生防疫和饲养管理制度,符合供港澳活牛育肥场的动物卫生防疫要求。供港澳活牛中转仓应具备独立企业法人资格,中转仓未发生过一类传染病,中转仓设计存栏数量不得少于20头,具有动物卫生防疫与饲养管理制度,符合供港澳活牛中转仓的动物卫生防疫要求。供港澳活禽饲养场,其存栏应在3万只以上,具有饲养场动物防疫和饲养管理制度,并符合供港澳活禽饲养场的动物卫生基本要求。供港澳活猪饲养场应具有饲养场饲养管理和动物卫生防疫制度,符合供港澳活猪注册饲养场的条件和动物卫生基本要求。出境非食用动物产品生产加工企业应符合进境国家或地区的法律法规有关规定和注册登记要求,根据兽医卫生防疫制度组织生产,确保原料与产品的追溯,如实填写《出境非食用动物产品生产、加工、存放注册登记企业监管手册》,并符合中国其他法律法规规定的要求。

申请注册登记企业须向属地海关指定窗口,或登入"海关行政审批网上办理平台"进行申请,提交指定材料,海关工作人员向申请企业出具《受理单或不予受理通知书》。属地海关受理申请后根据法定条件和程序进行审查,自受理之日起20个工作日内作出决定。经审查符合许可条件的,依法作出准予注册登记许可的书面决定,并向申请企业核发注册登记证书。

（二）进境动物、动物产品和其他检疫物的报关报检

国内进口企业领取进境动植物检疫许可证后,在进境动、动物产品和其他检疫物入境前,可自行通过"互联网＋海关"一体化网上办事平台的"货物通关"和"动植物检疫"服务模块向属地隶属海关办理进口货物报关报检手续。

1. 报关报检时间与地点

进口种畜、禽及其精液、胚胎的收货人,应当在进境前30日向入境口岸海关办理报关报检手续,进口其他动物的收货人,应当在进境前15日办理报关报检,其他情形的进境动物、动物产品和其他检疫物可在进境前或进境时办理报关报检。属于转关货物的进境动物、动物产品和其他检疫物,应当在入境口岸海关办理报关,到达指运地时向指运地口岸海关办理报检。

2. 报关报检材料及受理

收货人通过"互联网＋海关"一体化平台"货物通关"和"动植物检疫"服务模块向属地隶属海关办理报关报检手续,提供进口贸易合同、进境动植物检疫许可证、消毒证书、入境动物卫生证书、进口货物报关单、国外发票、提单等指定电子材料。口岸海关在受理进境动物、动物产品和其他检疫物报关报检时,对进境动植物检疫许可证申请单位与检验检疫证书上的收货人、贸易合同的进口商进行核准,如果名称不一致,则不受理该进境动物、动物产品和其他检疫物的报关报检;若收货人未能提交进境动植物检疫许可证或者无输出国家或地区动植物检疫机构出具的有效检疫证书,隶属海关可作退回处理。

3. 进口货物报关单与"两步申报"

1) 进口货物报关单的填写

进口货物报关单是进口货物收货人或其代理人按照海关规定的格式对进口货物的实际情况做出书面申明,以此要求海关对其货物按适用的海关制度办理通关手续的法律文书。进口货物报关单是海关监管、征税、统计的重要依据,也是外汇管理的重要凭证。中华人民共和国海关进口货物报关单(表5-4)的内容与填写要求如下。

表5-4 　　　　　　　　　　　　中华人民共和国海关进口货物报关单

预录入编号: 　　　　　　　　　　　　　　　　　　　　　　　　　　海关编号:

境内收货人		进境关别	进口日期	申报日期	备案号
境外发货人		运输方式	运输工具名称及航次号	提运单号	货物存放地点
消费使用单位		监管方式	征免性质	许可证号	启运港
合同协议号		贸易国(地区)	启运国(地区)	经停港	入境口岸

包装种类	件数	毛重(千克)	净重(千克)	成交方式	运费	保费	杂费

随附单据及编号

标记唛码及备注

项号	商品编号	商品名称及规格型号	数量及单位	单价/总价/币制	原产国(地区)	最终目的国(地区)	境内目的地	征免

特殊关系确认: 　　价格影响确认: 　　支付特许权使用费确认: 　　公式定价确认: 暂定价格确认: 　　自报自缴: 　　已实施预防性消毒: 　□是 　□否	
报关人员 　　报关人员证号 　　　电话 申报单位 申报单位(签章)	兹声明对以上内容承担如实申报、依法纳税之法律责任。 　　海关批注及签章

(1)预录入编号。此栏由系统自动生成18位数码的预录入编号,第1位至第4位数码是接受申报海关代码;第5位至第8位数码是年份;第9位数码是进出口标志,其中"1"为进口,集中申报清单"I"为进口;最后9位数码是顺序编号,由系统自动产生。

(2)海关编号。此栏由系统自动生成18位数码的海关编号,即进口货物报关单编号。

（3）境内收货人。此栏应当填写在海关备案的对外签订进口贸易合同的中国境内法人、其他组织名称及18位数码的法人和其他组织的统一社会信用代码。

（4）进境关别。此栏应当填写进口货物入境口岸海关名称及其在《关区代码表》中的相应代码。

（5）进口日期。此栏应当填写运载进口货物运输工具申报进境的日期（格式 YYYY-MM-DD）。

（6）申报日期。此栏应当填写海关接受纸质报关单并对报关单进行登记处理的日期（格式 YYYY-MM-DD）。

（7）备案号。一般贸易方式下的进口货物，此栏不填报。加工贸易方式下的进口货物，此栏填写海关核发的《加工贸易手册》编号。

（8）境外发货人。此栏应当填写进口贸易合同中的卖方名称及其在《国别（地区）代码表》中对应的编码。如果无境外发货人的，填报"NO"。

（9）运输方式。此栏应当填写进口货物运输方式及其在《运输方式代码表》的对应代码。进口转关运输货物填写载运货物抵达进境地的运输工具，境内非保税区运入保税区的货物和退出保税区的货物填写"非保税区"及代码"0"。

（10）运输工具名称及航次号。此栏应当填写载运进口货物运输工具的名称或编号。水路运输填报船舶编号或船舶英文名称；公路运输填报该跨境运输车辆的国内行驶车牌号；铁路运输填报车厢编号或交接单号；航空运输填报航班号。

（11）提运单号。此栏应当填写进口货物提单或运单的编号，无实际进境货物免予填报。一份报关单只允许填报一个提单或运单号，一票货物对应多个提单或运单时，应分单填报。不同运输方式下的填报方法如下：水路运输填报提单号；公路运输在启用公路舱单前免予填报，启用后填报总运单号；铁路运输填报运单号；航空运输填报总运单号，分运单填报总运单号＋"_"＋分运单号，无分运单的填报总运单号。

（12）货物存放地点。此栏应当填写进口货物入境后存放的场所或地点，包括海关监管作业场所、分拨仓库、定点加工厂、隔离检疫场、企业自有仓库等。

（13）消费使用单位。此栏应当填写进口货物在境内的最终消费使用单位的名称及18位数码的法人和其他组织统一社会信用代码。如果无法人代码和统一社会信用代码的，填报"NO"。

（14）监管方式。此栏应当填写进口货物监管方式的简称及其在《监管方式代码表》中对应的代码。一份报关单只允许填报一种监管方式。

（15）征免性质。此栏应当填写进口货物征免性质的简称及其在《征免性质代码表》中对应的代码。一份报关单只允许填报一种征免性质。

（16）许可证号。此栏应当填写进口许可证、两用物项和技术进口许可证的编号。一份报关单只允许填报一个许可证号。

（17）启运港。此栏应当填写进口货物运抵中国关境前第一个境外装运港的名称及其在《港口代码表》中对应代码，如果该港口在《港口代码表》中未列明，则填报对应的国家名称及代码。无实际进境的货物，填写"中国"及代码。

（18）合同协议号。此栏应当填写进口货物合同或协议编号，未发生商业性交易的免予填报。

（19）贸易国（地区）。此栏应当填写出口贸易国家（地区）名称及其在《国别（地区）代码表》中对应的代码。

（20）启运国（地区）。此栏应当填写进口货物装运地的国家（地区）的名称及其在《国别（地区）代码表》中对应的代码。如果在中转国或地区发生商业性交易的，则填写中转国或地区的名称及代码。如果无实际进境的货物，则填写"中国"及代码。

（21）经停港。此栏应当填写进口货物运抵中国关境前最后一个境外装运港的名称及其在《港口代码表》中对应的代码。如果该港口在《港口代码表》中没有相关信息，则填报该港口的国家名称或其代码。无经停港口的，可选择填报相应的国家名称或代码。

（22）入境口岸。此栏应当填写进口货物从运输工具卸离的第一个境内口岸地名称及其在《国内口岸编码表》中的对应代码。多式联运运输方式入境的，填报多式联运货物最终卸离的境内口岸名称及其代码；过境货物的，填报货物进入境内的第一个口岸名称及其代码；海关特殊监管区域或保税监管场所进境货物的，填报海关特殊监管区域或保税监管场所的名称及其代码；无实际进境货物的，填报货物所在地的城市名称及其代码。

（23）包装种类。此栏应当填写进口货物的运输包装、其他包装名称及其在《包装种类代码表》中的对应代码。

（24）件数。此栏应当填写进口货物运输包装的件数，即提单（运单）所列货物件数单位。属于裸装货物的，填报"1"。

（25）毛重（千克）。此栏应当填写进口货物加上其包装材料的重量和计量单位千克。如果不足1千克，填报"1"。

（26）净重（千克）。此栏填写进口货物毛重减去外包装材料后的重量和计量单位千克，不足1千克的填报为"1"。

（27）成交方式。此栏应当填写进口货物实际成交方式在《成交方式代码表》中对应的代码。无实际进境的货物，成交方式填报"CIF"。

（28）运费。此栏应当填写进口货物的运费和《货币代码表》中对应的币种代码。收货人可选择运费单价、总价或运费率中的一种方式填报，并注明运费标记（"1"表示运费率，"2"表示每吨货物的运费单价，"3"表示运费总价）。

（29）保费。此栏应当填写进口货物运抵中国境内输入地点起卸前的保险费用和币种代码，可选择保险费总价或保险费率，并注明保险费标记（"1"表示保险费率，"3"表示保险费总价）。

（30）杂费。此栏应当填写进口货物成交价格以外的、按照《进出口关税条例》相关规定应计入完税价格的费用和币种代码，可选择杂费总价或杂费率，注明杂费标记（"1"表示杂费率，"3"表示杂费总价）。

（31）随附单证及编号。此栏应当填写进口许可证、两用物项和技术进口许可证以外的其他进口许可证件或监管证件，并选择其在《监管证件代码表》中对应的证件代码。一般贸易进口货物，只能使用原产地证书申请享受协定税率或者特惠税率的，填写原产地证书代码"Y"和原产地证书编号。一份报关单对应一份原产地证书。

（32）标记唛码及备注。此栏应当填写进口货物包装上标记唛码中除图形以外的文字和数字，无标记唛码的填报"N/M"。备注的填写方法如下：进口跨境电子商务货物填写跨境电子商务；进口直接退运货物填写直接退运；自境外进入境内特殊监管区或保税仓库的货物,填写保税入库或境外入区;属于法定检验检疫的货物,填写应检商品。

（33）项号。此栏应当分两行填写:第一行填写报关单中的商品顺序编号;第二行填写备案序号。

（34）商品编号。此栏应当填写进口货物 10 位数码的商品编号。前 8 位数码为《进出口税则》《海关统计商品目录》确定的编码,第 9 位、第 10 位数码是监管附加编号。

（35）商品名称及规格型号。此栏第一行应当填写进口货物名称,并要满足海关归类、审价及许可证件管理要求;第二行应当填写货物的规格型号。

（36）数量及单位。此栏第一行应当填写法定第一计量单位的数量及单位;第二行应当填写法定第二计量单位的数量及单位,如果没有则为空;第三行应当填写成交计量单位及数量。如果进口货物装入可重复使用的包装容器的货物,应当按扣除包装容器后的重量填写;使用不可分割包装材料和包装容器的货物,应当填写净重;以公量重计价的进口货物,应当填写公量重;以毛重作为净重计价的货物,应当填写毛重;分批进口的成套设备、减免税货物,应当填写实际进口数量。

（37）单价。此栏应当填写同一项号下进口货物实际成交的商品单位价格。无实际成交价格的,填写单位货值金额。

（38）总价。此栏应当填写同一项号下进口货物实际成交的商品总价格。无实际成交价格的,填写货值金额。

（39）币制。此栏应当填写进口贸易合同和国外发票中的币种及其在《货币代码表》中对应的代码。如果在《货币代码表》中没有找到实际成交的币种,收货人需将实际成交货币按申报日外汇折算率折算成《货币代码表》中列明的币种。

（40）原产国(地区)。此栏应当填写原产国或地区的名称及其在《原产地区代码表》中对应的代码。同一批进口货物的原产地或地区不同的,应当分别注明;原产国或地区无法确定的,填写"国别不详"。

（41）最终目的国(地区)。此栏应当填写进口货物最终实际消费、使用或进一步加工制造国家或地区的名称及其代码。不经过第三国或地区转运的直接运输货物,填报运抵国或地区最终目的国家或地区的名称及其代码;经过第三国或地区转运的货物,填报最后运往最终目的国家或地区的名称及其代码;同一批最终目的国家或地区不同的进口货物,分别填报国家或地区的名称及其代码;不能确定最终目的国家或地区的进口货物,填报尽可能预知国家或地区的名称及其代码。

（42）境内目的地。此栏应当填写已知的进口货物在国内消费、使用或最终使用单位所在地区的名称及其在《行政区划代码表》中对应的代码。如果最终使用单位难以确定,此栏则填报货物进口时预知的最终收货单位所在地的名称及其代码。

（43）征免。此栏应当填写进口货物的征减免税方式及其在《征减免税方式代码表》中相应的代码。

（44）特殊关系确认。确认进口行为中买卖双方存在特殊关系的情形有八个方面:一是买卖双方为同一家族成员的;二是买卖双方互为商业上的高级职员或者董事的;三是一方直接或者间接地受另一方控制的;四是买卖双方都直接或者间接地受第三方控制的;五是买卖双方共同直接或者间接地控制第三方的;六是一方直接或者间接地拥有、控制或者持有对方 5% 以上(含 5%)公开发行的有表决权的股票或者股份的;七是一方是另一方的雇员、高级职员或者董事的；八是买卖双方是同一合伙的成员的。有上述情形之一的，此栏应填写"是"，反之则填写"否"。

（45）价格影响确认。确认进口贸易合同中价格影响的情形有三种：一是向境内无特殊关系的买方出售的相同或类似进口货物的成交价格；二是按照《审价办法》第23条规定所确定的相同或类似进口货物的完税价格；三是按照《审价办法》第24条规定所确定的相同或类似进口货物的完税价格。纳税义务人能证明其成交价格与同时或大约同时发生上述任何一款价格相近的，应视为特殊关系未对成交价格产生影响，此时此栏应当填写"否"，反之应当填写"是"。

（46）支付特许权使用费确认。确认进口行为中买卖双方是否支付特许权使用费的情形有四种：一是进口商存在需向出口商或有关方直接或间接支付特许权使用费，且未包含在进口货物实付、应付价格中，并且符合《审价办法》第13条的，此栏应当填写"是"；二是进口商存在需向出口商或有关方直接或间接支付特许权使用费，且未包含在进口货物实付、应付价格中，但纳税义务人无法确认是否符合《审价办法》第13条的，此栏应当填写"是"；三是进口商存在需向出口商或有关方直接或间接支付特许权使用费且未包含在实付、应付价格中，纳税义务人根据《审价办法》第13条可以确认需支付的特许权使用费与进口货物无关的，此栏应当填写"否"；四是进口商不存在向出口商或有关方直接或间接支付特许权使用费的，或特许权使用费已经包含在进口货物实付、应付价格中的，此栏应当填写"否"。

（47）公式定价确认。在我国境内销售货物所签订的进口贸易合同中，买卖双方未以具体明确的数值约定货物价格，而是以约定的定价公式确定货物的结算价格的定价，包括结算价格仅受成分含量、进口数量影响，进口时无论能否确定结算价格，均应当填写"是"。该栏未填报或填报为"否"均视为非公式定价进口货物。

（48）暂定价格确认。公式定价货物进口时结算价格未确定的，该栏应当填写"是"；公式定价货物进口时结算价格已确定的，该栏应当填写"否"。如果公式定价确认为"否"，则无需填写。

（49）自报自缴。采用"自主申报、自行缴税"模式向海关申报时，此栏应当填写"是"；反之则填写"否"。

（50）已实施预防性消毒。如果进口货物已实施"预防性消毒"的，勾选"是"，反之勾选"否"。

（51）申报单位。自理报关的，应当填写收货人的名称及其编码；委托代理报关的，填写报关企业名称及其编码。此栏还需注明报关人员的姓名、编码、电话，并加盖申报单位印章。

（52）海关批注及签章。此栏供海关作业时签注。

2）进口货物"两步申报"

进口货物"两步申报"是指境内进口企业先后采用概要申报和完整申报两种形式而完成进口货物报关单的通关模式。第一步的概要申报操作如下：不属于禁止或限制的进口货物，进口企业只需申报或确认指定项目，提交税款担保后进行提货；属于禁止或限制的进口货物，进口企业需申报或确认更多的指定项目，在海关查验后提交税款担保，然后进行提货。第二步的完整申报操作如下：进口企业在规定时限内补充申报或确认其他指定项目，缴纳税款后进行提货。

（1）进口货物"两步申报"条件：一是企业信用等级必须是一般信用企业或认证企业；二

是进口货物必须是实际进境货物;三是概要申报与完整申报均需自运输工具申报进境之日起 14 日内完成;四是进口货物所涉及的监管证件已实现联网核查。

(2)进口货物"两步申报"录入方式。第一种为"分次录入",是指境内进口企业分次概要申报与完整申报的录入方式;第二种为"一次录入",是指境内进口企业根据报关单填制规范要求一次性完成所有申报数据项的录入方式。

(3)进口货物"两步申报"电子数据报关单填报。报关单主要由表头、表体、表头折叠、表体折叠、集装箱、随附单证六个项目组成,具体栏目见图 5-1,所有栏目的填报要求与第四章第三节"进口货物电子数据报关单"相同栏目一致。

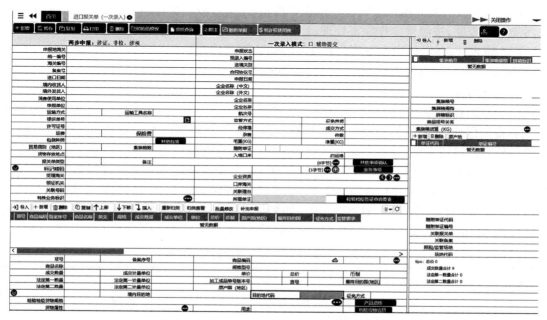

图 5-1　进口货物"两步申报"电子数据报关单界面

(4)进口货物"两步申报"流程。第一步,申报企业登入"单一窗口"平台,点击"货物申报"服务模块,选择"两步申报"菜单;第二步,申报企业选择"一次录入"或"分次录入"方式;第三步,申报企业根据进口货物是否涉及许可管理、检验检疫和税收的情形,在进口货物"两步申报"电子数据报关单界面中"是否涉证""是否涉检""是否涉税"前分别勾选"是"或"否",然后点击"确认"按钮;第四步,申报企业进行概要申报,确认指定项目;第五步,申报企业进行完整申报,确认指定项目,支付税款后提货。

4. 入境检疫物的查验方式

1)预检

海关总署动植物检疫司根据检疫需要,与输出动物、动物产品的国家或地区主管部门协商,经同意后可派检疫人员前往产地,按照我国国家标准、行业标准以及海关总署的有关规定实施预检,并进行监装。

2)现场检疫

口岸海关查验部门检疫人员根据下列规定实施现场检疫。

(1)检疫人员检查活体动物有无疫病症状,发现疑似感染传染病动物或已死亡动物的情形,监督货主或押运人对疑似感染传染病动物、死亡动物以及铺垫材料、剩余饲料和排泄物等进行除害处理。

(2)检疫人员检查有无腐败变质的动物产品,容器与包装是否完好。符合要求的,允许卸离运输工具。如果发现散包或容器破裂的,检疫人员要求收货人对其进行整理,并对运输工具被污染的场地、容器、外包装、铺垫材料等进行消毒处理。需要实施实验室检疫的,按照规定采取样品。

(3)检疫人员对动物性包装物、铺垫材料检查是否携带病虫害、混藏杂草种子,如果发现按照规定采取样品检疫。

(4)检疫人员对其他检疫物检查包装是否完好、是否被病虫污染,如果发现破损或被病虫污染的检疫物,按照规定作除害处理。

(5)输入种畜的,应当在海关总署设立的动物隔离检疫场所隔离检疫45日。输入其他动物的,应当在口岸海关查验部门指定的动物隔离检疫场所隔离检疫30日。

5. 查验放行

口岸海关查验部门对经检疫合格的进境动物、动物产品和其他检疫物,在进口货物报关单上加盖放行章,或者签发检疫放行通知单。口岸海关查验部门对需要调离进境口岸海关监管区检疫的进境动物、动物产品和其他检疫物,签发检疫调离通知单。收货人或其代理人凭加盖放行章的进口货物报关单或检疫放行通知单和检疫调离通知单办理提运手续。如果进境动物、动物产品和其他检疫物经检疫不合格的,口岸海关查验部门向收货人或其代理人签发检疫处理通知单,通知其进行除害处理。如果收货人或其代理人需要口岸海关查验部门出具检疫证书(表5-5),可以提出申请,以此证明进境动物、动物产品和其他检疫物的相关情况。

表 5-5 进境动物、动物产品和其他检疫物检疫证书

证单名称	适用范围	签发人
进境动植物检疫证书	证明进境动物、动物产品、其他检疫物符合我国有关法律法规、部门规章所规定的相关检疫要求。	授权签字人
消毒证书	证明进境动物、动物产品、其他检疫物容器、包装、铺垫材料符合我国有关法律法规、部门规章所规定的相关卫生要求。	授权签字人
入境动物卫生证书	证明进境活体动物符合我国有关法律法规、部门规章所规定的相关卫生要求,没有患任何传染病、细菌病和狂犬病等。	官方兽医
入境货物检验检疫证明	证明进口法检商品符合我国有关法律法规、部门规章所规定的相关要求,可以销售或使用。	授权签字人

(三)出境动物、动物产品和其他检疫物的报检报关

国内出口企业或代理人可通过"互联网＋海关"一体化网上办事平台"动植物检疫"服务模块向出境口岸海关办理出境动物、动物产品和其他检疫物的报检报关手续。

1. 报检报关时间与地点

出境动物、动物产品和其他检疫物的发货人或其代理人,应当在装运前7天向出境口岸海关办理报检报关手续,需做熏蒸消毒处理的,应为装运前15天。如果需要隔离检疫的出境动物,应在装运前60天办理预检,隔离前7天办理报检报关。对于个别检验检疫周期较长的出境动物、动物产品和其他检疫物应留有相应的检验检疫时间。

2. 报检报关材料

发货人或其代理人通过"互联网＋海关"一体化平台"货物通关"和"动植物检疫"服务模块向属地隶属海关办理报检报关手续，提供出口贸易合同、装箱单、商业发票、出境动物检疫证书、出境动物卫生证书、熏蒸/消毒证书、出口货物报关单等指定的电子材料。

3. 出口货物报关单与整合申报

1）出口货物报关单的填写

出口货物报关单是指出口货物发货人或其代理人按照海关规定的格式对出口货物的实际情况做出书面申明，以此要求海关对其货物按适用的海关制度办理通关手续的法律文书。出口货物报关单既是海关监管、征税、统计的重要依据，也是出口退税和外汇管理的重要凭证。纸质中华人民共和国海关出口货物报关单（表5-6）的内容与填写要求如下。

表 5-6　　　　　　　中华人民共和国海关出口货物报关单

预录入编号：　　　　　　　　　海关编号：　　　　　　　　页码/页数：

境内发货人		出境关别	出口日期		申报日期	备案号
境外收货人		运输方式	运输工具名称及航次号		提运单号	
生产销售单位		监管方式	征免性质		许可证号	
合同协议号		贸易国（地区）	运抵国（地区）		指运港	
包装种类	件数	毛重（千克）	单重（千克）	成交方式	运费	保费	杂费
随附单据及编号							
标记唛码及备注							
项号　商品编号　商品名称及规格型号　数量及单位　单价/总价/币制　原产国（地区）　最终目的国（地区）　境内货源地　征免							
特殊关系确认：　　　价格影响确认：　　　支付特许权使用费：　　　自报自缴							
报关人员　　　报关人员证号　　　申报单位　申报单位（签章）			电话声明对以上内容承担如实申报、依法纳税之法律责任			海关批注及签章	

（1）预录入编号。此栏由系统自动生成18位数码的预录入编号，其中第9位数码"0"为出口标志。

（2）海关编号。此栏应由系统自动生成18位数码的海关编号，即出口货物报关单编号。

（3）境内发货人。此栏应当填写在海关备案的对外签订出口贸易合同的中国境内法人、其他组织名称及18位数码的法人和其他组织统一社会信用代码。

（4）出境关别。此栏应当填写出口货物离境口岸海关名称及其在《关区代码表》中的相应代码。

（5）出口日期。此栏应当填写运载进出口货物运输工具办结出境手续的日期（格式YYYYMMDD）。

（6）申报日期。此栏应当填写海关接受纸质报关单并对报关单进行登记处理的日期（格式 YYYYMMDD）。

（7）备案号。一般贸易方式下的出口货物，此栏不填写。若为加工贸易方式下的出口货物，此栏填写海关核发的加工贸易手册编号，若为退运出口减免税货物，此栏填写"中华人民共和国海关进口减免税货物准予退运证明"的编号，若为结转出口减免税货物，此栏填写"中华人民共和国海关进口减免税货物结转联系函"的编号。

（8）境外收货人。此栏应当进出口贸易合同中的买方名称及其在《国别地区代码表》中对应的编码。如果无境外收货人的，填报"NO"。

（9）运输方式。此栏应当填写出口货物运输方式及其在《运输方式代码表》的对应代码。

（10）运输工具名称及航次号。此栏应当填写载运出口货物运输工具的名称或编号。水路运输填报船舶编号或船舶英文名称；公路运输填报该跨境运输车辆的国内行驶车牌号；铁路运输填报车厢编号或交接单号；航空运输填报航班号。

（11）提运单号。此栏应当填写出口货物提单或运单的编号，无实际出境货物免予填报。一份报关单只允许填报一个提单或运单号，一票货物对应多个提单或运单时，应分单填报。

（12）生产销售单位。此栏应当填写出口货物在我国境内生产或销售单位的名称及18位数码的法人和其他组织统一社会信用代码。如果无法人代码和统一社会信用代码的，填报"NO"。

（13）监管方式。此栏应当填写出口货物监管方式的简称及其在《监管方式代码表》中对应的代码。一份报关单只允许填报一种监管方式。

（14）征免性质。此栏应当填写出口货物征免性质的简称及其在《征免性质代码表》中对应的代码。如果持有海关核发的"征免税证明"的，按照"征免税证明"批注的征免性质填报。一份报关单只允许填报一种征免性质。

（15）许可证号。此栏应当填写出口许可证、两用物项和技术出口许可证的编号。一份报关单只允许填报一个许可证号。

（16）合同协议号。此栏应当填写出口货物合同或协议编号，未发生商业性交易的免予填报。

（17）贸易国（地区）。此栏应当填写出口货物进口商所在国家（地区）名称及其在《国别（地区）代码表》中对应的代码。

（18）运抵国（地区）。此栏应当填写出口货物直接运抵国家（地区）的名称及其在《国别（地区）代码表》中的相应代码。如果运输在中转国（地区）发生商业性交易的，则填写该国家（地区）名称及其代码。

（19）指运港。此栏应当填写出口货物运往境外的最终目的港的名称及其在《港口代码表》中的相应代码。

（20）包装种类。此栏应当填写出口货物的运输包装、其他包装的名称及其在《包装种类代码表》中的对应代码。

（21）件数。此栏应当填写出口货物运输包装的件数，与装箱单所列的相一致。属于裸装货物的，填报"1"。

（22）毛重（千克）。此栏应当填写出口货物加上其包装材料的重量和计量单位千克，不足1千克的，填报"1"，并与装箱单所列的相一致。

（23）净重（千克）。此栏填写进口货物毛重减去外包装材料后的重量，计量单位为千克，不足1千克的填报为"1"，并与装箱单所列的相一致。

（24）成交方式。此栏应当填写出口货物实际成交方式在《成交方式代码表》中对应的代码。无实际进境的货物，成交方式填报"FOB"。

（25）运费。此栏应当填写出口货物的运费和对应的币种代码，可选择运费单价、总价或运费率中的一种方式填报，并注明运费标记（"1"表示运费率，"2"表示每吨货物运费单价，"3"表示运费总价）。

（26）保费。此栏应当填写出口货物的保险费用和对应的币种代码，可选择保险费总价或保险费率，并注明保险费标记（"1"表示保险费率，"3"表示保险费总价）。

（27）杂费。此栏应当填写出口货物成交价格以外的、按照《进出口关税条例》相关规定应计入完税价格的费用和币种代码，可选择杂费总价或杂费率，并注明杂费标记（"1"表示杂费率，"3"表示杂费总价）。

（28）随附单证及编号。此栏应当填写出口许可证或监管证件在《监管证件代码表》中的对应证件代码及编号。

（29）标记唛码及备注。此栏应当填写出口货物包装上标记唛码中除图形以外的文字和数字，无标记唛码的填报"N/M"。备注的填写方法：属于出口跨境电子商务的货物填写跨境电子商务；属于法定检验检疫的货物，填写应检商品。

（30）项号。此栏应当分两行填写：第一行填写报关单中的商品顺序编号；第二行填写备案序号，即《加工贸易手册》或《征免税证明》等备案、审批单证中的顺序编号。

（31）商品编号。此栏应当填写出口货物10位数码商品编号。前8位数码为《进出口税则》《海关统计商品目录》确定的编码，第9位、第10位数码是监管附加编号。

（32）商品名称及规格型号。此栏第一行应当填写出口货物名称，并能满足海关归类、审价及许可证件管理要求；第二行应当填写出口货物规格型号。

（33）数量及单位。此栏应当分三行填写：第一行按出口货物法定第一计量单位填写数量及单位；第二行按照法定第二计量单位填写数量及单位，如果没有则为空；第三行填写成交计量单位及数量。

（34）单价。此栏应当填写同一项号下出口货物实际成交的商品单位价格。无实际成交价格的，填写单位货值金额。

（35）总价。此栏应当填写同一项号下出口货物实际成交的商品总价格。无实际成交价格的，填写货值金额。

（36）币制。此栏应当填写出口货物实际成交价格的币种及其在《货币代码表》中对应的代码。如果《货币代码表》中没有实际成交的币种，需将实际成交货币按申报日的外汇折算率折算成《货币代码表》中列明的币种。

（37）原产国（地区）。此栏应当填写出口货物原产国或地区的名称及其在《原产地区代码表》中对应的代码。原产国或地区无法确定的，填写"国别不详"。

（38）最终目的国（地区）。此栏应当填写出口货物最终实际消费、使用或进一步加工制造国家或地区的名称及其在《国别（地区）代码表》中对应的代码。

（39）境内货源地。此栏应当填写出口货物在国内的产地或加工地的名称及其在《国别（地区）代码表》中对应的代码。如果难以确定，可填写最早发运出口货物的单位所在地名称及其代码。

（40）征免。此栏应当根据海关核发的征免税证明或有关政策规定，选择海关规定的出口货物征减免税方式，并在《征减免税方式代码表》中选择相应的征减免税代码。

（41）特殊关系确认。此栏出口货物免予填报，加工贸易及保税监管货物（内销保税货物除外）免予填报。

（42）价格影响确认。此栏出口货物免予填报，加工贸易及保税监管货物（内销保税货物除外）免予填报。

（43）支付特许权使用费确认。此栏出口货物免予填报，加工贸易及保税监管货物（内销保税货物除外）免予填报。

（44）自报自缴。进出口企业采用"自主申报、自行缴税"（自报自缴）模式向海关申报时，此栏应当填写"是"，反之填写"否"。

（45）报关人员。此栏填写在海关备案的报关人员姓名、证号、电话，并加盖申报单位印章。

（46）申报单位。自理报关的，此栏填报出口企业的名称及其编码；委托代理报关的，此栏填报报关企业名称及其编码。编码填报 18 位数码的统一社会信用代码。

（47）海关批注及签章。此栏供海关作业时签注。

2）出口货物整合申报

根据海关总署统一部署，从 2018 年 8 月 1 日起实施进出口货物整合申报，将原报关单和报检单合并为一张报关单，申报项目经过梳理整合后大幅度减少，避免了重复的部分。整合后的随附单证避免了原报关单与报检单重复提交的随附单据和相关单证，整合后的参数代码统一了原报关单和报检单共有项目的代码，整合后的报关单由竖版改为横版，整合后的申报系统为用户提供了"单一窗口"和"互联网＋海关"申报平台的接口，申报系统按照整合申报内容对原有报关单和报检单的申报数据项、参数、随附单据等进行了调整。

（1）出口货物整合申报流程。第一步，申报企业登入"单一窗口"平台，点击"货物申报"服务模块，进入"出口报关单"界面，根据报检报关材料录入相关数据，向属地海关进行电子数据出口货物报关单申报。第二步，申报企业收到属地海关"现场交单通知"后，根据报检报关材料缮制纸质中华人民共和国海关出口货物报关单，备齐出口贸易合同、商业发票、装箱单、出境动物检疫证书、出境动物卫生证书、熏蒸/消毒证书、纸质中华人民共和国海关出口货物报关单等向指定查验部门窗口递交指定书面单证。第三步，属地海关在出境动物、动物产品和其他检疫物运抵海关监管区后根据书面单证进行查验，核准后收讫出口关税及费用，并在出口货物报关单上盖"放行章"。

（2）出口货物整合申报电子数据报关单填报。报关单主要由表头、表体、表头折叠、表体折叠、集装箱、随附单证六个项目组成,具体栏目见图 5-2,所有栏目的填报要求参见第四章第三节中"出口货物电子数据报关单"的相关内容。

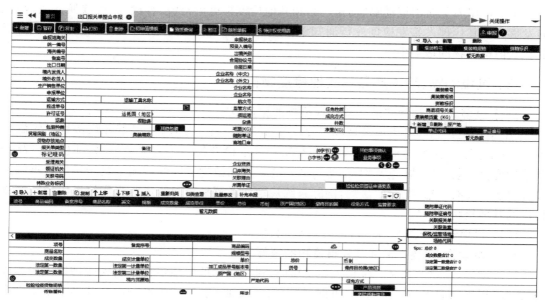

图 5-2 出口货物"整合申报"电子数据报关单

4. 报检报关材料的受理

出境口岸海关在受理出境动物及其产品报关报检时,对申请材料进行审核,对出口许可证、出口贸易合同中的当事人名称以及货物信息进行核准,对材料齐全、相关信息一致的,予以受理。如果当事人名称、货物信息不一致,出境口岸海关不受理其报关报检。

5. 出境动物、动物产品和其他检疫物的检疫

出境口岸海关受理后,可在海关监管作业区或仓库根据进口国家或地区与我国双边检疫协定,或出口贸易合同约定的检验要求,或我国动植物检疫规定,对出境动物、动物产品和其他检疫物实施检疫,也可根据要求在生产或加工过程中进行检疫。如果出境动物、动物产品和其他检疫物需要隔离检疫,在出境口岸海关指定的隔离场所实施检疫。经检疫合格的出境动物、动物产品和其他检疫物由出境口岸海关出具检验检疫证书,相关证书信息如表 5-7 所示。

表 5-7 出境动物、动物产品和其他检疫物检疫证书

证单名称	适用范围	签发人
出境动物卫生证书	证明出境活体动物符合输入国家或地区与我国协定、出口贸易合同规定的卫生检疫要求	官方兽医
熏蒸/消毒证书	证明出境动物、动物产品、其他检疫物容器、包装、铺垫材料符合我国有关法律法规、部门规章所规定的相关卫生要求	授权签字人

在启运地口岸海关检疫合格的出境动物、动物产品和其他检疫物,在运达出境口岸时,由出境口岸海关对动物进行复检,对出境动物产品、其他检疫物进行验证或换证。若出境动

物产品、其他检疫物到达出境口岸后需要拼装，或超过检疫有效期，应当重新报检。

6. 出境动物、动物产品和其他检疫物的放行

出境口岸海关对出境动物、动物产品和其他检疫物进行检疫、复检、验证或换证放行后，向发货人或其代理人签发检疫放行通知单。发货人或其代理人凭其办理出境动物、动物产品和其他检疫物的报关手续。

三、过境动物、动物产品和其他检疫物检疫

（一）过境动物、动物产品和其他检疫物的检疫范围

《中华人民共和国进出境动植物检疫法实施条例》第二条规定，以下各物按规定实施检疫：①进境、出境、过境的动植物、动植物产品和其他检疫物。②装载动植物、动植物产品和其他检疫物的装载容器、包装物、铺垫材料。③来自动植物疫区的运输工具。④进境拆解的废旧船舶。⑤有关法律、行政法规，国际条约规定或者贸易合同约定应当实施进出境动植物检疫的其他货物、物品。

（二）过境动物、动物产品和其他检疫物的检疫

1. 过境动物、动物产品和其他检疫物的报检

办理动物、动物产品和其他检疫物过境时，过境动物的申请单位承运人或押运人应当向海关总署提出书面申请，提供运输单据、输出国家或地区官方检疫部门出具的动物卫生证书复印件和输入国家或地区官方检疫部门出具的准许进境的证明文件，以及过境路线说明。海关总署对申请单位提供的材料进行审查，核准后签发动物过境许可证。承运人凭过境许可证向进境口岸海关查验部门办理报检手续。

2. 过境动物、动物产品和其他检疫物的检疫

进境口岸海关查验部门检疫工作人员对动物、动物产品和其他检疫物进行检疫，装载过境动物、动物产品和其他检疫物的容器和包装物必须完好，对运输工具、容器的外表进行消毒，并派检疫工作人员监运至出境口岸。

3. 过境动物、动物产品和其他检疫物的监管

如果装载过境动物、动物产品和其他检疫物的运输工具、容器和包装物有可能途中散漏，进境口岸海关查验部门有权要求承运人或押运人采取密封措施，无法采取密封措施的货物，不准过境。过境运输工具在中国境内停留期间，擅自将所装载的动物、动物产品和其他检疫物带离运输工具，或擅自开拆过境动物、动物产品和其他检疫物包装，或擅自抛弃过境动物的尸体、排泄物、铺垫材料等的承运人或押运人，将由进境口岸海关处 3 000 元以上 3 万元以下罚款。

四、进境旅客携带物与邮寄物检疫

（一）进境旅客携带物检疫

《进出境邮寄物检疫管理办法》的规定，旅客携带动物、动物产品入境时需要办理检疫审批手续，因科学研究等特殊需要携带有害生物，来自动物疫情流行的国家和地区的动物及动物产品、动物尸体入境的，应申请办理动物检疫特许审批手续。属于我国《禁止携带、邮寄进境的动植物及其产品名录》所列各物，经国家有关行政主管部门审批许可，并具有输出国家或地区官方机构出具的检疫证书的，可以携带入境。

（二）进境邮寄物检疫

《进出境邮寄物检疫管理办法》的规定,邮寄动物及动物产品入境需要办理检疫审批手续,因科学研究等特殊需要,邮寄有害生物、来自动物疫情流行的国家和地区的动物及动物产品、动物尸体入境的,应申请办理动物检疫特许审批手续。属于我国《禁止携带、邮寄进境的动植物及其产品名录》所列各物,经国家有关行政主管部门审批许可,并具有输出国家或地区官方机构出具的检疫证书的,可以邮寄入境。

海关对进境邮寄物实施全申报管理,并对疫区邮包实施检疫消毒。所有进境邮寄物需要检疫查验,海关人员若发现可疑应检物可作进一步拆包查验。邮政指定专人负责拆包,由海关人员实施检疫查验。邮寄物内未发现应检物的,经检疫合格予以放行。查验发现不合格物品,海关作退回或销毁处理,并向收件人寄送"进境邮寄物处理通知单"。

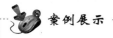 **案例展示**

违法邮寄禁止进境活蜘蛛

某机场海关查验工作人员对来自中国台湾地区申报邮件品名为"模型"的进境小包邮件实施机检查验,通过 X 光机检查发现,该邮件内部图像异常,开拆查验发现内有活蜘蛛 18 只,工作人员即刻将该邮件扣留并派专人送至海关技术中心动植物检疫实验室进行物种鉴定,鉴定结果为中华大扁锹。我国《进出境动植物检疫法》及其实施条例规定,活体动物属于禁止邮寄的进境物品,非法购买来源不明的物种,极可能造成外来物种入侵,将对我国生态环境造成危害。

第三节　进出境植物检疫及通关

一、进出境植物检疫范围

《进出境动植物检疫法》及其实施条例等法律法规对进出境植物实施法定检疫范围进行了规定,包括以下五个方面。

（一）进出境植物、植物产品和其他检疫物

进出境植物是指栽培植物、野生植物及其种子、种苗及其他繁殖材料(以下简称"植物繁殖材料")等。进出境植物产品是指来源于植物未经加工,或虽经加工但仍有可能传播病虫害的产品,如粮食、豆、棉花、油、麻、烟草、籽仁、干果、鲜果、蔬菜、生药材、木材、饲料等。进出境其他检疫物是指植物性废弃物等。

1. 适用自动进口许可证管理的货物

《自动进口许可管理货物目录(2023 年)》规定的进出境植物及植物产品有 10 个种类,计 67 个货种,分别为木薯,有 3 种货物;大麦,有 2 种货物;高粱,有 2 种货物;大豆,有 6 种货物;油菜籽,有 4 种货物;食糖,有 7 种货物;玉米酒糟,有 2 种货物;豆粕,有 2 种货物;植物油,有 17 种货物;烟草,有 22 种货物。

2. 适用出口许可证管理的货物

根据商务部、海关总署联合公布的《出口许可证管理货物目录（2023 年）》规定，属于出口许可证管理的植物及其产品有 10 个种类，计 69 个货种，分别为：小麦，有 8 种货物；玉米，有 4 种货物；大米，有 20 种货物；小麦粉，有 6 种货物；玉米粉，有 7 种货物；大米粉，有 8 种货物；药料用人工种植的麻黄草，有 1 种货物；甘草及甘草制品，有 6 种货物；蔺草及蔺草制品，有 4 种货物；棉花，有 5 种货物。其中，小麦、玉米、大米、小麦粉、玉米粉、大米粉、棉花凭配额证明文件申领出口许可证。

（二）装载进出境植物、植物产品和其他检疫物的容器、包装物和铺垫材料

容器是指为便于进出境植物、植物产品和其他检疫物的运输，在承运过程中使用植物性材质制作的笼、箱、桶和筐等，容器可多次使用。包装物是指在生产流通过程中直接用植物性材质包装植物产品，随同其一起出售的销售包装，如纸袋、纸箱、木盒等。铺垫材料是指在承运过程中直接将植物性材质用作铺垫的材料。

（三）来自植物疫情国家或地区运输工具

凡是来自植物疫情国家或地区的船舶、航行器、列车和卡车等运输工具必须实施检疫。植物疫情是指有害生物大范围发生并迅速传播导致农作物、林木等植物造成严重危害的情形。植物疫情流行的国家与地区名录由国务院农业农村部相关部门确定，并予以公布。

（四）进境拆解的废旧船舶

如果是装载植物、植物产品和其他检疫物的进境拆解的废旧船舶，必须实施检疫。

（五）双边贸易国家法律法规、国际条约或国际贸易合同规定实施植物检疫的货物和物品

双边贸易国家法律法规、国际条约、国际贸易合同规定对进出境植物检疫的货物和物品，必须依据相关规定进行检疫。

二、进出境植物检疫及通关

（一）进境植物、植物产品和其他检疫物的报关报检

1. 进境植物、植物产品和其他检疫物的检疫审批

1）进境植物、植物产品和其他检疫物检疫审批的申请

申请单位进口企业应在签订进口贸易合同前向属地直属海关办理进境植物、植物产品和其他检疫物等的审批手续。引进非禁止的进境植物繁殖材料的，引种单位、个人或其代理人须按照有关规定向国务院农业农村部及其授权机构申请办理国外引种检疫审批手续；引进带有土壤或生长介质的进境植物繁殖材料的引种单位、个人或其代理人须向海关总署申请办理输入土壤或生长介质的特许检疫审批手续。

2）进境植物、植物产品和其他检疫物检疫审批的核准

属地直属海关对申请单位提供的检疫审批申请材料进行初审，如果材料齐全、输出国家或地区没有植物疫情，进境植物、植物产品和其他检疫物符合中国有关动植物检疫法律法规、部门规章以及中国与输出国家或地区签订有关双边检疫协定的相关规定，给出初审意见，并将所有材料上报海关总署审核。海关总署核准后签发进境动植物检疫许可证。

2. 进境植物、植物产品和其他检疫物的报关报检

国内进口企业在取得进境动植物检疫许可证后与国外出口企业订立进口贸易合同，在

合同中列明检疫要求,并在植物、植物产品和其他检疫物进境前或进境时,自理向入境口岸海关办理报关报检手续,也可委托国际货运代理公司代理进行报关报检。

1）报关报检时间与地点

进口植物、植物产品和其他检疫物的收货人或其代理人应当在进境前或者进境时向入境口岸海关办理报关报检手续。进口植物繁殖材料的收货人或其代理人应当进境前 7 日向入境口岸海关办理报关报检手续。植物性包装物、铺垫材料进境时,收货人或其代理人应当及时向入境口岸海关办理报关报检手续。属于转关输入植物、植物产品和其他检疫物的,收货人或其代理人应当在其进境时向入境口岸海关申报,到达指运地时向指运地口岸海关办理报检手续。

2）报关报检材料

进口植物、植物产品和其他检疫物的收货人或其代理人在向入境口岸海关办理报关报检手续时应当提供进口贸易合同、进境动植物检疫许可证、输出国家或地区官方植物检疫部门出具的植物检疫证书、进口货物报关单、入境货物报检单、产地证书、国外发票、提单等指定材料。

3）报关报检材料的受理

口岸隶属海关在受理进境植物、植物产品和其他检疫物的报关报检时,对申请材料进行审核,对自动进口许可证、进境动植物检疫许可证、进口贸易合同中的当事人名称以及货物信息进行核准,对材料齐全、相关信息一致的,予以受理。未能提交进境动植物检疫许可证,或无输出国家或地区动植物检疫机构出具有效检疫证书的,隶属海关将作退回处理。

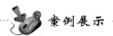 案例展示

未办理进口蝴蝶兰小苗入境检疫审批

浙江 A 进出口贸易公司受浙江 B 花卉种苗公司的委托从中国台湾地区进口一批蝴蝶兰小苗,并向入境口岸海关办理进口货物报关报检手续,提供了进口贸易合同、进境动植物检疫许可证等材料。海关对申报材料审核时发现 A 进出口贸易公司提供的进境动植物检疫许可证的内容与实际货物情况不符。经海关核查,确认 A 进出口贸易公司未办理进口蝴蝶兰小苗的检疫审批,而是提供了用于其他进出口贸易公司的进境动植物检疫许可证来谎报,企图蒙混过关,违反了《进出境动植物检疫法实施条例》的相关规定,并依据相关规定对其进行行政处罚。

4）进境检疫物的查验

口岸海关查验部门检疫人员按照规定检查植物、植物产品和其他检疫物包装是否完好、是否被病虫害污染,发现破损或被病虫害污染现象时要求收货人或其代理人对该批货物、运输工具和装卸现场采取防疫措施。如果来自植物疫情国家或地区的植物、植物产品和其他检疫物,应在海关监管作业区实施检疫。如果动植物包装物、铺垫材料携带病虫害、混藏杂草种子、沾带土壤,应按照规定进行检疫。如果是大宗动植物产品,应实施就地分层检查,不能就地检查的,运往指定的地点检查,途中发现疫情时要求收货人或其代理人作除害处理。

5）进境检疫物的放行

口岸海关查验部门对经检疫合格的进境植物、植物产品和其他检疫物，在进口货物报关单上加盖放行章，或签发检疫放行通知单。需要调离入境口岸海关监管作业区检疫的，由入境口岸海关签发《检疫调离通知单》，收货人或其代理人凭加盖印章的《检疫放行通知单》《检疫调离通知单》办理提运手续。如果进境植物、植物产品和其他检疫物经检疫不合格，口岸海关查验部门应向收货人或其代理人签发检疫处理通知单，通知其作除害处理。

（二）出境植物、植物产品和其他检疫物的报关报检

发货人自行或委托代理人通过"单一窗口"或"互联网＋海关"一体化网上办事平台向出境口岸海关办理出境植物、植物产品和其他检疫物的报检报关手续，提供出口贸易合同、装箱单、商业发票、出口货物许可证、出境货物报检单、出口货物报关单等指定材料。出境口岸海关对申请材料进行审核，对出口许可证、出口贸易合同中的当事人名称以及货物信息进行核准，对材料齐全、相关信息一致的，予以受理。

经海关检疫合格的出境植物、植物产品和其他检疫物经发货人或其代理人的要求出具植物检疫证书（图5-3）。根据不同国家或地区针对不同植物及其产品采取不同的植物检疫要求，海关在《植物检疫证书》附加声明栏进行注明。例如：出口泰国水果植物检疫证书附加声明栏注明"该批水果符合中国和泰国进出口水果过境第三国检验检疫要求的议定书（This fruit is in compliance with the Protocol on the Inspection and Quarantine Requirements for Exportation and Importation of Fruits between China and Thailand through Territories of the Third Countries）"；出口哈萨克斯坦水果植物检疫证书附加声明栏注明"该批货物不携带欧亚经济委员会理事会第157号和158号决议中规定的检疫性有害生物（This consignment is free from quarantine pests specified in Decisions 157 and 158 of the Eurasian Economic Commission Council）"。

出境植物、植物产品和其他检疫物运达口岸时，出境口岸海关对其进行复检，并签发检疫放行通知单。发货人或其代理人凭其办理出境植物、植物产品和其他检疫物的报关手续，出口口岸工作区域的理货员凭其将货物装入运输工具。

中华人民共和国出入境检验检疫

ENTRY-EXIT INSPECTION AND QUARANTINE
OF THE PEOPLE'S REPUBLIC OF CHINA

植物检疫证书 　　　　　　　　　编号 No.：
PHYTOSANITARY CERTIFICATE

发货人名称及地址
Consignor and Address_____

收货人名称及地址
Consignee and Address_____

品名　　　　　　　　　　　　　　植物学名
Description of Goods_____ Botanical Name of Plants_____

（续图）

| 报检数量
Quantity Declared＿＿＿＿＿＿＿＿＿＿＿＿＿
包装种类及数量
Number and Type of Packages＿＿＿＿＿＿＿＿＿
产地
Place of Orijin＿＿＿＿＿＿＿＿＿＿＿＿＿
到达口岸
Port of Destination＿＿＿＿＿＿＿＿＿＿＿＿＿ | 标记及号码
Mark & No. |

运输工具　　　　　　　　　　　　　检验日期
Means of Conveyance＿＿＿＿＿＿＿＿＿＿＿　Date of Inspection＿＿＿＿＿＿＿

　　兹证明上述植物、植物产品或其他检疫物已经按照规定程序进行检查和/或检验，被认为不带有输入国或地区规定的检疫性有害生物，并且基本不带有其他的有害生物，因而符合输入国或地区现行的植物检疫要求。

　　This is to certify that plants，plant products or other regulated articles described above havd been inspected and /or tested according to appropriate procedures and are considered to be free from quarantine pests specified by the importing country /region，and practically free fron other injurious pests；and that they are consiaded to conform with the current phytosanitary requirements of the importing contry/region.

　　　　　　杀虫和/或灭菌处理 DISINFESTATION AND/OR DISINFECTION TREATMENT

日期　　　　　　　　　　　　　　　药剂及浓度
Date＿＿＿＿＿＿＿＿＿＿＿＿＿　　Chemical and Concentration＿＿＿＿＿＿＿
处理方法　　　　　　　　　　　　　持续时间及温度
Treatment＿＿＿＿＿＿＿＿＿＿＿　Duration and Temperature＿＿＿＿＿＿＿

　　　　　　　　　　　　附加声明 ADDITIONAL DECLARATION

印章　　　　签证地点 Place of Issue＿＿＿＿＿＿＿＿＿　签证日期 Date of Issue＿＿＿＿＿
Official Stamp　授权签字人 Authorized Officer＿＿＿＿＿＿＿　签 名 Signature＿＿＿＿＿＿

　　中华人民共和国出入境检验检疫机关及其官员或代表不承担本证书的任何财经责任。No financial liability with respect to this certificate shall attach to the entry-exit inspection and quarantine authority of the P. R. of China or to any of its officers or representative.

图 5-3　植物检疫证书

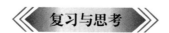

一、单项选择题

1. 以下各项中，不属于《自动进口许可管理货物目录（2023 年）》内的动物、动物产品种类的是（　　）。

A. 肉鸡   B. 鲜奶   C. 羊肉   D. 油菜子

2. 进出口货物报关单 18 位数码的预录入编号中的第 9 位数码是（   ）。

A. 进出口标志   B. 海关代码

C. 进出口年份   D. 顺序编号

3. 进出口货物报关单境外发货人或收货人国家代码在《国别（地区）代码表》中没有，应填报（   ）。

A. 境外发货人国家   B. 境外收货人国家

C. 不填   D. "NO"

4. 出口货物报关单的特殊关系、价格影响、支付特许权使用费的确认应填报（   ）。

A. "是"   B. "否"   C. 不填   D. "无"

5. 承运人凭（   ）向进境口岸海关查验部门办理报检手续。

A. 动物卫生证书   B. 消毒证书

C. 熏蒸证书   D. 过境许可证

6. 进出境植物的种子、种苗及其他繁殖材料简称为（   ）。

A. 栽培植物   B. 植物繁殖材料

C. 野生植物   D. 植物

7. 《自动进口许可管理货物目录（2023 年）》内进出境植物及植物产品有（   ）个种类。

A. 5   B. 10   C. 20   D. 25

8. 引进带有土壤或生长介质的进境植物繁殖材料须向（   ）办理特许检疫审批手续。

A. 海关总署   B. 商务部

C. 农业农村部   D. 直属海关

9. 出境植物产品经检疫符合标准或要求后，发货人向海关申请出具（   ）。

A. 植物检疫证书   B. 出口许可证

C. 进口许可证   D. 进境动植物检疫许可证

10. 发货人或其代理人凭（   ）办理出境植物、植物产品和其他检疫物的报关手续。

A. 植物检疫证书   B. 出口报关单

C. 检疫放行通知单   D. 出口许可证

二、多项选择题

1. 以下各项中，属于进口货物适用自动进口许可证的种类有（   ）。

A. 牛肉 11 种货物   B. 电气设备 17 种货物

C. 烟草 22 种货物   D. 移动通信产品 5 种货物

2. 进口企业向发证机构申请自动进口许可证应当提交（   ）等材料。

A. 自动进口许可证申请表   B. 企业法人营业执照

C. 进口贸易合同   D. 形式发票

3. 以下各项中，属于进口货物报关单的作用有（   ）。

A. 海关监管的依据   B. 海关征税的依据

C. 海关统计的依据   D. 进口企业索赔的依据

4. 进出口货物报检报关手续可通过（   ）进行办理。

A. 进出口企业网络平台   B. 中国国际贸易"单一窗口"

C. 国际货运代理公司网络平台　　　　　　D. "互联网＋海关"一体化平台

5. 填写进出口货物报关单申报日期的格式包括(　　　)。

A. YYYY　　　　　　B. YY　　　　　　C. MM　　　　　　D. DD

6. 进出口货物报关单中的运费要注明运费标记"1""2""3"分别表示(　　　)。

A. 运费率　　　　　　　　　　　　　B. 每吨货物运费单价

C. 运费总价　　　　　　　　　　　　D. 计价货币

7. 进出口货物报关单中的保费要注明运费标记"1"和"3"分别表示(　　　)。

A. 保险费　　　　B. 保险费率　　　　C. 计价货币　　　　D. 保险费总价

8. 关于进出口货物报关单中的数量及单位,以下各项中,属于正确填报方法的有(　　　)。

A. 第一行填报法定第一计量单位及数量

B. 第二行填报法定第二计量单位及数量

C. 第二行没有法定第二计量单位可不填

D. 第三行填报成交计量单位及数量

9. 出境动物、动物产品和其他检疫物的检疫地点包括(　　　)。

A. 承载该出境检疫物的运输工具　　　　B. 海关监管作业区

C. 海关监管仓库　　　　　　　　　　　D. 生产或加工车间

10. 在《出口许可证管理货物目录(2023 年)》内,凭配额证明申领出口许可证的植物、植物产品有(　　　)等。

A. 小麦　　　　　　B. 大米　　　　　　C. 棉花　　　　　　D. 玉米

三、判断题

1. 实行"一批一证"管理的自动许可证可在有效期内多处使用。　　　　(　　　)

2. 商务部对属于自动进口许可管理全部货物实行"非一批一证"管理。　(　　　)

3. 海关接受进口货物报关时,不接受纸质自动进口许可证。　　　　　(　　　)

4. 属于许可证管理范围内的出口动物及其产品必须领取出口许可证后才可办理报检报关手续。　　　　　　　　　　　　　　　　　　　　　　　　　　　　　(　　　)

5. 需要审批的进境动物、动物产品和其他检疫物应当向属地直属海关办理进境检疫审批手续。　　　　　　　　　　　　　　　　　　　　　　　　　　　　　　(　　　)

6. 属于转关货物的进境动物、动物产品和其他检疫物应在入境口岸海关办理报检。

(　　　)

7. 一份进出口货物报关单只允许填报一种监管方式。　　　　　　　(　　　)

8. 进口企业取得《进境动植物检疫许可证》前可与出口企业订立进口贸易合同。(　　　)

9. 属于转关输入植物产品,收货人应在其进境时向口岸海关办理报检手续。(　　　)

10. 海关对进境大宗动植物产品的,实施就地分层检查。　　　　　　(　　　)

四、简答题

1. 简述自动进口许可证的适用范围与申领程序。

2. 简述进境动物检疫的范围、审批条件和流程。

3. 简述出境动物检疫的范围、审批条件和流程。

4. 简述进境植物检疫的范围、流程、内容和要求。

5. 简述出境植物检疫的范围、流程、内容和要求。

第六章 进出口食品检验检疫与通关

 学习目标

◆ 了解进出口食品检验检疫相关法律法规的主要条款。

◆ 熟悉进出口食品与食品添加剂检验检疫的范围。

◆ 掌握进出口食品与食品添加剂检验检疫的流程、内容和要求。

◆ 增强进出口食品与食品添加剂报检报关工作中的企业社会责任意识。

本 章 概 要

　　本章包括三部分内容:第一部分为进出口食品生产经营企业管理,简要介绍进口食品境外生产经营企业的注册、备案及其要求和境内生产经营企业的管理;第二部分为进出口食品检验检疫及通关,介绍进出口食品的报检范围、安全评估、报检报关流程、监管的内容和要求等;第三部分为进出口食品添加剂检验检疫及通关,介绍进出口食品添加剂检验检疫的范围、审批、报检报关流程、监管的内容和要求等。

　　海关总署进出口食品安全局拟订进出口食品安全和检验检疫的工作制度,承担进口食品企业备案注册和进口食品的检验检疫、监督管理工作,并依据多双边协议承担出口食品相关工作。直属海关进出口食品安全处拟订本关区进出口食品和检验检疫工作制度的实施细则,承担本关区进口食品检验检疫和监督管理,并依据多边协议承担本关区出口食品相关工作。隶属海关的综合业务科和查验科负责本辖区进出口商品检疫业务的接单审核、征收税费、查验、放行等作业。

第一节　进出口食品生产经营企业管理

2022年1月实施的海关总署《中华人民共和国进出口食品安全管理办法》(以下简称《进出口食品安全管理办法》)第四条规定,进出口食品生产经营企业应当依照中国缔结或参加的国际条约或协定、中国法律法规和食品安全国家标准从事进出口食品生产经营活动,依法接受监督管理,保证进出口食品安全,对社会和公众食品安全负责,承担社会责任。

一、境外生产经营企业管理

进口食品境外生产经营企业包括向中国境内出口食品的境外生产企业、境外出口商或其代理商。境外生产经营企业应当遵守中国相关法律法规的规定,海关总署对其实施监督管理。

(一)境外食品生产企业注册

境外食品生产企业是指向中国出口食品的境外生产、加工和储存的单位。海关总署对境外食品生产企业实施注册管理。

1. 境外食品生产企业注册的条件

申请注册境外食品生产企业应当具备四项条件:一是境外食品生产企业所在国家或地区的食品安全管理体系应当通过海关总署的评估审查;二是境外食品生产企业食品安全管理体系经所在国家或地区主管当局批准设立,并在其有效监管之下;三是境外食品生产企业应当建立有效的食品安全卫生管理和防护体系,保证向中国境内出口的食品符合中国相关法律法规和食品安全国家标准;四是境外食品生产企业向中国境内出口食品应当符合海关总署与所在国家或地区主管当局商定的相关检验检疫要求。

2. 境外食品生产企业注册的方式

海关总署根据对食品的原料来源、生产加工工艺、食品安全历史数据、消费人群、食用方式等因素的分析,并结合国际惯例为境外食品生产企业提供向境外食品生产企业所在国家或地区主管当局推荐注册(以下简称"推荐注册")和境外食品生产企业申请注册(以下简称"申请注册")。

1)推荐注册

推荐注册适用于生产肉及其制品、肠衣、水产品、乳品、燕窝与燕窝制品、蜂产品、蛋与蛋制品、食用油脂和油料、包馅面食、食用谷物、谷物制粉工业产品和麦芽、保鲜和脱水蔬菜以及干豆、调味料、坚果与籽类、干果、未烘焙的咖啡豆与可可豆、特殊膳食食品、保健食品的境外食品生产企业。境外食品生产企业所在国家或地区主管当局应当对推荐注册的企业进行核查,确认符合注册要求后向海关总署推荐,并提供所在国家或地区主管当局的推荐函,承诺声明,审查报告和推荐企业名单以及企业注册申请书,企业身份证明文件,企业厂区、车间、冷库的平面图和工艺流程图等指定材料。

2)申请注册

申请注册适用推荐注册以外的进口食品境外生产企业,可自行或委托代理人向海关总署提出注册申请,并提供中文或英语的企业注册申请书、企业身份证明文件、企业承诺声明等指定材料。企业注册申请书内容应当包括企业名称、所在国家或地区、生产场所地址、法定代表人、联系人、联系方式、所在国家或地区主管当局批准的注册编号、申请注册食品种类、生产类型和生产能力等信息。

3. 海关总署的评审

海关总署组织评审组,通过书面检查、视频检查、现场检查等形式对申请注册的境外食品生产企业进行评审,对符合要求的境外食品生产企业予以注册,书面通知其所在国家或地区主管当局和申请企业。对不符合要求的境外食品境外生产企业不予注册,并书面通知相关当事人。境外食品生产企业注册有效期为5年,海关总署会在官网上公布进口食品境外生产企业注册名单,见表6-1。

表6-1   进口食品境外生产企业部分注册名单

国家	产品类别	在华注册号	本国注册号	企业名称	注册日期
美国	碳酸饮料	CUSA24042212160010	D00569616	DR PEPPER/SEVEN UP, INC.	2022.12.16
日本	膨化食品	CJPN31022212160116	1300-01-002342	KYOTO TAKARA SEIKA CO.,LTD.	2022.12.16
越南	蜜饯	CVNM31012212160066	3401161049	AN BINH INTERNATIONAL FOOD COMPANY LIMITED	2022.12.16
韩国	饼干、糕点、面包	CKOR25012212160129	451-88-01087	THETHE CO.,LTD.	2022.12.16
泰国	其他饮料	CTHA24092212160058	0503552001269	T. DRINK LIMITED PARTNERSHIP	2022.12.16
缅甸	咖啡豆及其制品	CMMR29012212160023	100845032	SHWE SIN NAN TAW TRADING COMPANY LIMITED	2022.12.16

(二) 境外食品出口商或代理商备案制度

1. 申请备案

海关总署对向中国境内出口食品的出口商或代理商实施备案制度。境外食品出口商或代理商向海关总署办理备案时,应提供企业备案信息,并对信息的真实性负责。海关总署核准后予以备案,并将境外食品出口商或者代理商备案名单在海关总署网站公布。

2. 变更备案

境外出口商或者代理商、食品进口商备案内容发生变更的,应当在变更发生之日起60日内,向备案机关办理变更手续。海关发现境外出口商或者代理商、食品进口商备案信息错误或者备案内容未及时变更的,可以责令其在规定期限内更正。

(三) 境外生产企业与境外出口商审核制度

境内食品进口商应当建立境外出口商、境外生产企业审核制度,重点审核两方面:一是境外出口商、境外生产企业制定和执行食品安全风险控制措施情况;二是进口食品符合中国法律法规和食品安全国家标准的情况。隶属海关依法对境内食品进口商实施的审核活动情况进行监督检查。海关总署对不符合我国相关法律法规要求的境外出口商、境外生产企业列入不良记录名单,对有违法行为的企业列入违法企业名单,并对外公布。

二、境内生产经营企业管理

境内生产经营企业包括境内食品进口商和境内出口食品生产经营企业。境内生产经营企业进口食品或出口食品应当遵守我国相关法律法规的规定,海关总署对其实施监督管理。

（一）境内食品进口商管理

1. 境内食品进口商备案

境内食品进口商登入海关总署进口食品、化妆品进出口商备案系统,填写申请人的真实信息,并向属地直属海关提交纸质申请材料。申请材料包括:已填制的进口商备案申请表;与食品安全相关的组织机构设置、部门职能和岗位职责;拟经营的食品种类和存放地点等。2年内曾从事食品进口、加工和销售的境内食品进口商,应当提供食品品种、数量等相关说明。海关对境内进口商申请备案材料进行审核,符合要求的,准予备案。

2. 进口食品及销售记录制度

进口食品的境内进口商按照海关的要求建立进口食品及销售记录制度,由专人填写进口食品记录表(表6-2)、进口食品销售记录表(表6-3),如实记录进口食品相关信息和购货者相关信息,并保存相关凭证。记录和凭证保存期限不得少于食品保质期满后6个月;没有明确保质期的,保存期限为销售后2年以上。隶属海关对境内进口商的进口食品记录表、进口食品销售记录表进行检查。

表6-2　　　　　　　　　　　　进口食品记录表

收货人名称:　　　　　　　　　　　　　　　　　　收货人备案号:

进口日期	商品名称	净含量/规格	数量/重量	生产日期	生产/进口批号	保质期	原产地	生产企业名称

生产企业在华注册号	境外出口商名称	进口商备案号	联系方式	进口合同号	进口口岸	入境时间	报检单编号	境外检验检疫证书编号

填表人:　　　　　　　　　　　　　　　日期:

表6-3　　　　　　　　　　　　进口食品销售记录表

收货人名称:　　　　　　　　　　　　　　　　　　收货人备案号:

销售日期	商品名称	净含量/规格	数量/重量	生产日期	生产/进口批号	购货单位名称	联系人/电话	发票流水号	备注

填表人:　　　　　　　　　　　　　　　日期:

(二) 境内出口食品生产经营企业管理

境内出口食品生产经营企业包括出口食品生产企业和出口食品原料种植场与养殖场等。境内出口食品生产经营企业应当遵守相关法律法规的规定,海关对其实施监督管理。

1. 出口食品生产企业管理

1) 出口食品生产企业备案

海关总署对出口食品生产企业实施备案制度,依法对其进行申请备案、撤销备案和注销备案。

(1) 申请备案。出口食品生产企业登入"互联网＋海关"一体化网上办事平台提交出口食品生产企业备案申请表(表6-4),填报相关信息。直属海关自接受申请备案材料之日起5日对其内进行审核,对材料齐全并符合法定形式的予以受理,并报送海关总署。海关总署组织专家进行评审,依据专家评审报告作出是否准予备案的决定,对准予备案的出口食品生产企业核发出口食品生产企业备案证明,有效期为5年。

表 6-4 　　　　　　　　　　　出口食品生产企业备案申请表

社会统一信用代码							
行政区划				主管海关			
生产企业名称				生产企业地址			
法定代表人(负责人)		电话		电子邮箱		身份证号	
海关业务联系人		电话		邮政编码		身份证号	
厂区面积			平方米	车间面积			平方米
企业总人数				管理者人数			
申请备案产品		产品名称		设计生产能力		主要出口国家或地区	
生产企业通过认证情况		认证种类		认证机构		证书编号	有效期限

　　我单位承诺已依法取得食品生产许可,且符合出口食品生产企业备案条件;已建立和实施以危害分析和预防控制措施为核心的食品安全卫生控制体系,体系包括食品防护计划;保证食品安全卫生控制体系有效运行,确保出口食品生产、加工、储存过程持续符合我国相关法律法规和出口食品生产企业安全卫生要求,以及进口国(地区)相关法律法规要求,现向海关申请办理出口食品生产企业备案,备案申请表填报内容真实有效。

法定代表人(或授权负责人)签名:

(企业公章)

年　　月　　日

（2）撤销备案。隶属海关根据"诚信守法便利、失信违法惩戒"原则,通过现场检查等方式加强对出口食品生产企业的监管,对违反《中华人民共和国食品安全法实施条例》（以下简称《食品安全法实施条例》）相关规定的出口食品生产企业,撤销其备案。撤销其备案有六种情形:①出口食品发生重大安全卫生事故;②出口食品生产、加工过程中有非法添加非食用物质、违规使用食品添加剂或采用不适合人类食用的方法进行生产、加工食品行为;③出口食品生产经营企业出租、出借、转让、倒卖、涂改备案证明;④出口食品生产经营企业不接受海关监督管理或在接受监督管理时隐瞒有关情况、提供虚假材料,且拒不改正;⑤出口食品生产经营企业存在着不受理出口食品报检情形,经整改后仍不能符合要求;⑥海关依法应当撤销备案证明的其他情形。出口食品生产企业发生上述情形之一的,海关将撤销备案证明,并予以公布。

（3）注销备案。隶属海关根据《食品安全法实施条例》相关规定,注销出口食品生产企业备案有四种情形:①出口食品生产企业备案有效期届满,未申请延续;②出口食品生产企业依法终止或申请注销;③备案证明依法被撤销;④依法应当注销备案证明的其他情形。出口食品生产企业发生上述情形之一的,海关注销备案证明,并予以公布。

2）出口食品生产企业记录制度

出口食品生产企业记录制度包括三个方面:一是建立原料、辅料、食品添加剂、包装材料与容器等进货查验记录;二是建立生产记录档案;三是建立出厂检验记录制度。出口食品生产企业记录保存期限不得少于2年,隶属海关对出口食品生产企业记录进行抽查。

2. 出口食品原料种植场与养殖场管理

海关总署对出口食品原料种植场、养殖场实施备案管理。出口食品原料种植场、养殖场应向属地直属海关提交指定材料办理备案手续,直属海关经初审后报送海关总署。海关总署核准后在网站上统一公布备案的原料种植场与养殖场的名单。种植场与养殖场应建立原料的生产记录制度,记录保存期限不得少于2年,隶属海关对出口食品原料种植场、出口食品原料养殖场的记录进行抽查。

3. 出口食品生产经营企业监督

对违反《食品安全法实施条例》相关规定的出口食品生产经营企业,隶属海关将其列入不良记录企业名单。如果出口食品因企业自身安全卫生方面问题在1年内被进口国或地区主管当局通报3次以上或经检验检疫时发现存在安全卫生问题或存在安全卫生隐患的,隶属海关对发生上述情形之一的出口食品生产企业责令其整改,在整改期间不受理该企业相关食品的出口报检。如果出口食品生产经营企业存在违法行为,将予以行政处罚,构成犯罪的,依法追究其刑事责任。

第二节　进出口食品检验检疫及通关

一、进口食品检验检疫及通关

（一）进口食品的报检范围

食品是指各种供人食用或者饮用的成品和原料以及按照传统既是食品又是药品的物品,但是不包括以治疗为目的的物品。进口食品的报检品类包括:肉类及其产品,含脏器、肠衣;鲜蛋类,含食用鲜乌龟蛋、食用甲鱼蛋;乳品,包括生乳、生乳制品、巴氏杀菌乳、巴氏杀菌工艺生产的调制乳;水产品,包括两栖类、爬行类、水生哺乳类动物及其他养殖水产品及其非熟制加工品、日本输华水产品等;可食用骨蹄角及其产品、动物源性中药材、燕窝等动物源性食品;各种杂豆、杂粮、茄科类蔬菜、植物源性中药材等具有疫情疫病传播风险的植物源性食品。

（二）进口食品安全评估

1. 进口食品安全评估的情形

海关总署对境外国家或地区进口食品安全启动评估和审查的情形有六种:①境外国家或地区申请向中国首次输出某类（种）食品;②境外国家或地区食品安全、动植物检疫法律法规、组织机构等发生重大调整;③境外国家或地区主管部门申请对其输往中国某类（种）食品的检验检疫要求发生重大调整;④境外国家或地区发生重大动植物疫情或食品安全事件;⑤海关在输华食品中发现严重问题,认为存在动植物疫情或者食品安全隐患;⑥其他需要开展评估和审查的情形。

2. 进口食品安全评估的审查

1) 审查的内容

海关总署对境外国家或地区食品安全管理体系评估的审查内容主要包括:食品安全、动植物检疫相关法律法规;食品安全监督管理组织机构;动植物疫情流行情况及防控措施;致病微生物、农兽药和污染物等管理和控制;食品生产加工、运输仓储环节安全卫生控制;出口食品安全监督管理;食品安全防护、追溯和召回体系;预警和应急机制;技术支撑能力;其他涉及动植物疫情、食品安全的情况。

2) 审查的步骤

（1）资料审查。海关总署组织专家对接受评估和审查的国家或地区递交的申请资料、书面评估问卷等资料实施审查,确认资料是否真实、是否完整、是否有效,如果资料或信息不完整,海关总署可要求相关国家或地区的主管部门补充相关资料或信息。

（2）视频检查或现场检查。已通过资料审查的国家或地区,海关总署组织专家通过视频或现场的方式对其食品安全管理体系进行检查,如果发现问题,可要求相关国家或地区主管部门及相关企业进行完善或整改。

（3）终止评估和审查。接受评估和审查的国家或地区发生下列情形之一的,海关总署可以终止评估和审查:①收到书面评估问卷 12 个月内未反馈;②收到海关总署补充信息和材料的通知 3 个月内未按要求提供;③突发重大动植物疫情或者重大食品安全事件;④未能配合中方完成视频检查或现场检查、未能有效完成整改;⑤主动申请终止评估和审查。

 案例展示

海关总署对 1 家阿根廷水产品企业暂停进口申报

海关总署于 2022 年 11 月 4 日发布公告称,阿根廷 1 家境外水产品企业 Conarpesa 连续两次未能配合海关总署完成该企业水产品安全管理体系现场视频的检查。海关总署决定自 2022 年 11 月 4 日起暂停该企业进口水产品的申报,并通报阿根廷官方主管部门。

（三）进境动植物检疫许可证申请

境内食品进口商与境外食品出口商就进口食品开展交易磋商，达成一致意见后向属地直属海关申请进境动植物检疫许可证，同一申请单位对同一品种、同一输出国家或地区的进口食品只能申请一次。境内食品进口商登入"互联网＋海关"一体化网上办事平台，点击"进出口食品"模块，在申请单中如实填报 H. S. 编码、品名、数量/重量、用途、产地、输出国家/地区、贸易方式、受理机构、进境口岸、指运地（结关地）、目的地、装载方式、运输方式、运输路线、境内指定认可存放单位等相关信息，并随附相关指定材料。直属海关对符合相关规定的申请材料进行受理，并报海关总署审批。海关总署自初审机构受理申请之日起 20 内签发进境动植物检疫许可证，它是境内食品进口商办理进口食品报关报检的主要证件之一。

（四）进口食品报关报检申报

境内食品进口商获取进境动植物检疫许可证后，与境外商品出口商签订进口食品贸易合同，经双方当事人签章后生效。境内食品进口商按照合同规定的期限、支付方式进行电汇或开立信用证，境外出口商按照合同规定的装运方式发货，并向境内食品进口商发送提/运单、商业发票、装箱单等电子单证。当进口食品到达指定的入境口岸时，境内食品进口商向入境口岸隶属海关办理进口食品报关报检手续，提供进口食品贸易合同、进境动植物检疫许可证、提/运单、进口货物报关单、入境货物报检单、商业发票、装箱单等指定材料。

（五）进口食品检疫查验

1. 进口食品检验检疫的依据

1）符合进口食品检验检疫指定要求

《进出口食品安全管理办法》第九条规定，进口食品应当符合中国法律法规和食品安全国家标准以及中国缔结或参加的国际条约、协定的相关要求。进口尚无食品安全国家标准的食品，应当符合国务院卫生行政部门公布的暂予适用的相关标准要求。利用新的食品原料生产的食品，或生产食品添加剂新品种、食品相关产品新品种，应取得国务院卫生行政部门新食品原料卫生行政许可。

2）符合进口食品包装、标签和标识要求

进口食品的包装和标签、标识应当符合中国法律法规和食品安全国家标准，有说明书的，还应当有中文说明书。具体要求如下：

（1）进口鲜冻肉类产品。其内外包装上应当有牢固、清晰、易辨的中英文或中文和出口国家（地区）文字标识，并标明以下内容：产地国家（地区）、品名、生产企业注册编号、生产批号；外包装上应当以中文标明规格、产地（具体到州/省/市）、目的地、生产日期、保质期限、储存温度等内容，另外必须标注目的地为中华人民共和国和出口国家（地区）官方检验检疫标识。

（2）进口水产品。其内外包装上应当有牢固、清晰、易辨的中英文或中文和出口国家（地区）文字标识，并标明以下内容：商品名称和学名、规格、生产日期、批号、保质期限和保存条件、生产方式（如海水捕捞、淡水捕捞、养殖）、生产地区（如海洋捕捞海域、淡水捕捞国家或者地区、养殖产品所在国家或者地区）、涉及的所有生产加工企业（含捕捞船、加工船、运输船、独立冷库）名称、注册编号及地址（具体到州/省/市），必须标注目的地为中华人民共和国。

（3）进口保健食品、特殊膳食用食品。中文标签必须印制在最小销售包装上，不得加贴。

（4）进口食品内外包装。如有特殊标识规定,按照相关规定执行。

2. 进口食品检验检疫

进口食品到达入境口岸时,入境口岸隶属海关可在现场或指定场所实施检疫查验。检验内容包括七个方面:①运输工具、存放场所是否符合安全卫生要求;②集装箱号、封识号、内外包装上的标识内容、货物的实际状况是否与申报信息及随附单证相符;③动植物源性食品、包装物及铺垫材料是否携带病虫害或被病虫害污染;④内外包装是否符合食品安全国家标准,是否存在污染、破损、湿浸、渗透;⑤内外包装的标签、标识及说明书是否符合法律、行政法规、食品安全国家标准以及海关总署规定的要求;⑥食品感官性状是否符合该食品应有性状;⑦冷冻冷藏食品的新鲜程度、中心温度是否符合要求,是否有病变,冷冻冷藏环境温度是否符合相关标准要求,冷链控温设备设施运作是否正常,温度记录是否符合要求,必要时可进行蒸煮试验。

涉及安全、健康、环境保护项目不合格的,由海关书面通知食品进口商,责令其销毁或退运;其他项目不合格的,经技术处理符合合格评定要求的,方准进口。相关进口食品不能在规定时间内完成技术处理或者经技术处理仍不合格的,由海关责令食品进口商销毁或退运。

（六）进口食品放行

入境口岸隶属海关对进口食品实施检疫查验后,若单证齐全、内容真实,符合相关法律法规、部门规章的要求,对境内食品进口商征收进口关税,收取相关费用,并在报关单上盖"放行章"。境内食品进口商凭该报关单及提货单在指定地点提货。

（七）进口食品监管

1. 提高监督抽检比例

直属海关对境外发生的食品安全事件可能导致中国境内食品安全隐患的,或进口食品监督管理过程中发现不合格食品的,或发现其他食品安全问题的,依据其风险评估结果对相关进口食品采取提高监督抽检比例等措施。在采取提高监督抽检比例措施后再次发现不合格进口食品,或存在重大安全隐患的进口食品,直属海关可以要求食品进口商逐批向海关提交有资质的检验机构出具的检验报告,并对其进行验核。直属海关在规定的时间、批次内未发现不合格的进口食品,在对其风险评估基础上可以解除提高监督抽检比例的措施;进口食品输出国家或地区已采取预防措施,经海关总署风险评估能够保障食品安全,并在规定时间、批次内未发现不合格进口食品,直属海关取消逐批提交检验报告的控制措施。

2. 实施暂停或禁止措施

如果进口食品输入国家或地区发生重大动植物疫情或食品安全体系无法有效保证输华食品安全的,或进口食品被检疫传染病病原体污染的,或进口食品有证据表明能够成为检疫传染病传播媒介且无法实施有效卫生处理的,在采取提高监督抽检比例措施后再次发现不合格进口食品的,境外生产企业违反中国相关法律法规且情节严重的,其他信息显示相关食品存在重大安全隐患的,海关总署依据其风险评估结果,暂停或禁止进口相关食品。进口食品输出国家或地区已采取风险控制措施,且经海关总署评估符合要求的,直属海关可解除暂停或禁止的进口措施,恢复其进口,但要提高监督抽检的比例。

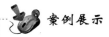 **案例展示**

海关总署对 3 家境外水产品企业采取暂停进口措施

海关总署于 2022 年 11 月 4 日发布公告称,在对印度 3 家境外水产品企业 M/s Milesh Marine Exports Pvt. Ltd.（注册编号为 1862）、M/s. Aishwarya Impex（注册编号为 1894）、M/s. Good Will Enterprise（注册编号为 1138）进行视频检查时,发现上述企业新冠肺炎疫情防控严重不符合联合国粮农组织（FAO）发布的《新冠肺炎（COVID-19）:防止新冠肺炎在食品企业传播的指南》的要求,食品安全卫生控制也不符合中方进口要求。海关总署决定自 2022 年 11 月 4 日起暂停其进口水产品的申报,并通报印度官方主管部门。

3. 停止销售和使用

境内食品进口商发现进口食品不符合我国相关法律、行政法规和食品安全国家标准的,或有证据证明可能危害人体健康的,应当立即停止销售和使用。如果已经销售和使用该进口食品,通知相关生产经营者和消费者召回进口食品,并将处理情况向入境口岸隶属海关报告。

二、出口食品检验检疫及通关

（一）出口食品的报检范围

根据《进出境动植物检疫法》及其实施条例、《食品安全法》及其实施条例等法律法规的规定,对列入《出入境检验检疫机构实施检验检疫的进出境商品目录》内的出口食品实施法定检验检疫。对属于中国作为成员国的国际条约或协定有特殊要求以及出口贸易合同条款列明检验检疫的出口食品实施检验检疫。

（二）出口食品检验检疫的依据

出境口岸隶属海关对出口食品实施检验检疫的依据包括两个方面:一是属于法定检验检疫出口食品和出口贸易合同条款列明的检验检疫出口食品,依据中国食品安全国家标准和其他适用标准实施检验检疫;二是属于贸易成员国条约或协定有特殊要求的出口食品检验检疫,依据指定食品标准、进口国或地区相关食品标准实施检验检疫。

（三）出口食品检验检疫地点

出口食品检验检疫地点有两种情形:一是依法由出口食品产地的隶属海关实施检验检疫;二是海关总署根据便利对外贸易和出口食品检验检疫工作需要指定其他地点实施检验检疫。生产企业和出口商应当按照法律、行政法规和海关总署的规定,向出口食品产地或组织货源地的隶属海关申请出口申报前监管,由其依法对出口食品实施现场检查和监督抽检。符合要求的,由隶属海关出具相关检验检疫证书;不符合要求的,由隶属海关书面通知出口商或其代理人,按照要求进行技术处理,合格后出具检验检疫证书。

（四）出口食品查验

出口食品检验检疫合格后,出口商或其代理人向出境口岸隶属海关办理出口货物报关手续,提交指定材料。隶属海关对申报材料和出口食品进行查验,确认材料齐全、内容真实、货证相符后予以放行。如果出现材料不齐全、内容不真实、货证不一致的现象,隶属海关对该批出口食品不予以放行。

（五）出口食品监管

出口食品因安全问题被国际组织、境外政府机构通报，海关总署对该出口食品生产企业和出口商开展核查，确认其责任后调整监督抽检比例，或撤回向境外官方主管机构的注册推荐，还可要求食品出口商逐批向海关提交检验报告。

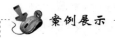 **案例展示**

上海大白兔牛奶试水海外

光明乳业股份有限公司和上海冠生园食品有限公司是中华老字号，两家企业强强联手，推出大白兔奶糖风味牛奶，并建立完备的出口产品预防性控制体系，按照先进的食品安全控制体系进行奶源精筛、品质把控，其中生乳每毫升菌落总数标准高于国家标准的20倍，生乳中的体细胞数量与欧盟标准持平。在大白兔奶糖风味牛奶出口前，光明乳业股份有限公司与当地官方主管机构或进口商约定采用光明乳业股份有限公司对该产品的检验标准。光明乳业股份有限公司是被我国海关总署向多国官方主管机构推荐的注册出口企业，大白兔奶糖风味牛奶受到了国外消费者的热烈欢迎，推动了国货走向国际市场的进程。

第三节　进出口食品添加剂检验检疫及通关

食品添加剂是指为改善食品品质和色、香、味以及为防腐、保鲜和加工工艺的需要而加入食品中的人工合成或天然物质，包括食品用的香料、食品工业用的加工助剂等。《进出境动植物检疫法》及其实施条例、《食品安全法》及其实施条例等法律法规对进出口食品添加剂的检验检疫的范围、审批、申报和查验等进行了规定。

一、进口食品添加剂检验检疫及通关

（一）进口食品添加剂检验检疫的范围

进口食品添加剂的检验检疫范围有两个方面：凡列入《出入境检验检疫机构实施检验检疫的进出境商品目录》内的进出口食品添加剂，必须实施法定检验检疫；凡列入国务院卫生行政管理部门发布的允许使用食品添加剂目录、食品添加剂使用标准、食品安全国家标准、食品添加剂使用标准、食品营养强化剂使用标准内的，并不属于进境动植物检疫许可管理的进出口食品添加剂，实施检验检疫。

（二）进口食品添加剂检验检疫的审批

凡列入《出入境检验检疫机构实施检验检疫的进出境商品目录》、进境动植物检疫许可管理内的进口食品添加剂应当向属地直属海关提出检验检疫审批申请，并提供指定材料。直属海关对申请材料进行初审后报海关总署，经海关总署核准后签发进境动植物检疫许可证。

（三）进口食品添加剂报关报检的申报

进口食品添加剂境内进口商获取进境动植物检疫许可证后,与境外食品添加剂出口商签订进口贸易合同,当承运进口食品添加剂的运输工具抵达入境口岸前,通过"互联网＋海关"一体化网上办事平台的"货物通关"和"进出口食品"服务模块向属地隶属海关办理报关报检手续,填报相关信息,并提供指定材料的电子文件。该申报材料可分为三类:第一类是基本单证,如进口贸易合同、进境动植物检疫许可证、进口货物报关单、入境货物报检单、产地证书、国外发票、提单等。第二类是指定文件,如进出口双方出具的产品用途声明、食品添加剂成分说明、加盖境内进口商经营许可证或食品生产许可证的复印件等。需办理进境检疫审批的进口食品添加剂应提供进境动植物检疫许可证,首次进口食品添加剂新品种应提供卫生部准予的进口证明文件和经卫生部批准的产品质量标准、检验方法标准。第三类是技术要求文本,如进口食品添加剂中文标签样张和说明书。进口食品添加剂全部用来加工后复出口的贸易应满足输入国或地区相关标准或技术要求。

（四）进口食品添加剂的检验检疫

入境口岸隶属海关受理进口食品添加剂报关报检材料后,进行审核,如属于检疫审批的进口食品添加剂,审核其是否提交进境动植物检疫许可证,审核进境动植物检疫许可证上食品添加剂名称与进口贸易合同的名称是否一致等。海关对材料齐全、内容真实的进口食品添加剂予以放行,并实施检验检疫。

1. 检验检疫的依据

入境口岸隶属海关对进口食品添加剂实施检验检疫的依据有六个方面:一是贸易国之间订立的双边协议或议定书或备忘录;二是食品安全国家标准和《关于进口食品、食品添加剂检验有关适用标准问题的公告》附件中列明的进口食品添加剂适用标准;三是属于首次进口添加剂新品种应当按照国务院卫生行政部门批准的产品质量标准和检验方法实施检验;四是属于《食品安全法》实施前已有进口记录但尚无食品安全国家标准的,在食品安全国家标准发布实施之前,按国务院卫生行政部门指定标准检验,如果没有国务院卫生行政部门指定标准,则按原进口记录中指定的标准实施检验;五是海关总署规定的检验检疫要求;六是进口贸易合同中的检验检疫要求高于以上规定的标准或技术要求的,则按该合同的要求实施检验检疫。

2. 标签和说明书的检验要求

《食品安全法》第九十七条规定,进口食品添加剂应当有包装、中文标签和中文说明书。进口食品添加剂的标签和说明书的要求有三个方面:一是食品添加剂的说明书应当符合我国相关法律、行政法规的规定以及食品安全国家标准的要求,并应当置于食品添加剂的外包装以内,避免与添加剂直接接触;二是食品添加剂的标签应当直接标注在最小销售单元包装上,并标明相关事项,包括名称、规格、净含量、成分或配料表,原产国（地）及境内代理商的名称、地址、联系方式,生产日期（批号）和保质期,产品标准代号,卫生部准予额进口证明文件号和批准的产品质量标准、贮存条件、使用范围、用量、使用方法,"食品添加剂"字样等;三是食品添加剂的标签和说明书与进口食品添加剂包装不得分离。

3. 检验检疫的内容

入境口岸隶属海关对抵达入境口岸的运输工具实施卫生检疫后要求其在指定地点卸货,并对进口食品添加剂实施现场检验检疫。具体内容如下:

（1）核对相关信息。确认货物的名称、数（重）量、包装、生产日期、承载工具号码、输出国家或地区等内容与所提供报检单证的内容是否相符。

（2）查验标签和说明书。确认标签、说明书是否与经检验检疫机构审核合格的样张和样本一致；确认标签、说明书的内容是否符合中国法律法规的规定和食品安全国家标准的要求。

（3）检查包装与容器。确认包装与容器是否完好，是否超过保质期，有无腐败变质，是否清洁、卫生。

4. 检验检疫的方式

检验检疫有两种方式：一是现场检验检疫，入境口岸隶属海关依据我国相关法律法规和食品添加剂使用标准以及进出口食品添加剂检验检疫监督管理工作规范等对进口食品添加剂检验检疫进行查验；二是实验室检验检疫，入境口岸隶属海关按照相关检验规程和标准的规定要求抽取检测样品，送实验室对质量规格、安全卫生项目和标签内容的真实性、准确性进行检测验证。

5. 检验检疫的结果

入境口岸隶属海关通过现场或实验室检验检疫后，依据检验检疫的结果进行判定。符合中国相关法律法规和国家标准关于进口食品添加剂检验检疫规定的，海关签发检验检疫证书或放行通知单。经检验检疫不符合相关规定的，海关要求境内进口商按照不同情形进行处理。涉及安全卫生项目不合格的，入境口岸隶属海关出具不合格证明，注明判定产品不合格所依据的标准及其名称与编号，并责成境内进口商按规定程序实施退运或销毁；涉及非安全卫生项目不合格的，入境口岸隶属海关要求境内进口商在海关监督下进行完善与处理，或改作他用，经重新检验检疫合格后，方可销售或使用。非安全卫生项目不合格的情形主要包括：①不符合相关国家标准或规定；②无生产与保质期；③超过保质期或腐败变质；④产品的色、香、味、形态、组织等存在异常情况或混有异物或被污染；⑤容器、包装密封不良、破损、渗漏严重，内容物受到污染；⑥使用来自国际组织宣布为严重核污染地区的原料生产；⑦食品添加剂与报检单证内容不符；⑧标签和说明书内容不符合要求或与提供的样张、样本不一致，等等。

（五）进口食品添加剂的监管

《食品安全法》第九十八条规定，境内进口商应当建立食品添加剂进口和销售记录制度，如实记录食品添加剂的名称、规格、数量、生产日期、生产或进口批号、保质期，境外出口商和境内购货者的名称、地址、联系方式，交货日期等内容，并保存相关凭证。记录和凭证保存期限不得少于产品保质期满后 6 个月；没有明确保质期的，保存期限不得少于 2 年。

《进出口食品添加剂检验检疫监督管理工作规范》第三十九条规定，境内进口商发现进口食品添加剂存在安全隐患，可能影响食品安全的，应当主动召回产品，并向属地隶属海关报告。如果境内进口商不履行召回义务的，由属地直属海关向其发出责令召回通知书，并报告海关总署。

二、出口食品添加剂检验检疫及通关

（一）出口食品添加剂报检的范围

其一，根据《进出境动植物检疫法》及其实施条例、《食品安全法》及其实施条例等法律法规的规定,对凡列入《出入境检验检疫机构实施检验检疫的进出境商品目录》内的出口食品添加剂实施法定检验检疫;其二,对凡列入食品安全国家标准、食品添加剂使用标准、食品营养强化剂使用标准内的出口食品添加剂实施检验检疫;其三,对凡属于贸易合同条款列明检验检疫的出口食品添加剂实施检验检疫。

（二）出口食品添加剂报检报关的申报

出口食品添加剂在装入运输工具前,境内生产企业向出境口岸隶属海关办理出口货物报检报关手续。境内生产企业登入"互联网＋海关"一体化网上办事平台,选择"货物通关"和"进出口食品"服务模块,在该界面显示的报关单中填报相关信息,并上传指定材料的电子文件。该申报材料主要包括:出口贸易合同,其条款应注明产品用途;产品检验合格证明原件,须列明检验依据的标准及其名称与编号;工商营业执照复印件;经营许可证复印件;食品添加剂标签样张和说明书样本;出口货物报关单;出境货物报检单、商业发票、装箱单等。

（三）出口食品添加剂的检验检疫

1. 检验检疫的依据

出境口岸隶属海关对出口食品添加剂实施检验检疫的依据包括:①贸易国之间订立的双边协议或议定书或备忘录;②进口国家或地区技术法规和标准,如果没有,可按中国食品安全国家标准或中国食品安全地方标准或省级卫生行政部门备案的企业标准检验;③出口贸易合同中列明的质量规格要求;④海关总署规定的其他检验检疫要求。

2. 检验检疫的要求

（1）出口食品添加剂境内生产企业必须取得卫生许可证。

（2）属于具有易燃、腐蚀性、毒性等危险特性,既列入《食品安全国家标准食品添加剂使用标准》,又列入《危险化学品目录》的出口食品添加剂,在检验检疫时不仅应满足出口食品添加剂的监管要求,还应符合出口危险化学品的监管要求。

（3）出口食品添加剂仅用于工业用途,不用于食品添加剂用途的,出口贸易合同中须有注明仅用于工业用途的证明文句。

3. 检验检疫的内容

出境口岸隶属海关按照相关检验规程和标准对出口食品添加剂进行现场检验检疫。具体内容包括:①核对货物的名称、数（重）量、生产日期、批号、包装、唛头、出口企业名称等是否与报检时提供的资料相符;②核对货物标签是否与报检时提供的标签样张一致,检查标签中与质量有关内容的真实性、准确性;③检查包装和容器是否完好,有无潮湿发霉现象,有无腐败变质,有无异味等。

4. 检验检疫的实施

出境口岸隶属海关对来自不同监管类别生产企业的出口食品添加剂按照相关检验规程、标准要求,抽取检测样品,对规格、安全卫生项目和标签内容进行检验检疫。检验检疫合格的,海关向境内生产企业出具出境货物换证凭单和相关检验检疫证书。检验检疫不合格的,海关要求境内生产企业进行处理,重新检验检疫合格后出具出境货物换证凭单;重新检验检疫后仍不合格的,出具不合格证明,并将有关信息通报产地隶属海关。

5. 检验检疫的放行

出境口岸隶属海关根据出境货物换证凭单内容查验该证项下的出口食品添加剂,符合规定或要求的,在其出口货物报关单上盖放行章,该单可作为出口装运的依据。

（四）出口食品添加剂的监管

境内生产企业应当建立出口食品添加剂的信息档案，主要包括食品添加剂的品名、数量、包装、进口国家或地区名称、生产批次号、报检号、境外进口企业的名称及联系人、食品添加剂标签样张与说明书样本、检验检疫证单，保存期不得少于 2 年，且不能少于保质期。如果境内出口经营企业发现出口食品添加剂在生产或经营中存在安全隐患，可能影响食品安全，或在境外涉嫌引发食品安全事件时，应当采取有效防控措施，并主动召回产品。

复习与思考

一、单项选择题

1. 以下各项中，不属于境外食品生产企业范畴的是（　　）。
   A. 向中国输出食品的境外生产企业　　　　B. 向中国输出食品的境外加工企业
   C. 向中国输出食品的储存企业　　　　　　D. 向中国输出的食品添加剂企业

2. 海关总署对中国境内食品进口商实施（　　）。
   A. 注册管理　　　　B. 备案登记　　　　C. 许可管理　　　　D. 监督管理

3. 生产食品相关产品的新品种，应取得国务院卫生行政部门的（　　）。
   A. 经营许可　　　　　　　　　　　　　　B. 生产许可
   C. 出口许可　　　　　　　　　　　　　　D. 新食品原料卫生行政许可

4. 进口鲜冻肉类产品必须标注目的地的（　　）。
   A. 入境口岸名称　　　　　　　　　　　　B. 城市名称
   C. 中华人民共和国　　　　　　　　　　　D. 进口商注册地名称

5. 境内食品进口商发现进口食品有证据证明可能危害人体健康的，应当（　　）。
   A. 出具卫生证书　　　　　　　　　　　　B. 出具消毒证书
   C. 出具进境动植物检疫许可证　　　　　　D. 停止销售和使用

6. 以下各项中，不属于提高进口食品监督抽检比例措施情形的是（　　）。
   A. 监管中发现不合格食品　　　　　　　　B. 食品安全体系无法保证食品安全
   C. 监管中发现其他食品安全问题　　　　　D. 可能导致中国境内食品安全隐患

7. 出口食品生产企业记录保存期限不得少于（　　）。
   A. 半年　　　　　　B. 1 年　　　　　　C. 1 年半　　　　　　D. 2 年

8. 以下各项中，不属于境内生产企业向出境口岸隶属海关提供单证的是（　　）。
   A. 出口贸易合同　　　　　　　　　　　　B. 产品检验合格证明
   C. 报关委托书　　　　　　　　　　　　　D. 食品添加剂标签样张样本

9. 出口经营企业发现出口食品添加剂经营中存在安全隐患应当首先（　　）。
   A. 召回产品　　　　　　　　　　　　　　B. 修理产品
   C. 更换产品　　　　　　　　　　　　　　D. 赔偿经济损失

10. 生产企业建立出口食品添加剂信息档案保存期不得少于 2 年，且不能少于（　　）。
    A. 出口贸易合同有效期　　　　　　　　　B. 检验检疫证书有效期
    C. 产品保质期　　　　　　　　　　　　　D. 出口许可证有效期

二、多项选择题

1. 进出口食品生产经营企业应当依照(　　　)，从事进出口食品生产经营活动。

A. 中国缔结或参加的国际条约或协定　　　B. 中国相关法律

C. 中国相关法规　　　D. 食品安全国家标准

2. 进出口食品生产经营企业从事进出口食品生产经营活动应当(　　　)。

A. 依法接受监督管理　　　B. 保证进出口食品安全

C. 对社会和公众食品安全负责　　　D. 承担社会责任

3. 出口食品生产经营企业包括(　　　)等。

A. 出口食品储存企业　　　B. 出口食品生产企业

C. 出口食品原料仓储企业　　　D. 出口食品原料种植与养殖场

4. 以下各项中,属于进口食品报检范围的有(　　　)等。

A. 肉类及其产品、动物源性食品

B. 鲜蛋类、乳品

C. 水产品

D. 具有疫情疫病传播风险的植物源性食品

5. 海关总署对境外国家或地区进口食品安全启动评估和审查的情形包括(　　　)等。

A. 对中国首次输出某类(种)食品

B. 对中国输出某类(种)食品检验检疫要求发生重大调整

C. 进口食品国家或地区发生重大动植物疫情或食品安全事件

D. 对中国输出进口食品存在安全隐患

6. 海关对涉及安全、健康、环境保护不合格的进口食品,应通知该进口商进行(　　　)。

A. 销毁　　　B. 技术处理

C. 退运　　　D. 卫生除害处理

7. 海关总署依据其风险评估结果,暂停或禁止相关进口食品的情形包括(　　　)。

A. 输入国家或地区发生重大动植物疫情　　　B. 被检疫传染病病原体污染

C. 其他信息显示食品存在重大安全隐患　　　D. 发现其他食品安全问题

8. 境内进口商办理进口食品添加剂报关报检,提供的指定材料电子文件有(　　　)。

A. 基本单证　　　B. 指定文件

C. 技术要求文本　　　D. 检验检疫证书

9. 涉及进口食品与商品添加剂检验检疫的主要法律法规有(　　　)。

A. 《食品安全法》　　　B. 《进出境动植物检疫法实施条例》

C. 《食品安全法实施条例》　　　D. 《进出口食品安全管理办法》

10. 《食品安全法》第九十七条规定,进口食品添加剂应当有(　　　)。

A. 包装　　　B. 中文标签

C. 中文说明书　　　D. 英文标签

三、判断题

1. 海关总署对境外食品生产企业和境内出口食品生产企业实施注册制度。　　　(　　　)

2. 境内生产经营企业包括境内食品进口商,不包括和境内出口食品生产企业。　　　(　　　)

3. 境内进口商应当按照海关的要求建立进口食品及销售记录制度。　　　(　　　)

4. 进口食品境外生产经营企业包括向中国境内出口食品的境外生产企业、境外出口商或其代理商。 （　　）

5. 海关总署对出口食品原料种植、养殖场实施注册管理。 （　　）

6. 利用新食品原料生产进口食品应取得我国主管部门新食品原料卫生行政许可。 （　　）

7. 进口保健食品和特殊膳食用食品的中文标签须印制在最小销售包装上。 （　　）

8. 进口鲜冻肉类产品包装上必须加施出口国家（地区）官方检验检疫标识。 （　　）

9. 食品添加剂是指为改善食品品质，为防腐、保鲜需要而加入食品中的天然物质。 （　　）

10. 所有的进口食品与食品添加剂都应获取进境动植物检疫许可证。 （　　）

四、简答题

1. 简述境外食品生产企业注册的条件和程序。

2. 简述境内出口食品生产企业备案撤销与注销的情形。

3. 简述海关总署对境外国家或地区进口食品安全评估的内容与程序。

4. 简述进口食品检验检疫的内容。

5. 简述进出口食品添加剂检验检疫的范围。

第七章　加工贸易货物监管与通关

 学习目标

◆ 了解加工贸易企业的分类及其管理方法。

◆ 熟悉加工贸易手册的设立、变更、核销的内容。

◆ 掌握加工贸易进出口货物报关程序及报关单的填写方法。

◆ 明确加工贸易业务的类型和区别。

◆ 增强加工贸易业务中的企业社会责任与法律意识。

本 章 概 要

　　本章包括四部分内容:第一部分加工贸易概况,简要介绍加工贸易企业和加工贸易货物的类型和监管以及加工贸易业务的类型及其内容;第二部分加工贸易手册管理,介绍加工贸易手册的设立、变更、核销以及加工贸易进出口货物和外发加工货物的管理;第三部分来料加工贸易货物通关,介绍来料加工贸易业务流程及其实例操作;第四部分进料加工贸易货物通关,介绍进料加工贸易业务流程及其实例操作。

　　海关总署企业管理和稽查司负责拟订加工贸易等保税业务管理制度与组织实施。直属海关稽查处拟订本关区加工贸易等保税业务的管理制度实施细则并组织实施,企业管理处承担本关区企业分类管理工作。隶属海关综合业务科和查验科负责本辖区加工贸易监管,对通关、转关及保税货物的存放、移动、放行实施实际监控,负责征收税费、查验、放行等作业。

第一节　加工贸易概况

一、加工贸易企业

加工贸易是指经营企业将进口的全部或部分原辅材料、零部件、元器件、包装物料（以下简称"料件"）经过加工或装配后，将制成品复出口的经营活动。国家对加工贸易实行保税制度，对以加工贸易方式进口货物暂时予以免征关税及其他进口环节税。企业开展加工贸易有利于减少资金占用，降低成本，更好地参与国际市场竞争。

（一）加工贸易企业的类型

加工贸易企业包括经海关注册登记的经营企业和加工企业。

1. 经营企业

经营企业是指负责对外签订加工贸易进出口合同的各类进出口企业和外商投资企业，以及经批准获得来料加工经营许可的对外加工装配服务公司。经营企业应当具有进出口经营权，应当自觉遵守我国法律法规的相关规定，维护国家经济利益。

2. 加工企业

加工企业是指接受经营企业委托，负责对进口料件进行加工或装配，且具有法人资格的生产企业，以及由经营企业设立的虽不具有法人资格，但实行相对独立核算并获取工商营业执照的工厂。加工企业应当具备相应的生产能力，包括与业务范围相适应的工厂、加工设备和工人，应当自觉履行安全生产、节能低碳、环境保护等社会责任。

（二）加工贸易企业的监管

1. 加工贸易企业经营状况及生产能力信息申报

为进一步提高便利化水平，商务部从 2019 年 1 月 1 日起取消旧的《加工贸易企业经营状况及生产能力证明》申领，由加工贸易企业自主承诺具备相应生产经营能力，通过"加工贸易企业经营状况及生产能力信息系统"（https：//ecomp. mofcom. gov. cn/)，填报新的加工贸易企业经营状况及生产能力信息表。加工贸易企业应当对填报信息的真实性作出承诺，如果作出不实承诺的，将被记入企业诚信记录，并依法采取降低海关信用等级等措施。加工贸易企业经营状况及生产能力信息表的有效期为自填报之日起 1 年，到期后或相关信息发生变化时再进行更新。

2. 加工贸易企业的分类管理

海关根据企业遵守法律、行政法规、部门规章、廉政规定和经营管理状况以及监管和统计记录等，对加工贸易企业进行分类管理，设置 AA、A、B、C、D 五个管理类别，对 AA 类和 A 类企业适用相应的通关便利措施，对 B 类企业适用常规管理措施，对 C 类和 D 类企业适用严密监管措施。

3. 加工贸易企业的监管模式

1）联网监管

加工贸易联网监管是指海关以中国电子口岸为平台依托公共网络为加工贸易企业业务提供网络化、无纸化服务，以电子账册为手段实行以企业为单元的实时监管、分段核销的管理模式。加工贸易企业需要实施联网监管的，可向属地直属海关提出申请。申请材料包括开展加工贸易业务所需进口料件、出口成品清单及对应的商品编号的纸质版原件1份；确认商品编号所需的相关资料的纸质版原件1份。

首先，直属海关对申请企业是否具备联网监管条件进行审核，该申请企业应当具有加工贸易经营资格，完成海关备案登记，并属于生产型企业；其次，直属海关根据申请企业的实际情况确定其实施联网监管的模式；最后，直属海关对经审核同意实施联网监管的申请企业发送海关实施加工贸易联网监管通知书。申请企业可登录"互联网＋海关"一体化网上办事平台或"单一窗口"进行查询。

2）以企业为单元加工贸易监管

海关总署发布的《关于全面推广以企业为单元加工贸易监管改革》对实施该监管模式的对象进行了规定，加工贸易企业必须是以自己名义开展加工贸易业务的生产型企业，其内部加工贸易货物流和数据流透明清晰，逻辑链完整，耗料可追溯，满足海关监管要求。海关对实施以单元加工贸易监管模式企业开展的业务有以下八个方面的监管对象。

（1）账册设立。加工贸易企业根据行业特点、生产规模、管理水平等因素选择以料号或项号进行账册设立。

（2）进出口。加工贸易企业应依据账册设立的料号或项号，以来料加工或进料加工监管方式申报进出口，并按照规定提交、保留、存储相应电子数据和纸质单证。

（3）外发加工。经营企业委托承揽者对料件进行加工，在规定期限内将加工后的产品最终复出口。

（4）深加工结转。加工贸易企业将保税进口料件的加工产品转至另一加工贸易企业进一步加工后复出口。

（5）集中内销。加工贸易企业应于每月15日前对上月发生的内销保税货物在提供税收担保的前提下集中办理纳税手续。

（6）核报。加工贸易企业自主核定保税进口料件的耗用量并向海关如实申报。

（7）剩余料件结转。加工贸易企业在核报前以剩余料件结转方式处置实际库存。

（8）核销。加工贸易经营企业加工复出口或办理内销等海关手续后，凭指定的单证向海关报核，海关按照规定进行核查以后办理解除监管手续。

二、加工贸易货物

加工贸易货物是指加工贸易项下的进口料件、加工成品以及加工过程中产生的边角料、残次品、副产品等。《中华人民共和国海关加工贸易货物监管办法》（以下简称《加工贸易货物监管办法》）规定，海关对加工贸易货物分为禁止类、限制类和允许类货物，并实施分类监管。

（一）禁止类货物

禁止类货物是指列入商务部、海关总署联合发布的《加工贸易禁止类商品目录》内的商品，属于国家禁止的进口料件、出口成品和加工产品。国家对列入该目录内的加工贸易货物取消其进口保税政策，但可按一般贸易方式开展进出口业务。商务部、海关总署每年将根据国家产业政策、生态环境、产业链等情形，通过联合发布《关于对加工贸易禁止类商品目录进行调整的公告》的形式对该目录内的商品进行调整。

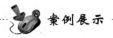案例展示

关于调整加工贸易禁止类商品目录的公告

（商务部　海关总署 2021 年第 12 号）

为支持加工贸易发展,稳定加工贸易产业链、供应链,自 2021 年 6 月 15 日起,加工贸易企业进口纸制品(税目 4801—4816)、加工出口纸制品(税目 4801—4816)不再列入加工贸易禁止类商品目录。

商务部　海关总署

2021 年 6 月 10 日

（二）限制类货物

限制类货物是指列入商务部、海关总署联合发布的《加工贸易限制类商品目录》内的货物,属于国内外价差大且不易监管的货物。商务部、海关总署将根据我国对外贸易发展,不定时地调整《加工贸易限制类商品目录》内的货物。海关对限制类货物的加工贸易实行银行保证金台账"实转",即加工贸易企业须开设银行保证金台账,但不须实际缴纳保证金。除 A 类企业外的加工贸易企业进口限制类料件时,海关向其收取保证金,在其规定期限内完成加工成品出口,并办理核销后再将保证金及利息予以退还。

《加工贸易货物监管办法》第四条规定:加工贸易进口料件属于国家限制性货物,经营企业免于向海关提交进口许可证件;加工贸易出口制成品属于国家限制性货物的,经营企业应当向海关提交出口许可证件。

（三）允许类货物

允许类货物是指除禁止类货物和限制类货物以外的其他货物。除 C 类企业外,海关监管区对允许类货物加工贸易实行银行保证金台账"空转"。

三、加工贸易业务

（一）加工贸易业务的类型

加工贸易业务分为来料加工和进料加工两种类型。

1. 来料加工

来料加工是指进口料件由境外企业提供,经营企业不需要付汇进口,按照境外企业的要求进行加工或者装配,只收取加工费,制成品由境外企业销售的经营活动。

来料加工业务与一般的进出口业务不同。一般的进出口贸易属于货物买卖;来料加工业务虽然有原材料、零部件的进口和成品的出口,但不属于货物买卖。因为原料和成品的所有权始终属于委托方,中方只提供劳务并收取约定的工缴费。来料加工这种委托加工的业务方式属于劳务贸易的范畴,是以商品为载体的劳务出口。

1）来料加工的形式

来料加工可分为两种形式:一是全部来料加工,即外商提供全部料件,委托加工方加工,加工方收取工缴费;二是部分来料加工,即外商提供部分料件,其余部分料件由加工方在国内市场采购,加工方收取工缴费和国内采购的料件费。

2）来料加工的特点

来料加工具有五个方面特点：一是外商提供全部或部分料件，加工方无需用外汇购买进口料件；二是来料加工的料件进口和成品出口系同一协议及同一客户；三是来料加工出口的成品，加工方不负责销售，由外商自行销售；四是外商提供的进口料件及加工的成品，加工方只拥有使用保管权以及根据合同规定所赋予的代办运输权、报关权，而不拥有所有权；五是加工方只收取合同规定的工缴费，不参与外商经营该业务所得利润的分配，也不承担在开展此业务过程中产生的经济风险。

2. 进料加工

进料加工是指进口料件由经营企业付汇进口，制成品由经营企业外销出口的经营活动。

1）进料加工的形式

进料加工可分为两种形式：一是进料加工对口合同，具有进出口经营权的企业对外签订进口料件合同和相应的出口成品合同，进口料件生产的成品、数量及销售流向都在进出口合同中予以确定；二是进料加工非对口合同，具有进出口经营权的企业对外签订进口料件合同，在向海关备案时尚未签订出口成品合同，进口料件生产的成品、数量及销售流向均未确定。

2）进料加工的特点

进料加工具有以下三个方面的特点：

（1）外汇购买。经营企业用外汇从国外购买进口原料，加工后成品由其负责外销。

（2）自行生产。经营企业进口料件后自行决定产品生产的数量、规格、款式，根据国际市场情况自行选择产品销售对象和价格。

（3）自负盈亏。由于进口料件是属于对外买断的，其产权归经营企业所有，自行决定进料、储存、生产和销售，与此同时，也自负盈亏，自担风险。

3. 来料加工与进料加工的区别

来料加工与进料加工虽然都属于"两头在外"的加工贸易方式，但两者有着以下三方面的区别：

（1）贸易性质不同。来料加工的经营企业或加工企业与外商签订加工贸易货物合同，属于委托与被委托的关系；进料加工经营企业与外商签订进口贸易合同，属于买卖关系。

（2）所有权不同。来料加工是由外商提供原材料、零部件、元器件，按其要求进行加工装配，生产出来的产品归外商所有；进料加工是由经营企业购买进口原材料、零部件、元器件，并按照自己要求进行加工生产，对进口原材料、零部件、元器件和加工生产的成品拥有所有权，产品可自主对外销售。

（3）风险大小不同。承接来料加工的经营企业或加工企业不用考虑原材料、零部件、元器件的采购以及成品销售，只收取工缴费，市场风险较小；采用进料加工贸易方式的经营企业自筹资金采购、自寻成品销路，实行自负盈亏，市场风险较大。

（二）特殊监管经济区加工贸易业务

1. 保税区加工贸易业务

保税区是指经国务院批准设立的，经海关批准注册的，可以较长时间存储商品，并受海关特殊监管的经济区域。加工贸易企业将采购的进口原材料、零部件、元器件在进入保税区后进行备案,将加工的成半成品或成品进行加工贸易手册核销,可复运出口。保税区内加工贸易企业进口原材料、零部件、元器件不需缴税,不受项目内容限制,也不实行外汇核销制度,有利于促进加工出口贸易的发展。

2. 保税港区加工贸易业务

保税港区是指经国务院批准设立的,在港口作业区和与之相连的特定区域内集港口作业、物流和加工为一体,具有口岸功能的海关特殊监管区域。加工贸易企业进口的用于制造、加工的原材料、零部件、元器件在进入保税港区陆上特定区域设立的出口加工区后应进行备案,暂缓缴纳进口税,加工的成半成品或成品应进行加工贸易手册核销,经海关核准后方可出口。保税港区加工贸易业务享受保税区开展加工贸易业务的优惠政策,也有利于我国加工贸易的快速发展。

3. 综合保税区委托加工业务

综合保税区是指设立在内陆地区集保税区与保税港区功能为一体的海关特殊监管区域,享有特殊政策,加工贸易企业可以在此开展国际中转、配送、采购、转口贸易和出口加工等业务。综合保税区委托加工是指综合保税区内的加工贸易企业利用监管期限内的免税设备接受综合保税区外企业委托,区外企业在料件入区时提供税款担保,完成加工后支付加工费,制成品运往境内区外时向海关缴纳关税的业务。

1) 委托加工的货物

海关总署《关于支持综合保税区内企业承接境内(区外)企业委托加工业务的公告》规定,综合保税区内企业开展委托加工货物是指委托加工的料件,包括来自境内区外非保税料件、区内企业保税料件以及成品、残次品、废品、副产品和边角料。除我国法律法规、部门规章规定的准许外,区内企业不得开展国家禁止进出口货物的委托加工业务。

2) 委托加工业务的管理

海关对综合保税区内企业开展委托加工业务的管理主要包括以下五个方面。

(1) 电子账册设立。综合保税区内企业应当设立专用的委托加工电子账册,按照海关监管要求如实申报企业库存、加工耗用等数据,并根据实际加工情况办理报核手续。

(2) 综合保税区内料件报关。委托加工业务使用综合保税区内企业保税料件的,应当事先如实向海关报备。

(3) 综合保税区外料件监管方式。委托加工业务的料件原则上由综合保税区外企业提供,其申报监管方式为"出料加工(代码1427)",运输方式代码为"Y";综合保税区内企业申报监管方式为"料件进出区(代码5000)",运输方式为"其他(代码9)"。综合保税区外入区的委托加工的料件属于征收出口关税商品的,综合保税区外企业应当按照海关规定办理税款担保事宜。

(4) 委托加工成品监管方式。委托加工成品运往区外时,综合保税区外企业申报监管方式为"出料加工(代码1427)",运输方式为"综合保税区(代码Y)"。

(5) 委托加工剩余料件监管方式。从综合保税区外入区的委托加工剩余料件运回综合保税区外的,区外企业申报监管方式为"出料加工(代码1427)",运输方式为"综合保税区(代码Y)";区内企业申报监管方式为"料件进出区(代码5000)",运输方式为"其他(代码9)"。

(三) 出境加工业务

出境加工业务是指我国境内符合条件的企业将自有的料件或半成品等货物委托境外企

业进行加工,在规定的期限内将加工产品复运进境,并支付加工费等相关费用的经营活动。出境加工货物不受加工贸易禁止类、限制类商品目录的限制,不实行加工贸易银行保证金台账及单耗管理等加工贸易相关规定。出境加工业务的特点是"两头在内、中间在外",有助于出境加工业务企业在全球化市场中优化资源配置。

1. 出境加工业务电子账册的设立

海关采用账册方式对出境加工货物实施监管。出境加工业务企业可通过中国国际贸易"单一窗口"办理出境加工账册设立手续,如实输入进出口口岸、商品名称、商品编号、数量、规格型号、价格和原产地等相关信息,提交出境加工合同、生产工艺说明、相关货物的图片或样品等指定电子材料。海关自接受申请之日起 5 个工作日之内,对符合要求的申请企业设立电子账册,核销期为 1 年。

2. 出境加工货物的报关

在同一口岸出口和复进口的出境加工货物的报关要求如下。

1) 出口料件的报关

出境加工货物从国内出口的,出口货物报关单的填写要求有:监管方式一栏填写出料加工,监管代码为 1427;征减免税方式一栏填写全免;备案号一栏填写账册编码;其他项目据实填写。

2) 产品复进口的报关

产品复进口是指从国外加工完毕后复运进口的出境加工货物活动。进口货物报关单产品复进口的填写方法如下:监管方式填写出料加工,监管代码为 1427;商品编号按实际情况填写;每一项复进口货物分列两个商品项申报,其中一项填写所含原出口货物价值,商品数量填写复进口货物实际数量,征减免税方式填写全免,另一项填写境外加工费、料件费、复运进境的运输费及其相关费用和保险费等,商品数量填写 0.1,征减免税方式填写照章征税;备案号填写账册编码,其他项目据实填写。海关根据我国《进出口关税条例》和《审定进出口货物完税价格办法》有关规定,以境外加工费、料件费、复运进境的运输费和保险费等为基础进行审查,并确定完税价格。

3. 出境加工业务账册的核销

出境加工业务企业进行账册核销有四种方式:一是出境加工账册采取企业自主核报、自动核销模式的,应在核销期结束之日起 30 日内向主管海关核报;二是出境加工货物因故无法按期复运进境的,应及时向主管海关书面说明情况,由海关根据其情况核实并扣除复运进境商品的数量;三是逾期不向海关核报的出境加工账册,海关将通过电子公告牌等方式对企业进行催告,经催告仍不核报的直接对账册进行核销;四是出境加工业务企业出现账册不平衡等异常情况的应当作出说明,并按具体情况办结相应海关手续后进行核销。

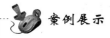 **案例展示**

广东省加工贸易发展概况

1978 年广东珠海香洲毛纺厂根据国务院颁布的《开展对外加工装配业务试行办法》,签订了全国第一份来料加工贸易合同,1992 年广东海关对企业实行分类管理,1995 年东莞

（续上）

市成为加工贸易进口料件试行银行保证金台账制度的试点，1999年广东省海关已办理深加工结转手续23万多份。2001年深圳海关对深圳富士康保税工厂进行"联网监管模式"的试点，充分利用现代科技手段，用一个电子底账代替多本纸质手册，实现了海关对加工贸易进口保税货物的全程有效监管。2002年广东省海关开展深加工结转监管模式改革，简化审批和报关手续。2009年广东省成为全国第一个加工贸易转型升级示范区，2017年广东省实施"以企业为单元"的加工贸易监管模式的试点。广东省海关不断改革，持续创新，深入贯彻习近平新时代中国特色社会主义思想和党的二十大精神，坚决落实党中央、国务院关于进一步简政放权、压缩通关时间、激发市场活力等决策部署，让诚信守法企业感受到海关监管便利和优质服务，不断促进加工贸易创新发展。

第二节　加工贸易手册管理

《海关法》第三十三条规定，从事加工贸易企业应按照海关总署的规定向海关备案，加工贸易制成品单位耗料量应向海关核定，加工贸易制成品应在规定的期限内复出口。使用进口料件属于国家规定准予保税的，应向海关办理核销手续；属于先征收税款的，向海关办理退税手续。

一、加工贸易手册设立

加工贸易手册是指加工贸易企业在海关办理加工贸易备案手续后由海关签发的，凭以办理进出口报关手续的凭证。企业开展加工贸易业务应当具备相应的生产经营能力，须按照海关总署规定向直属海关办理备案登记。根据《加工贸易货物监管办法》的规定，加工贸易企业应当向属地直属海关申请设立加工贸易货物手册。经营企业与加工企业不在同一直属海关管辖的区域范围的，应当按照海关对异地加工贸易的管理规定设立加工贸易手册。

（一）提交申请材料

加工贸易企业应在加工贸易企业经营状况及生产能力信息表的有效期内，通过"单一窗口"网站或"互联网＋海关"平台向直属海关申请设立加工贸易手册，如实申报进口料件与出口成品的商品名称、商品编号、规格型号、价格、原产地以及贸易方式、单耗、进出口口岸等情况，并提交相关证明文件和材料。证明文件和材料应当包括开展加工贸易业务的有效批准文件，加工贸易加工企业生产能力信息表、经营企业与加工企业签订的委托加工合同、经营企业对外签订的合同和海关规定的其他证明文件和材料。

（二）审核申请材料

直属海关对加工贸易企业提供的申请材料进行审核，并作出以下行政处理。

1. 不予设立

加工贸易企业发生进口料件或出口成品属于国家禁止进出口的，或加工产品属于国家禁止在我国境内加工生产的，或进口料件不宜实行保税监管的，或属于国家规定不允许开展加工贸易的，或未在规定期限内向海关报核已到期的加工贸易手册的情形，直属海关不予以设立加工贸易手册。

2. 提供担保设立

加工贸易企业发生因涉嫌已被海关立案侦查走私案件尚未审结的,或由于管理混乱被海关要求整改并在整改期内的,或经营企业租赁厂房或设备的,或首次开展加工贸易业务的,或加工贸易手册延期两次以上的,或办理异地加工贸易手续的,或涉嫌违规已被海关立案调查并未审结的情形,直属海关需要其提供相当于应缴税款金额的保证金或银行金融机构保函后才予以设立加工贸易手册。

（三）设立加工贸易手册

直属海关对符合申请材料要求的,按加工贸易企业经营状况及生产能力信息表中的税目范围完成手册设立。加工贸易手册由加工贸易企业须知、经营企业情况表、加工企业情况表、加工贸易合同备案审批表、货物进口/结转转入报关登记表、货物出口/结转转出报关登记表、货物内销/放弃登记表、核销申请表粘贴栏、《海关合同结案表》和《结案通知书》粘贴栏9个部分组成。加工贸易手册有效期为1年,到期后可申请延期,最长不超过两年。

（四）加工贸易分册及续册的设立

1. 加工贸易分册设立

加工贸易分册是指海关在企业多口岸报关周转困难的情况下,由企业申请并经主管海关核准,在加工贸易手册的基础上,将其部分内容重新登记备案并核发的载有该部分内容、有独立编号的登记手册。加工贸易分册有两种:一是直接报关分册（F字母开头）,包括本地直接报关分册和异地直接报关分册,用于企业在本地或异地办理进出口货物报关;二是深加工结转分册（G字母开头）,包括本地深加工结转分册和异地深加工结转出口分册,本地深加工结转分册用于企业在本地办理进出口货物深加工结转报关,异地深加工结转出口分册用于企业在异地办理进出口货物深加工结转报关。

1）加工贸易分册的申请

申请使用分册的加工贸易企业应当向直属海关提供加工贸易手册、加工贸易分册申请表、加工贸易分册呈报表和其他指定材料,直属海关对申请材料核准后向申请企业发放加工贸易分册。

2）加工贸易分册的使用

加工贸易分册的经营单位、加工单位、商品序号、品名、规格、计量单位、单价、币制等内容必须与加工贸易手册一致,分册的进出口商品和数量必须在加工贸易手册审批与备案的范围内。加工贸易分册必须在加工贸易手册有效期内使用,一本分册只能在一个口岸报关,异地报关分册的口岸必须在加工贸易手册审批口岸范围之内。

2. 加工贸易手册续册设立

加工贸易手册续册是指经营企业在加工贸易手册进出口登记栏用尽或不够用时向主管海关核发与原手册同号并与原手册合订使用的手册。经营企业向直属海关申请续册时应提交续册申请报告和原登记手册,如果已申领续册的,还要在报告中注明其数量。经营企业领取续册后,应将续册与原手册装订在一起办理进出口报关手续。

（五）加工贸易手册外发加工备案

外发加工是指经营企业委托承揽者对加工贸易货物进行加工,在规定期限内将加工后的产品最终复出口的行为。外发加工贸易业务需要委托人与被委托人订立外发加工贸易合同。合同委托人是指负责对外签订加工贸易合同的各类进出口企业和外商投资企业,以及经批准获得来料加工经营许可的对外加工装配服务公司;合同被委托人是指承接外发加工贸易合同业务的企业或个人。

1. 外发加工备案的情形

外发加工备案有以下两种情形:

1) 外发加工基本情形

经营企业开展外发加工业务,应按照外发加工的相关管理规定自外发之日起3个工作日内向海关办理备案手续,申报外发加工基本情况。经营企业外发加工业务包括以合同为单元管理的首次外发和以企业为单元管理的首次外发。以合同为单元管理的首次外发,是指在加工贸易手册项下对同一承揽者第一次办理外发加工业务;以企业为单元管理的首次外发,是指在核销周期内对同一承揽者第一次办理外发加工业务。

2) 实际收货与发货情形

经营企业应在货物外发之日起10日内向海关申报实际收发货情况,同一手(账)册,同一承揽者的收货、发货情况可合并办理。对全工序外发的,经营企业应在办理备案手续的同时向海关提供相当于外发加工货物应缴税款金额的保证金或银行金融机构保函。企业变更外发加工信息时,涉及企业应缴纳外发加工保证金数量增加的,企业应补缴保证金或保函。

2. 外发加工备案材料

申请企业可通过"互联网+海关"平台进行外发加工备案申请,提交加工贸易货物外发加工申请审批表(表7-1)、经营企业与承揽企业签订的加工合同、承揽者的企业营业执照、承揽者的加工贸易企业经营状况及生产能力证明信息表。直属海关对外发加工备案材料进行审核,对材料齐全、内容真实、时间有效的,在加工贸易货物外发加工申请审批表批注栏中注明审批意见,并加盖公章、注明日期。申请企业可在"互联网+海关"平台中查询审核结果。

表 7-1 加工贸易货物外发加工申请审批表

关〔 〕年 第 号

_____海关:
_____公司(工厂)因_____,申请将_____手册项下的_____等加工贸易货物外发至_____公司(工厂)进行_____加工,整个外发加工过程将严格遵守海关相关规定。外发加工的期限从_____至_____。 　以上申报真实无讹,本公司(工厂)愿意为之承担法律责任。 　　　　(经营企业印章): 　　　　　　(承揽企业印章) 　　　　　　日期: 年 月 日 　　　　日期: 年 月 日
业务联系人: 联系电话: 传真:
海关批注: 　　　　　　　　　　　　　　　　　　(海关印章) 　　　　　　　　　　　　　　　　　　日期: 年 月 日
备注:
企业签领:

注:本表格一式三份,一份海关留存、一份经营企业留存、一份承揽企业留存。

二、加工贸易手册变更

（一）变更申请

加工贸易货物手册的内容发生变更的，经营企业应向原审批机关办理变更手续，提交加工贸易企业生产能力信息表、委托加工合同、经营企业对外签订的合同、变更涉及的进口料件和出口成品的许可证件等指定材料。

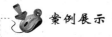 **案例展示**

未办理保税料件存放场所的变更

2021 年 2 月 3 日至 3 月 24 日，宁波 A 加工贸易企业因关务部门工作人员缺乏工作责任心，事先没有向宁波直属海关办理场所备案变更手续，直接将保税料件价值为人民币 2 289.14 万元的 45 247 片液晶显示板存放在未经海关备案的仓库，违反了《海关加工贸易货物监管办法》的相关规定。宁波直属海关根据《海关行政处罚实施条例》第十八条第一款的相关规定对 A 加工贸易企业作出行政处罚，罚款人民币 30 万元。

（二）变更内容审核

原审批机关依据相关规定审查备案资料库和加工贸易手册变更的内容。

备案资料库的审查内容有三个方面：一是资料库变更的进口料件和出口产品的商品编码要正确，商品名称、规格型号要按照《规范申报目录》中相应商品所列申报要素的各项内容进行填报；二是变更的料件和成品在企业生产经营范围之内；三是变更的料件和成品商品不得归并申报。

加工贸易手册变更内容的审查包括：①变更的进口料件或出口成品是否属于加工贸易禁止类商品或不宜实行保税监管的商品；②是否存在未在规定期限内向海关报核情形；③属于保证金征收范围的货物是否已经办结相关手续；④变更涉及进口料件或出口成品的许可证件是否提交；⑤是否符合加工生产能力范围；⑥变更的进口料件是否属于消耗性物料范围；⑦是否超单耗标准；⑧出口成品与进口料件间耗用关系以及进出口金额之间逻辑关系是否合理；⑨变更内容是否按照《规范申报目录》中相应商品所列申报要素的各项内容填报；⑩变更的出口成品是否为出口应税商品；⑪核查变更的进口料件涉及配额商品是否超过该企业本年度配额持有总量；⑫特殊商品的加工贸易业务批准文件是否符合审批级别要求。

（三）核准变更

原审批机关经审查，确认备案资料库和加工贸易手册变更内容符合相关规定的，自接受变更申报之日起 5 个工作日内予以变更。

三、加工贸易手册核销

核销是指加工贸易经营企业加工复出口或办理内销等海关手续后，凭指定单证向海关报核，海关按照规定进行核查后办理解除监管手续的行为，它包括加工贸易手册核销、联网监管账册核销和以企业为单元加工贸易核销。

（一）加工贸易手册核销

1. 报核时间

经营企业应当在规定的期限内将进口料件加工复出口，并且自加工贸易手册项下最后一批成品出口或加工贸易手册到期之日起 30 日内向海关报核。经营企业对外签订的合同提前终止的，应自合同终止之日起 30 日内向海关报核。

2. 报核单据

经营企业申请办理加工贸易货物内销手续，应向海关提交经营企业申请内销加工贸易货物的材料、预归类和审价有关的材料，并申领加工贸易货物内销征税联系单，凭以办理通关手续。经营企业申报剩余料件结转的，应向海关提交剩余料件结转的材料、拟结转的剩余料件清单，并申领加工贸易剩余料件结转联系单，凭以办理通关手续。

3. 予以核销

海关应自受理报核之日起 30 日内，对符合规定的予以核销。特殊情况需要延长的，经直属海关关长或其授权的隶属海关关长批准可以延长 30 日。对经核销结案的加工贸易手册，海关向经营企业签发核销结案通知书。经营企业已经办理担保的，海关在核销结案后按照规定解除担保。如果经营企业因故将加工贸易进口料件退运出境的，海关凭有关退运单证办理核销；如果是生产过程中产生的边角料、剩余料件、残次品、副产品和受灾保税货物，海关凭有关单证办理核销；如果保税进口料件或出口成品因故转为内销的，海关凭主管部门准予内销的有效批准文件办理核销，并对保税进口料件依法征收税款，加征缓税利息。

（二）联网监管账册核销

1. 报核材料

账册执行周期完成后，加工贸易企业应向海关申请联网监管账册（E 账册）核销手续，提交周期内边角料、残次品、副产品处理情况说明和主管海关要求提供的其他补充说明材料。

2. 报核环节

联网监管账册（E 账册）报核分为预报核和正式报核两个环节。

1）预报核

在预报核环节，海关主要审查企业报核次数、核销开始日和核销截止日、进口报关单和出口报关单总数等是否申报正确，以及加工贸易企业申报的周期内报关单号、进出口标志、贸易方式等内容是否与海关底账一致。

2）正式报核

在正式报核环节，海关审查的内容有四个方面：一是报核次数、核销开始日和核销截止日、进口报关单和出口报关单总数等是否申报正确；二是加工贸易企业申报的料件的应剩余数量、消耗数量、实际剩余数量与海关底账是否相符；三是审核内销料件、成品和边角废料是否已按规定处置或进行征税处理；四是审核是否有应税消耗性物料，该消耗性物料是否已征税处理。海关对符合规定的联网监管账册予以核销。

（三）以企业为单元加工贸易核销

《关于全面推广以企业为单元加工贸易监管改革》规定，加工贸易企业可以根据生产周期自主选择核销周期，并按照现有规定确定单耗申报环节，自主选择单耗申报时间。

1. 核报内容

加工贸易企业核报内容包括申请核报加工贸易账册的相关材料，进、出、转、销和期末实际库存数据,边角料、残次品、副产品、受灾保税货物、销毁货物的相关情况,料件和成品退换情况,国内购买料件情况,消耗性物料情况以及企业需要申报的其他情况的补充说明。

2. 核报方式

如果核销周期超过 1 年的,企业应进行年度申报。

1)自主核报

自主核报是指加工贸易企业自主核定保税进口料件的耗用量,并向海关如实申报的行为。在核销周期内,加工贸易企业可选择采用单耗、耗料清单和工单等保税进口料件耗用的核算方式,向海关申报当期核算结果,并办理核销手续。

2)年度申报

年度申报是指加工贸易企业核销周期超过 1 年的,须每年向海关申报 1 次保税料件耗用量等账册数据。加工贸易企业年度申报数据须提供相关材料,其相关数据的累加是核销周期保税料件耗用的总量。

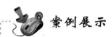

案例展示

单耗申报不实违规行为

南京 A 加工贸易企业在 2021 年 12 月 27 日向南京直属海关申领了加工贸易手册,备案料件为聚丙烯粒子,成品为聚丙烯薄膜,单耗为 0.980 2 千克。实际进口聚丙烯粒子数量为 9 996 750 千克,实际成品聚丙烯薄膜出口数量为 10 154 102.80 千克,内销补税保税原料为 43 698.43 千克,实际结余为 147 234.50 千克(仍在 A 加工贸易企业仓库),实际单耗为 0.965 7 千克。2022 年 11 月 26 日 A 加工贸易企业向海关申请核销,因 A 加工贸易企业关务部门与生产部门之间没有沟通,仍按照备案的 0.980 2 千克进行申报,违反了《海关加工贸易货物监管办法》第二十九条第一款的规定,构成单耗申报不实的违规行为。海关根据《海关行政处罚实施条例》第十八条第一款的相关规定,对 A 加工贸易企业作出行政处罚,予以罚款。

四、加工贸易货物进出口管理

(一)加工贸易货物进出口申报方式

经营企业进口加工贸易货物,可从入境口岸、海关特殊监管区、保税监管场所办理进口货物报关手续,也可通过深加工结转方式进行转入。经营企业出口加工贸易货物可向出境口岸、海关特殊监管区、保税监管场所办理出口货物报关手续,还可通过深加工结转方式进行转出。加工贸易企业在办理深加工结转手续时,应于每月月底前对上月深加工结转情况进行集中申报,不再需要报送收货与发货记录,但应保存相关资料和记录予以备查。开展深加工结转的转入或转出的加工贸易企业应按照海关总署的相关规定,向属地直属海关办理进出口货物报关手续。

(二)深加工结转业务监管

海关对深加工结转业务监管有四个方面:一是加工贸易企业处于被海关责令限期整改的,或有逾期未报核手册的,或涉嫌走私已经被海关立案调查未结案的,不得办理深加工结转手续;二是办理深加工结转业务时,加工贸易企业有未按照有关规定办理收货或发货报关情形的,海关可以暂停深加工结转申报表的使用,不再受理新的深加工结转申报表;三是加工贸易企业应按照有关规定撤销或修改深加工结转报关单,对已放行的深加工结转报关单不能修改,只可撤销;四是转出或转入加工贸易企业违反海关有关规定的,海关按照《海关法》《海关行政处罚实施条例》的相关规定进行处理,构成犯罪的,追究其刑事责任。

五、外发加工货物管理

(一)内部料件串换

企业申请内部料件串换必须遵循三个原则:一是保税料件之间以及保税料件和进口非保税料件之间的串换,必须符合同品种、同规格、同数量的条件;二是保税料件和国产料件之间的串换必须符合同品种、同规格、同数量、关税税率为零,且商品不涉及进出口许可证件管理的条件;三是因保税料件与非保税料件之间发生串换,串换下来同等数量的保税料件,经主管海关批准后可由企业自行处置。

(二)未加工保税料件出口

未加工保税料件出口有两种情形:一是因加工贸易出口产品售后服务需要申请出口加工贸易手册项下进口未加工保税料件的,可按"进料料件复出"或"来料料件复出"的贸易方式直接申报出口;二是因进口料件存在质量瑕疵、规格型号与合同不符等原因需要返还原供货商进行退换,以及由于加工贸易出口产品售后服务需要而出口未加工保税料件的,可以向口岸海关直接申报出口。

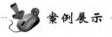 **案例展示**

未经批准擅自不运回外发加工货物案

来料加工企业新兴印刷有限公司的备案料件为牛卡纸、瓦楞芯纸、纸板、纸卡,用于深加工结转。近期,新兴印刷有限公司未向海关提出外发加工的货物不运回直接出口的申请,就直接将备案料件纸板外发给保利纸品有限公司,并由新兴印刷有限公司与结转客户办理纸箱的深加工结转手续。海关在监管中发现新兴印刷有限公司存在擅自外发加工、外发加工货物不运回等情况,并根据该公司加工贸易登记手册、深加工结转申请表、库存盘点明细、生产订单、外发加工订单、送货单、付款凭证等违规外发加工货物数量进行了核算,认定存在擅自外发加工、外发加工货物不运回等情形,违反了《加工贸易货物监管办法》的相关规定。海关根据《海关行政处罚实施条例》第十八条规定,对新兴印刷有限公司处货物价值金额5%以上30%以下罚款,并没收违法所得。

第三节 来料加工贸易货物通关

来料加工贸易是由委托人境外企业提供进口料件,经营企业不需要付汇进口,按照境外企业的要求进行加工或装配,只收取加工费,制成品由境外企业销售的经营活动。

一、来料加工贸易业务流程

（一）来料加工贸易合同订立

委托人境外企业与被委托人境内加工贸易企业就来料加工事项签订来料加工贸易合同,明确双方当事人的权利与义务,合同自双方当事人签章后生效,具有法律效力。

1. 委托人的权利与义务

委托人应当按照来料加工贸易合同规定,在约定期限内向被委托人提供加工产品的全部料件,确定加工产品具体要求,接受符合加工要求的产品,并支付加工费。

2. 被委托人的权利与义务

被委托人应当按照来料加工贸易合同规定,在约定的时间、地点接受被委托人提供的全部料件,根据委托人的加工产品要求完成生产加工,在约定期限内进行交货,获取加工费。

（二）来料加工贸易合同履行

双方当事人按照来料加工贸易合同的规定履行各自的权利与义务,具体操作环节见图 7-1。

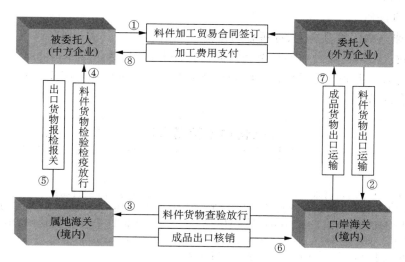

图 7-1　来料加工贸易合同履行环节

① 境内被委托人与境外委托人对来料加工贸易业务有关事项进行磋商,确定双方当事人的权利与义务后订立来料加工贸易合同,经被委托人与委托人签章后生效。

② 境外委托人根据来料加工贸易合同对料件交付的规定委托国际货运代理公司办理货物运输,运往指定的目的地。

③ 境内被委托人向属地海关办理加工贸易手册的设立,申报进口料件与出口成品的具体情况,境内口岸海关对到达的进口料件依据加工贸易手册相关内容进行查验放行。

④ 进口料件到达加工区后,由属地海关检验检疫部门实施检验检疫,符合要求的准予放行。

⑤ 境内被委托人根据来料加工贸易合同对产品的相关规定组织加工生产,并向属地海关办理制成品出口报检报关手续,提交有关材料。

⑥ 境内被委托人在制成品完成境内口岸海关通关后,凭加工贸易手册等指定材料办理成品出口核销。

⑦ 境内被委托人委托国际货运代理公司办理制成品出口货物运输,运往境外委托人指定的目的地。

⑧ 境外委托人根据来料加工贸易合同支付条款规定向境内被委托人支付加工费用。

二、来料加工贸易实例操作

(一)案例介绍

上海立达进出口有限公司成立于 2010 年,是一家集服装贸易经营与生产加工的加工贸易企业。该公司完成了海关备案登记,具有进出口权,属于海关企业分类管理中的 A 类企业、海关注册登记和备案企业信用管理中的高级认证企业,设立了加工贸易手册。

上海立达进出口有限公司大力发展加工贸易业务,与日本高村商社签订来料加工贸易合同,对双方的权利与义务进行了约定。上海立达进出口有限公司根据我国有关法律法规、部门规章的规定申请加工贸易企业经营状况及生产能力信息表、设立加工贸易手册,在收到日本高村商社装运通知后办理进口棉布货物通关,完成生产加工后办理短裤出口货物通关,并进行加工贸易手册核销。

(二)实例操作

1. 签订来料加工贸易合同,办理合同备案

上海立达进出口有限公司与日本高村商社签订来料加工贸易合同,见图 7-2,经双方当事人签章后生效。上海立达进出口有限公司持来料加工贸易合同等指定材料向上海海关主管部门办理合同备案。

来料加工贸易合同
INCOMING PROCESSING TRADE CONTRACT

合同号码:20221030
CONTRACT No.:
日期:Nov. 9,2022
DATE:

甲方:上海立达进出口有限公司
Party A:SHANGHAI LIDA IMP. & EXP. CO., LTD.
No. 1 RENMIN ROAD, SHANGHAI, CHINA
TEL:021-65788811 FAX:021-65788812

乙方:日本高村商社
Party B:TKAMR TRADE CORPORATION
37 VICTORIA MACH, TOKYO, JAPAN
TEL:00813-6578342 FAX:00813-6578346

甲乙双方经过洽谈,就来料加工商品达成下列协议:

An agreement is reached on this date between Party A and Party B on the conclusion of the following business of processing Party B's materials into finished products according to the provisions of this contract:

1. 乙方向甲方负责提供下列原(辅)料,其运输、保险等费用均由乙方负担。

Materials (and finding, if any) to be supplied to Party A by Party B, at Party B's expense, freight and insurance also to be borne contract.

来料品名及规格 DESCRIPTION	数量 QUANTITY	包装 PACKING	单价 UNIT PRICE	金额 AMOUNT
全棉布 WOVEN FABRICS OF COTTON 自然色、黑色 NATURAL、BLACK 规格: SPECIFICATION:20×20、60×60	18 000M	180ROLLS	CIF SHANGHAI USD1. 00	USD18 000.00

（续图）

2. 来料装运期：   来料交付目的港：
SHIPMENT：Nov. 30,2022   DESTINATION(FOR MATERIALS)：SHANGHAI BY SEA
甲方向乙方提供下列商品：
Finished products to be supplied to Party B by Party A.

成品名及规格 DESCRIPTION	数量 QUANTITY	包装 PACKING	加工费 PROCESSING CHARGES	
			UNIT PRICE	AMOUNT
全棉男式 6 袋短裤 MENS'S 100％ COTTON6-POCKET SHORTS S、M、L、XL、XXL	18 000PCS	600 CARTONS	FOB SHANGHAI USD3. 00	USD54 000. 00

3. 付款条款：T/T。
Payment Terms：T/T(Payment in Advance).
4. 包装条款：每条装入一个胶袋，30 条不同尺码与颜色装入一只出口纸箱。
Packing：Each piece in a polybag, 30 pieces into an export carton, with assorted sizes and colours.
5. 成品装运时间：不迟于 2022 年 12 月 31 日。
ShipmentTime：not later than Dec. 31,2022.
6. 成品装运目的口岸：东京。
Destination（for finished products）：TOKYO.
7. 凡因执行本合同所发生的或与本合同有关的一切争议，甲乙双方应通过友好协商解决；如果协商不能解决，应提交上海国际经济贸易仲裁委员会，根据该会的仲裁规则进行仲裁。仲裁裁决是终局的，对双方都有约束力。仲裁费用除仲裁庭另有规定外，均由败诉方负担。All disputes in connection with this contract or arising from the execution thereofe, shall be amicably settled through negotiation in case no settlement can be reached between the two parties, the case under disputes shall be submitted to Shanghai International Economic and Trade Arbitration Commission for arbitration in accordance with its Rules of Arbitration. The arbitral award shall be final and binding upon both parties. The arbitration fee shall be borne by the losing party unless otherwise awarded by the arbitration court.
8. 乙方收到本售货合同书后请立即回签一份，如乙方对本合同书有异议，应于收到后五天内提出，否则认为乙方已同意接受本合同书所规定的各项条款。The buyer is requested to sign and return one copy of the Sales Contract immediately after the receipt of same objection, if any, should be raised by the Buyer within five days after the receipt of this Sales Contract, in the absence of which it is understood that the Buyer has accepted the terms and condition of the sales Contract.
9. 本合同经甲乙双方当事人签章后生效，一式两份，双方各持一份。This contract is taken into effect after the signing of the parties to Party A and B, with two copies and one share of each party.

甲　方：| 上海立达进出口有限公司
合同专用章 |

Party A：王　祥

乙　方：| 日本高村商社 |

Party B：高村

图 7-2　来料加工贸易合同

2. 申请加工贸易企业经营状况及生产能力信息表

上海立达进出口有限公司通过"加工贸易企业经营状况及生产能力信息系统"申请加工

贸易企业经营状况及生产能力信息表,见表7-2。

表7-2 加工贸易企业经营状况及生产能力信息表

企业类型:□ 经营企业　☑ 经营加工企业　□ 加工企业

企业基本信息		
企业名称:上海立达进出口有限公司		
统一社会信用代码:913101153510378000		
海关注册编码:913101153510378657	外汇登记号:0005432/86-08765	
法人代表:王祥	联系电话:65788811	传真:65788812
业务负责人:方欣	职务:主管	手机:13917935888
业务联系人:方欣	职务:主管	手机:13917935888
企业地址:上海市人民路1号		邮政编码:200010
企业性质:□ 国有企业　　□ 外商投资企业　　☑ 其他企业		
海关认定信用状况:☑ 高级认证企业　□ 一般认证企业　□ 一般信用企业　□ 失信企业		
行业分类:贸易类		
进口料件:棉布 料件代码:　1　　料件名称:棉布　　　数量:18 000(米)　　金额:18 000(美元)		
出口成品:服装 成品代码:　1　　成品名称:男士短裤　　数量:18 000(条)　　金额:54 000(美元)		

人员信息	
企业就业人数:30	其中从事加工贸易业务的人数:30

资产情况

外商投资企业填写(万美元)	注册资本:	累计实际投资总额/资产总额:		外商本年度拟投资额:
		实际投资来源地:(按投资额度或控股顺序填写前五位国别/地区及累计金额) 1. 2. 3. 4. 5.	累计实际投资额(截至填表时): 1. 2. 3. 4. 5.	外商下年度拟投资额: 直接投资主体是否世界500强企业: □ 是　☑ 否
内资企业填写(万元人民币)	注册资本: 250	资产总额(截至填表时): 250	净资产额(截至填表时): 250	本年度拟投资额: 0 下年度拟投资额: 0

企业上年度经营情况	
总产值(万元人民币):800	利润总额(万元人民币):500
纳税总额(万元人民币):60	工资总额(万元人民币):34
本企业采购国产料件额(万元人民币):(不含深加工结转料件和出口后复进口的国产料件)	

(续表)

加工贸易出口额占企业销售收入总额比例:	加工贸易转内销额(万美元):	内销征税额(万元人民币含利息):
深加工结转总额(万美元):	转出额(万美元):	转进额(万美元):
国内上游配套企业家数:		国内下游用户企业家数:

企业生产能力

厂房面积:(平方米) □ 自有　☑ 租用	年生产能力: 产品名称:短裤　产品代码:08-125454　单位:条　数量:300 万

累计生产设备投资额(万美元):(截至填表时)　80

累计加工贸易进口不作价设备额(万美元):(截至填表时)

主要生产设备名称及数量:

序号	设备名称	单位	数量	是否租赁
1	全自动数控切布机	台	10	否
2	自动拉布机	台	10	否
3	电脑平缝机	台	400	否
4	无人缝纫机	台	500	否
5	平头锁眼机	台	60	否

备注:

录入人员:方欣	录入日期:2022.11.10

企业承诺:　　　　　　以上情况真实无讹并承担法律责任。

上海立达进出口有限公司

3. 设立加工贸易手册

上海立达进出口有限公司登入"单一窗口"网站,选择"加工贸易手册"服务模块,点击"数据录入"按钮,按照图7-3下列菜单中选择"加工贸易手册",根据界面显示的表格录入相关数据,并随附电子申请材料,点击"确定"按钮后向上海海关发送申报信息。上海海关接受该申报信息后进行审核,核准后将其结果发送到中国电子口岸平台。上海立达进出口有限公司可登入中国电子口岸平台查询加工贸易手册设立结果,见图7-4,并进行下载。

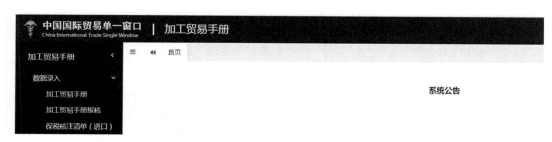

图7-3　加工贸易手册登入界面

4. 办理进口棉布货物通关

上海立达进出口有限公司收到日本高村商社的棉布货物装运通知和提运单后,根据我国《海关法》及其实施条例的规定向入境口岸上海吴淞隶属海关办理进口棉布货物报关手续,填写进口货物报关单,见表 7-3,并随附加工贸易合同、装箱单、提运单、加工贸易企业经营状况及生产能力信息表、加工贸易手册等指定材料。上海吴淞隶属海关受理后审核相关材料,查验棉布包装及数量,确认无误后予以放行。上海立达进出口有限公司凭盖有"放行章"的进口货物报关单进行提货,运送到加工厂,由属地海关实施检验,并在加工贸易手册"货物进口/结转转入报关登记表"中注明报关日期、报关单号、提运单号、手册编号、货物名称、数量、价值等信息。

表 7-3　　　　　　　　　　中华人民共和国海关进口货物报关单

预录入编号 220220221224466789　　　　海关编号:220222901239876548　　　　页码/页数:1/1

境内收货人(913101153510378000) 上海立达进出口有限公司	进境关别(2202) 吴淞海关	进口日期 2022.11.30		申报日期 2022.11.28	备案号 C09121234554
境外发货人 TKAMR TRADE CORPORATION	运输方式(2) 水路运输	运输工具名称及航次号 COSCO886/COS552	提运单号 COS885436		货物存放地点 逸仙路 1000 号
消费使用单位(913101153510378000) 上海立达进出口有限公司	监管方式(0214) 来料加工	征免性质(3) 全免	许可证号		启运港(JPN001) 东京
合同协议号 20221030	贸易国(地区) 日本(JPN)	启运国(地区) 日本(JPN)	经停港		入境口岸(2202) 吴淞海关

包装种类(06) 包	件数 180	毛重(千克) 2 880	净重(千克) 2 520	成交方式(1) CIF	运费	保费	杂费

随附单据及编号

标记唛码及备注　　　LIDA
20221030
SHANGHAI
C/No.:1-180

项号	商品编号	商品名称及规格型号	数量及单位	单价/总价/币制	原产国(地区)	最终目的国(地区)	境内目的地	征免
1	2508510091	棉布 20×20、60×60	18 000 米 2 160 千克 5 000 米	1.00/18 000.00 美元 (USD)	日本 (JPN)	中国 (CHN)	上海虹口区 (310109)	全免 (3)

特殊关系确认:否　公式定价确认:否　价格影响确认:否　暂定价格确认　支付特许权使用费确认:否　自报自缴:否

报关人员 范伟　报关人员证号 22010190E987665641 电话 65788811 兹声明以上内容承担如实申报、依法纳税之法律责任	海关批注及签章
申报单位 913101153510378657 申报单位(签章)　　上海立达进出口有限公司 报关专用章	放行章 2022.12.1

5. 办理短裤出口货物通关及加工贸易手册核销

上海立达进出口有限公司按照加工贸易合同的规定完成全棉男式 6 袋短裤的生产加工后进行包装，根据我国《海关法》及其实施条例的规定向出境口岸上海吴淞隶属海关办理出口货物报关手续，填写出口货物报关单，见表 7-4，提供加工贸易合同、装箱单、提运单、加工贸易企业经营状况及生产能力信息表、加工贸易手册等指定材料。上海吴淞隶属海关受理后审核相关材料，抽样检疫和查验包装数量，经确认无误后予以放行。与此同时，办理加工贸易手册核销。

表 7-4　　　　　　　　　　中华人民共和国海关出口货物报关单

预录入编号：220220220324234567　　　海关编号：220209819012344328　　　　页码/页数：1/1

境内发货人（913101153510378000）上海立达进出口有限公司	出境关别（2202）吴淞海关		出口日期20221228	申报日期20221223		备案号C09121234554
境外收货人TKAMRA TRADE CORPORATION	运输方式（2）水路运输		运输工具名称及航次号COSCO123456/COS321	提运单号COS123456		
生产销售单位上海立达进出口有限公司	监管方式（0214）来料加工		征免性质（3）全免	许可证号		
合同协议号20221030	贸易国（地区）日本（JPN）		运抵国（地区）日本（JPN）	指运港（JPN001）东京		
包装种类（22）纸箱	件数180	毛重（千克）2 700	净重（千克）2 160	成交方式FOB（3）	运费　　保费	杂费
随附单据及编号						
标记唛码及备注　　TK Container Seal No.　　20221030　　TOKYO　　C/NO. 1-600						

项号	商品编号	商品名称及规格型号	数量及单位	单价/总价/币制	原产国（地区）	最终目的国（地区）	境内货源地	征免
01	6203429012	全棉男式 6 袋短裤	18 000 条 24 000 千克 18 000 条	3/54 000 美元（USD）	中国（CHN）	日本（JPN）	上海（31019）	全免（3）

特殊关系确认：	价格影响确认：	支付特许权使用费：	自报自缴：是
报关人员　**范伟**　报关人员证号 22010190E987665641 电话 65788811 申报单位 913101153510378657 申报单位（签章）		兹声明以上内容承担如实申报、依法纳税之法律责任	海关批注及签章 放行章 2022.12.28

上海立达进出口有限公司 报关专用章

手册/分册编号 <u>C09121234554</u>

中华人民共和国海关
加 工 贸 易 手 册

中华人民共和国　上海　海关核发

经营企业名称　<u>上海立达进出口有限公司</u>
海关注册编码　<u>913101153510378657</u>
手册备案有效期　<u>2023.9.30</u>

(a)

加工贸易企业须知

1. 本加工贸易手册供经营加工贸易企业办理加工贸易合同登记备案（变更）、货物进出口和核销之用。本手册适用进料加工、来料加工等业务。

2. 经营企业应当向加工企业所在地主管海关办理加工贸易货物备案手续。企业办理加工贸易相关业务，按照有关规定需要担保的，企业应按规定办理担保手续。

3. 经营企业办理加工贸易货物备案手续应当提交下列证件：商务部主管部门签发的同意开展加工贸易业务的有效批准文件；加工贸易企业经营状况及生产能力信息表；经营企业对外签订的合同或委托加工合同；海关认为需要提交的其他证明文件和材料。

4. 已经办理加工贸易货物备案的经营企业可以向海关申领加工贸易手册分册和续册。

5. 经营企业经海关批准可以开展外发加工业务，外发加工应当在加工贸易手册有效期内进行。

6. 经营企业办理货物进出口手续时，应当提供加工贸易手册、加工贸易进出口货物专用报关单等有关单证办理加工贸易货物进出口报关手续。

7. 加工贸易货物备案内容发生变更的，经营企业应当在加工贸易手册有效期内按有关规定办理变更手续。需要报原审批机关批准的，还应当报原审批机关批准。

8. 加工贸易出口制成品属于国家对出口有限制性规定的，经营企业应当向海关提交出口许可证件。加工贸易项下的出口产品属于应当征收出口关税的，海关按照有关规定征收出口关税。

9. 加工贸易货物未经海关许可，不得抵押、质押、留置。

10. 未经海关许可未缴纳应纳税款、交验有关许可证件的，不得擅自将加工贸易货物在境内销售。加工贸易货物因故转为内销的，海关凭商务部主管部门准予内销的有效批准文件，对保税进口料件依法征收税款，并加征缓税利息；进口料件属于国家对进口有限制性规定的，经营企业还应当向海关提交进口许可证件。

11. 加工贸易企业应当根据《中华人民共和国会计法》及国家有关法律、行政法规、规章的规定，设置符合海关监管要求的账簿、报表及其他有关单证，记录与本企业加工贸易货物有关的进口、存储、销售、加工、使用、损耗和出口等情况。

12. 海关根据监管需要对加工贸易企业进行核查的，企业应当予以配合。

13. 经营企业应当在手册有效期限内将进口料件加工复出口，以及办理料件或成品的内销、深加工结转、余料结转、放弃、退运等海关手续，并自加工贸易手册项下最后一批成品出口或加工贸易手册有效期限到期之日起 30 日内向海关报核。经营企业对外签订的合同因故提前终止的，应当自合同终止之日起 30 日内向海关报核。报核前必须办结余料结转、征税、退运、放弃等相关手续。

14. 经营企业报核时应当向海关如实申报进口料件、出口成品、边角料、剩余料件、残次品、副产品以及单耗等情况，并提交加工贸易手册、加工贸易进出口货物专用报关单以及海关要求提交的其他单证。

15. 经营企业应妥善保管加工贸易手册，遗失手册应当及时向海关报告，并承担相应责任。海关在按照有关规定处理后对遗失的加工贸易手册予以核销。

16. 加工贸易企业出现分立、合并、破产的，应当及时向海关报告，并办结海关手续。加工贸易货物被人民法院或有关行政执法部门封存的，加工贸易企业应当自该货物被封存之日起 5 个工作日内向海关报告。

17. 加工贸易企业从事加工贸易违反海关法律法规的规定，构成走私或违反海关监管规定行为的，由海关按照《海关法》《海关行政处罚实施条例》的有关规定予以处理；构成犯罪的，依法追究刑事责任。

18. 本须知未尽事项以及与现行法律法规有抵触的，以现行法律、行政法规、规章为准。

19. 本手册由海关统一印制。

(b)

经营企业情况表

经营企业名称（海关注册编号）：__913101153510378000__ 经营期限：____15 年____

注册地址：_____上海市人民路 1 号_____ 加工厂厂址：____上海市公园路 100 号____

注册资本：__250 万元人民币__ 年加工能力：__630 万元人民币__ 年进出口额（美元）：__110 万__

企业管理类别：__高级认证企业__ 厂房所有权：租赁（√） 自建（ ）其他（ ）厂房租赁期 __15 年__

企业负责人：__王 祥__ 办公电话：__65788811__ 手机：__13917935888__ 邮箱：__SIBO@ qq.com__

经办人：__方 欣__ 办公电话：__65788811__ 手机：__13917935887__ 邮箱：__SIBO@sohu.com__

传 真：__657888812__ 邮 编：__200056__ 网址：__LIDA888.com.cn__

    本企业保证手册填报内容真实有效；愿意遵守《海关法》及相关法律、行政法规、规章，保证合法经营，按期加工复出口，及时办理变更、核销等海关手续；因故转为内销的，及时按规定办理补税等手续。如有违法违规之情事，愿承担一切法律责任。

企业法人或其授权人签字：王 祥

企业盖章：

2022 年 11 月 14 日

加工企业情况表

企业名称（海关注册编号）：_____ 注册地址：_____

注册资本：_____ 加工设备价值：_____

厂房面积：_____ 年加工能力：_____

企业负责人：_____ 办公电话：_____ 手机：_____

经办人：_____ 办公电话：_____ 手机：_____

传 真：_____ 邮编：_____ 网址：_____

    本企业愿与经营企业共同承担相应的法律责任。

企业法人或其授权人签字：

企业盖章：

年 月 日

注：如经营企业与加工企业相同，可不填此表。

加工贸易合同备案审批表

加工贸易备案（变更）手册情况表粘贴栏
海关批注意见：   同意备案 海关备案业务联系电话：__58434567__

海关盖章： 海关章

2022 年 11 月 20 日

（c）

货物进口/结转转入报关登记表

报关日期	报关单编号	提运单号/手册编号	货物名称、规格	单位	数量	价值	海关签章	备注
2022.11.30	2202229901239876548	COS885436/C09121234554	棉布 20×20、60×60	包	180	18 000 美元	海关章	

注:深加工结转和余料结转需在提运单号栏注明转出手册编号。

货物出口/结转转出报关登记表

报关日期	报关单编号	提运单号/手册编号	货物名称、规格	单位	数量	价值	海关签章	备注
2022.12.28	2202098190123344328	COS123456/C09121234554	全棉男式6袋短裤	条	18 000	54 000 美元	海关章	

注:深加工结转和余料结转需在提运单号栏注明转入手册编号。

货物内销/放弃登记表

报关日期	报关单/凭证号	货物名称、规格	单位	数量	价值	海关签章	备注

注:备注栏注明货物处理方式"内销"或"放弃"。

核销申请表粘贴栏

核销申请表
···········
···············
···············
···············

(d)

《海关合同结案表》和《结案通知书》粘贴栏	
海关合同结案表	结案通知书
…………	…………
…………	…………
…………	…………

(e)

图 7-4 加工贸易手册

第四节 进料加工贸易货物通关

开展进料加工贸易业务的企业应当符合我国法律法规、部门规章的相关要求,应当具有进出口权,应当完成海关备案登记、具备加工贸易经营与生产能力,应当设立加工贸易手册,签订进出口贸易合同。

一、进料加工贸易业务流程

（一）料件进口贸易合同订立

加工贸易企业根据企业的经营目标从国外采购出口产品的料件,与外商签订进口贸易合同,约定进口货物的名称、规格、数量、价格、支付方式等交易条件,并经双方当事人签章。进口贸易合同生效后,当事人按照合同的规定履行各自的义务。

（二）成品出口贸易合同订立

加工贸易企业根据公司经营计划从国外进口料件,自行设计、自行生产,并将制产品销往国外目标市场,与国外进口商签订出口贸易合同,约定出口货物的名称、规格、数量、价格、支付方式等交易条件,并经双方当事人签章。出口贸易合同生效后,当事人按照合同的规定履行各自的义务。

（三）进料加工贸易合同履行环节

加工贸易企业订立料件进口贸易合同和成品出口贸易合同后履行各自的权力与义务,具体操作环节见图 7-5。

① 中方加工贸易企业与外商出口企业就采购料件的有关事项进行磋商,确定双方当事人的权利与义务后订立进口贸易合同,并经当事人签章后生效。

② 中方加工贸易企业办理加工贸易合同备案,外商出口企业根据进口贸易合同对料件交付的规定委托国际货运代理公司办理货物运输,运往指定的目的地。

③ 中方加工贸易企业办理加工贸易手册备案,入境口岸海关对到达的进口料件货物依据加工贸易手册相关内容进行查验放行。

④ 进口料件到达加工区后,由属地海关检验检疫部门实施检验检疫,核准放行后由中

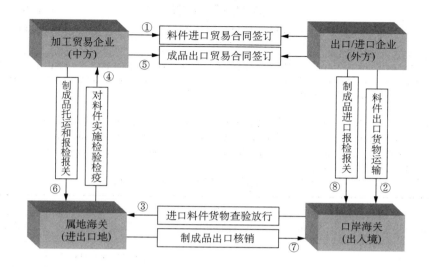

图 7-5　进料加工贸易合同履行环节

方加工贸易企业依据自己的设计要求进行加工生产,对其制成品进行包装和入库。

⑤ 中方加工贸易企业与具有采购制成品意向的外商进口企业进行交易磋商,确定双方当事人的权利与义务后订立出口贸易合同,并经当事人签章后生效。

⑥ 中方加工贸易企业根据出口贸易合同和海关相关规定委托国际货运代理公司向属地海关办理出口制成品的托运和报检报关手续。

⑦ 制成品在境内口岸海关查验放行后,中方加工贸易企业凭加工贸易手册等指定材料办理成品出口核销。

⑧ 外商进口企业办理制成品进口货物报检报关手续。

二、进料加工贸易实例操作

(一)案例介绍

上海立达进出口有限公司根据年度经营计划,结合日本服装市场女性对休闲服装的需求,从加拿大进口迷彩印花棉布,通过公司的设计生产女式中裤,并将制成品出口至日本。按照该计划,上海立达进出口有限公司与加拿大客商 PT. IMP. & EXP. CO. , LTD. 洽谈迷彩印花棉布采购事宜,并签订了购货确认书。与此同时,上海立达进出口有限公司与日本 FUJIYAMA TRADING CORPORATION 开展女式中裤交易磋商,并订立了销售确认书。上海立达进出口有限公司根据我国有关法律法规、部门规章的规定进行合同备案,办理进出口货物报检报关,并进行加工贸易业务核销。

(二)实例操作

1. 签订棉布购货确认书,办理合同备案

上海立达进出口有限公司与加拿大客商 PT. IMP. & EXP. CO. , LTD. 签订迷彩印花棉布购货确认书,经双方当事人签章后生效,见图 7-6。上海立达进出口有限公司持进料加工贸易合同等指定材料向上海海关主管部门办理合同备案。

购 货 确 认 书

PURCHASE CONTRACT

P/C No.：20221012

DATE：OCT. 30，2022

买　方：上海立达进出口有限公司
The Buyer：SHANGHAI LID IMP. & EXP. CO.，LTD.
No. 1 RENMIN ROAD, SHANGHAI, CHINA
TEL：021-65788811　FAX：021-65788812

卖　方：
The Sellers：PT. IMP. & EXP. CO.，LTD.
No. 310 VICTORIA ROAD, MONTREAL, CANADA
TEL：001-514-6415　　FAX：001-514-6416

本合同由买卖双方订立,根据本合同规定的条款,买方同意购买,卖方同意出售下述商品。
This Contract is made by and between the Buyer and Seller, whereby the Buyer agrees to buy and the Seller agrees to sell the under-mentioned commodity according to the terms and conditions stipulated below.

1. 商品名称、规格、数量及单价
COMMODITY, SPECIFICATIONS, QUANTITY AND UNIT PRICE

品名与规格 Commodity and Specification	数量 Quantity	单价 Unit Price	金额 Amount
100% COTTON CAMOUFLAGE PRINT CANVAS 32/2×16　96×48	5 000 M	CIF SHANGHAI USD 1.00	USD 5 000.00

2. 原产地国与制造商：加拿大威廉纺织有限公司
COUNTRY OF ORIGIN & MANUFACTURER：CANADPITER WILLIAM TEXTILE CO.，LTD.
3. 包装：卷筒包装
PACKING：PACKED IN ROLLS
4. 唛头：主唛包括 LIDA、销售合同号、目的地和箱数,由卖方提供
MARKS：SHIPPING MARK INCLUDES PT S/C NO. AIRPORT OF DESTINATION AND CARTON NO.，BY THE SELLER'S OPINION
5. 装运日期：2022 年 12 月 31 日前
DELIVERY：BEFORE DEC. 31，2022
6. 启运地：蒙特利尔机场
AIRPORT OF DEPARTURE：MONTREAL AIRPORT
7. 目的地：中国浦东机场
AIRPORT OF DESTINATION：PUDONG AIRPORT CHINA
8. 运输：由卖方办理
TRANSPORT：BY THE SELLER
9. 付款条件：即期信用证
TERMS OF PAYMENT：L/C AT SIGHT
10. 保险：由卖方办理
INSURANCE：BY THE SELLER
11. 单据：卖方提供下列单据至结汇银行
DOCUMENTS：THE SELLER SHALL PRESENT THE FOLLOWING DOCUMENTS TO THE PAYING BANK
1）签字的商业发票三份,注明合同号
THREE COPIES OF SIGNED COMMERCIAL INVOICE INDICATING CONTRACT NUMBER
2）装箱单三份
THREE COPIES OF PACKING LIST
3）品质证书一式二份,由厂商签发
TWO COPIES OF CERTIFICATE OF QUALITY ISSUED BY MANUFACTURER
12. 一般条款：
GENERAL TERMS：

(续图)

买方须于 2022 年 11 月 25 日前开出本批交易的信用证,否则,卖方有权不经过通知取消本合同书,或向买方提出索赔。The Buyer shall establish the covering Letter of Credit before NOV. 25, 2019, falling which the Seller reserves the right to rescind without further notice, or to accept whole or any part of this Sales Contract non-fulfilled by the Buyer, or, to lodge claim for direct losses sustained, if any.

本合同书内所述全部或部分商品,如因人力不可抗拒的原因,以致不能履约或延迟交货,卖方概不负责。The Seller shall not be held liable for failure of delay in delivery of the entire lot or a portion of the goods under this Sales Contract consequence of any Force Majeure incidents.

凡因执行本合同所发生的或与本合同有关的一切争议,双方应通过友好协商解决;如果协商不能解决,应提交上海国际经济贸易仲裁委员会,根据该会的仲裁规则进行仲裁。仲裁裁决是终局的,对双方都有约束力。仲裁费用除仲裁庭另有规定外,均由败诉方负担。All disputes in connection with this contract or arising from the execution thereof, shall be amicably settled through negotiation in case no settlement can be reached between the two parties, the case under disputes shall be submitted to Shanghai International Economic and Trade Arbitration Commission for arbitration in accordance with its Rules of Arbitration. The arbitral award is final and binding upon both parties. The arbitration fee shall be borne by the losing party unless otherwise awarded by the arbitration court.

买方在开给卖方的信用证上请填注本合同书号码。The Buyer is requested always to quote THE NUMBER OF THIS SALES CONTRACT in the letter of Credit to be opened in favour of the Seller.

买方收到本售货合同书后请立即签回一份,如买方对本合同书有异议,应于收到后五天内提出,否则认为买方已同意接受本合同书所规定的各项条款。The buyer is requested to sign and return one copy of the Sales Contract immediately after the receipt of same, Objection, if any, should be raised by the Buyer within five days after the receipt of this Sales Contract, in the absence of which it is understood that the Buyer has accepted the terms and condition of the sales Contract.

本合同经甲乙双方当事人签章后生效,一式两份,双方各持一份。This contract is taken into effect after the signing of the parties to Party A and B, with two copies and one share of each party.

买方:王祥 THE BUYER:	上海立达进出口有限公司 合同专用章	卖方:PETER THE SELLER:	PT. IMP. & EXP. CO., LTD.

图 7-6 购货确认书

2. 办理进口棉布货物通关及加工贸易手册备案

上海立达进出口有限公司收到提运单、装运通知后向上海浦东机场海关办理进口迷彩印花棉布货物报关手续,填写进口货物报关单见表 7-5,并随附购货确认书、商业发票见图 7-7、装箱单见图 7-8、加工贸易手册等指定材料。上海浦东机场海关受理后审核相关材料,查验棉布包装及数量,确认无误后予以放行。上海立达进出口有限公司凭盖有"放行章"的进口货物报关单进行提货,运送到加工厂,由属地海关实施检验,并在加工贸易手册"货物进口/结转转入报关登记表"中注明报关日期、报关单号、提运单号、手册编号、货物名称、数量、价值等相关信息。

表 7-5　　　　　中华人民共和国海关进口货物报关单

预录入编号:223320221998867584　　海关编号:223322019123954543　　　　页码/页数:1/1

境内收货人(913101153510378657) 上海立达进出口有限公司	进境关别(2233) 浦东机场海关	进口日期 2022.12.20	申报日期 2022.12.21	备案号 C09121236688
境外发货人 PT. IMP. & EXP. CO., LTD.	运输方式(5) 航空运输	运输工具名称及航次号 MU4039	提运单号 MU884356	货物存放地点 逸仙路 1000 号
消费使用单位(913101153510378657) 上海立达进出口有限公司	监管方式(0715) 进料非对口	征免性质(503) 进料加工	许可证号	启运港(CAN252) 蒙特利尔
合同协议号 20221012	贸易国(地区) 加拿大(CAN)	启运国(地区) 加拿大(CAN)	经停港	入境口岸(2202) 浦东机场

（续表）

包装种类(06) 包	件数 50	毛重(千克) 450	净重(千克) 445	成交方式(1) CIF	运费	保费	杂费
随附单据及编号							
标记唛码及备注	LIDA 20191012 SHANGHAI C/No. 1-50						

项号	商品编号	商品名称及规格型号	数量及单位	单价/总价/币制	原产国(地区)	最终目的国(地区)	境内目的地	征免
1	2508510091	棉布 32/2×16 96×48	5 000 米 445 千克 5 000 米	1.00/5 000.00 美元 (USD)	加拿大 (CAN)	中国 (CHN)	上海浦东区 (310109)	全免 (3)

特殊关系确认:否	价格影响确认:否	支付特许权使用费确认:否	自报自缴:是

报关人员 **范伟**　报关人员证号 22010190E987665641　电话 65788811 申报单位 913101153510378657 申报单位(签章) 上海立达进出口有限公司 报关专用章	兹声明以上内容承担如实 申报、依法纳税之法律责任	海关批注及签章 放行章

PT. IMP. & EXP. CO., LTD.
No. 310 VICTORIA ROAD, MONTREAL, CANADA
TEL: 001-514-6415　　FAX: 001-514-6416

SHANGHAI LIDA IMP. & EXP. CO., LTD.
No. 1 RENMIN ROAD, SHANGHAI, CHINA
TEL: 021-65788811　　FAX: 021-65788812

COMMERCIAL INVOICE

INVOICE NO.: 202212001

DATE: DEC. 20, 2022

PAYMENT TERMS: L/C

DESCRIPTION	QUANTITY	PRICE PER SET	TOTAL AMOUNT
100% COTTON CAMOUFLAGE PRINT CANVAS 32/2×16　96×48	5 000 M	CIF SHANGHAI USD 1.00	USD 5 000.00
P/C NO: 20221012 PACKED IN PACKED IN ROLLS			

SAY US DOLLARS FIVE THOUSAND ONLY.

PETER
AUTHORISED SIGNATORY

图 7-7　商业发票

```
┌─────────────────────────────────────────────────────────────────────────┐
│ PT. IMP. & EXP. CO., LTD.                                                 │
│ No. 310 VICTORIA ROAD, MONTREAL, CANADA        PACKING LIST               │
│ TEL: 001-514-6415    FAX: 001-514-6416                                    │
├──────────────────────────────────────────┬──────────────────────────────┤
│ SHANGHAI LIDA IMP. & EXP. CO., LTD.       │ INVOICE No.: 202212001        │
│ No. 1 RENMIN ROAD, SHANGHAI, CHINA        ├──────────────────────────────┤
│ TEL: 021-65788811   FAX: 021-65788812     │ DATE: DEC. 20, 2022           │
│                                           ├──────────────────────────────┤
│                                           │ PAYMENT TERMS: L/C            │
├───────────────────────────────────────────┴──────────────────────────────┤
│ MARKS:    LIDA                                                            │
│           202210126                                                       │
│           SHANGHAI                                                        │
│           C/No.: 1-50                                                     │
├───────────────────────────────────────────────────────────────────────────
```

PACKAGES	DESCRIPTION	QUANTITY	GROSSWEIGHT	NETWEIGHT
	SHIPPED FROM: MONTREAL AIRPORT	SHIPPED TO: PUDONG AIRPORT	FLIGHT No. MU4039	
50	100% COTTON CAMOUFLAGE PRINT CAMOUFLAGE PRINT CANVAS 32/2×16 96×48 PACKED IN ONE ROLLS OF 100M	5 000 M	450 KGS	445 KGS

SAY TOTAL FIFTY (50) CARTONS ONLY.

PETER
AUTHORISED SIGNATORY

图 7-8　装箱单

3. 签订女式中裤销售确认书

　　上海立达进出口有限公司依据女式中裤设计要求对进口迷彩印花棉布进行裁剪和加工,对女式中裤制成品进行包装,入库后与 FUJIYAMA TRADING CORPORATION 签订女式中裤销售确认书见图 7-9。

SHANGHAI LIDA IMP. & EXP. CO., LTD.

No. 1 RENMIN ROAD, SHANGHAI, CHINA

TEL:021-65766611

FAX:021-65788812

S/C No.:20221008

DATE:JAN. 06,2023

SALES CONFIRMATION

To Messrs:

FUJIYAMA TRADING CORPORATION

07 YANDA MACH, OSAKA, JAPAN

THE UNDERSIGNED BUYERS AND SELLERS HAVE AGREED TO CLOSE THE FOLLOWING TRANSACTION AS PER TERMS AND CONDITIONS STIPULATED BELOW:

（续图）

COMMODITY AND SPECIFICATION	QUANTITY	UNIT PRICE	AMOUNT
LADIES 7/8 TROUSERS WITH CAMOUFLAGE PRINT AS PER ORDER No.：201012	5 000 PCS	FOB SHANGHAI USD 8.00/PC	USD 40 000.00

PACKING：5 PCS INTO ONE POLYBAG, 4POLYBAGS INTO ONE EXPORT CARTON
MARKS：SHIPPING MARK INCLUDES FUJI, S/C NO., PORT OF DESTINATION AND CARTON NUMBER
AIRPORT OF DEPARTURE：PUDONG AIRPORT
AIRPORT OF DESTINATION：OSAKA AIRPORT
TIME OF SHIPMENT：BEFORE FEB. 28,2023
TRANSPORT：BY THE BUYER
INSURANCE：BY THE BUYER
TERMS OF PAYMENT：L/C AT SIGHT
OUR BANK：INFORMATION IS AS BELOW：
BANK NAME：BANK OF CHINA SHANGHAI BRANCH
        1 ZHONGSHAN ROAD, SHANGHAI, CHINA
ACCOUNT No.：9005812345678
GENERAL TERMS：
THE BUYER SHALL ESTABLISH THE COVERING LETTER OF CREDIT BEFORE JAN. 25,2021, FALLING WHICH THE SELLER RESERVES THE RIGHT TO RESCIND WITHOUT FURTHER NOTICE, OR TO ACCEPT WHOLE OR ANY PART OF THIS SALES CONTRACT NON-FULFILLED BY THE BUYER, OR, TO LODGE CLAIM FOR DIRECT LOSSES SUSTAINED, IF ANY.
FOUR SIGNED COMMERCIAL INVOICES AND FOUR PACKING LISTS PROVIDED BY THE SELLER.
FOUR CERTIFICATES OF ORIGIN SIGNED BY THE CHINA COUNCIL FOR THE PROMOTION OF TRADE.
TWO COPIES OF PACKING CERTIFICATES AND TWO SHIPPING NOTICES ISSUED BY THE SELLER.
THE BUYER HAS THE RIGHT TO REINSPECT THE QUALITY AND QUANTITY OF THE GOODS. IF THE QUALITY AND QUANTITY ARE FOUND TO BE INCONSISTENT WITH THE CONTRACT, THE SELLER SHALL BE ENTITLED TO CLAIM COMPENSATION. THE CLAIM FOR QUALITY SHALL BE FILED WITHIN 60 DAYS AFTER THE ARRIVAL OF THE GOODS AT THE DESTINATION PORT, AND THE CLAIM FOR QUANTITY SHALL BE FILED WITHIN 30 DAYS AFTER THE ARRIVAL OF THE GOODS AT THE DESTINATION PORT.
IF THE SHIPMENT OF THE CONTRACTED GOODS IS PREVENTED OR DELAYED IN WHOLE OR IN PART BY REASON OF WAR, EARTHQUAKE OR OTHER CAUSES OF FORCE MAJEURE, THE SELLER SHALL NOT BE LIABLE. HOWEVER, THE SELLER SHALL NOTIFY THE BUYER A CERTIFICATE ISSUED BY THE CHINA COUNCIL FOR THE PROMOTION OF INTERNATIONAL TRADE ATTESTING SUCH EVENT OR EVENTS.
ALL DISPUTES IN CONNECTION WITH THIS CONTRACT OR ARISING FROM THE EXECUTION THEREOF, SHALL BE AMICABLY SETTLED THROUGH NEGOTIATION IN CASE NO SETTLEMENT CAN BE REACHED BETWEEN THE TWO PARTIES, THE CASE UNDER DISPUTES SHALL BE SUBMITTED TO SHANGHAI INTERNATIONAL ECONOMIC AND TRADE ARBITRATION COMMISSION FOR ARBITRATION IN ACCORDANCE WITH ITS RULES OF ARBITRATION. THE ARBITRAL AWARD SHALL BE FINAL AND BINDING UPON BOTH PARTIES. THE ARBITRATION FEE SHALL BE BORNE BY THE LOSING PARTY UNLESS OTHERWISE AWARDED BY THE ARBITRATION COURT.
THIS CONTRACT IS TAKEN INTO EFFECT AFTER THE SIGNING OF THE PARTIES TO PARTY A AND B, WITH TWO COPIES AND ONE SHARE OF EACH PARTY.

FUJIYAMA TRADING CORPORATION	SHANGHAI LIDA IMP. & EXP. CO., LTD.
THE BUYER：**MATSUMOTO**	THE SELLER：**WANGXIANG**

图 7-9　销售确认书

4. 办理出口女式中裤货物通关及加工贸易手册核销

上海立达进出口有限公司根据女式中裤销售确认书和海关的相关规定,委托国际货运代理公司办理女式中裤出口货物托运和报检报关手续,提交商业发票(图7-10)、装箱单(图7-11)、出口货物报关单(表7-6)等相关单证。女式中裤通关后,上海立达进出口有限公司根据海关相关规定办理加工贸易手册核销手续,见图7-12。

SHANGHAI LIDA IMP. & EXP. CO., LTD.

TEL:021-65788811   No.1 RENMIN ROAD, SHANGHAI, CHINA   INVOICE No.:LD231107

FAX:021-65788812   DATE:FEB. 26,2023

S/C No.:20221008

L/C No.:XT181073

COMMERCIAL INVOICE

TO: M/S

FUJIYAMA TRADING CORPORATION
07 YANDA MACH, OSAKA, JAPAN

FROM _____ SHANGHAI PORT _____ TO _____ OSAKA PORT _____

DESCRIPTIONS OF GOODS	QUANTITY	U/ PRICE	AMOUNT
LADIES 7/8 TROUSERS WITH CAMOUFLAGE PRINT PACKING 5 PCS INTO ONE POLYBAG, 4 POLYBAGS INTO ONE EXPORT CARTON.	5 000 PCS	FOB SHANGHAI USD 8.00/PC	USD40 000.00
TOTAL			40 000.00

TOTAL AMOUNT:SAY US DOLLARS FORTY THOUSAND ONLY.

WE HEREBY CERTIFY THAT THE CONTENTS OF INVOICE HEREIN ARE TRUE AND CORRECT.

SHANGHAI LIDA IMP. & EXP. CO., LTD.

SHANGHAI LIDA IMP. & EXP. CO., LTD.

LILI

图 7-10 商业发票

SHANGHAI LIDA IMP. & EXP. CO., LTD.

TEL:021-65788811   No.1 RENMIN ROAD, SHANGHAI, CHINA   INVOICE No. :LD231107

FAX:021-65788812   DATE:FEB. 26,2023

S/C No. :20221008

L/C No. :XT181073

PACKING LIST

TO: M/S

FUJIYAMA TRADING CORPORATION

07 YAND AMACH, OSAKA, JAPAN

FROM   PUDONG AIRPORT   TO   OSAKA AIRPORT

MARKS	GOODS DESCRIPTION & PACKING	QTY (PCS)	G. W (KGS)	N. W (KGS)	MEAS (M³)
FUJI 20221008 OSAKA C/No. :1-250	LADIES 7/8 TROUSERS WITH CAMOUFLAGE PRINT PACKING 5 PCS INTO ONE POLYBAG, 4 POLYBAGS INTO ONE EXPORT CARTON.	5 000	10/2 500	8 /2 000	0. 4/100
TOTAL		5 000	2 500	2 000	100

SAY TOTAL CARTONS:TWO HUNDRED AND FIFTY CARTONS ONLY.

SHANGHAILLIDA IMP. & EXP. CO., LTD.

LILI

图 7-11 装箱单

表 7-6　　　　　　　　　　中华人民共和国海关出口货物报关单

预录入编号：223320230123456789　　海关编号：223320231122331234　　　　　页码/页数：1/1

境内发货人（913101153510378657） 上海立达进出口有限公司	出境关别（2233） 浦东机场海关	出口日期 20230228		申报日期 20230227	备案号 C09121236688
境外收货人 FUJIYAMA TRADING CORPORATION	运输方式（5） 航空运输	运输工具名称及航次号 MU4245		提运单号 MU885656	
生产销售单位（913101153510378657） 上海立达进出口有限公司	监管方式（0715） 进料非对口	征免性质（503） 进料加工		许可证号	
合同协议号 20221008	贸易国（地区） 日本（JPN）	运抵国（地区） 日本（JPN）		指运港 大阪（JPN384）	

包装种类（22） 纸箱	件数 250	毛重（千克） 2 500	净重（千克） 2 000	成交方式（3） FOB	运费	保费	杂费

随附单据及编号

标记唛码及备注　　FUJI
20221008
OSAKA
C/NO. 1-250

项号	商品编号	商品名称及规格型号	数量及单位	单价/总价/币制	原产国（地区）	最终目的国（地区）	境内货源地	征免
1	6204620090	全棉女式中裤 S、M、L、XL、XXL	5 000 条 500 千克 5 000 条	8.00/40 000 美元 （USD）	中国 （CHN）	日本 （JPN）	浦东新区 （310115）	照章 （1）

特殊关系确认：否　　　　价格影响确认：否　　　　支付特许权使用费：否　　　　自报自缴：是

报关人员　**范伟**　报关人员证号 22010190E987665641　电话 65788811 申报单位 913101153510378657 申报单位（签章）	兹声明以上内容承担如实 申报、依法纳税之法律责任	海关批注及签章
上海立达进出口有限公司 报关专用章		放行章

手册/分册编号 C09121236688

中华人民共和国海关
加 工 贸 易 手 册

中华人民共和国　上海　海关核发

经营企业名称　　上海立达进出口有限公司
海关注册编码　　913101153510378657
手册备案有效期　2023.12.31

加工贸易企业须知

（次页内容略）

(a)

经营企业情况表

经营企业名称（海关注册编码）：___913101153510378000___　　经营期限：___15 年___

注册地址：___上海市人民路 1 号___　　　　加工厂厂址：___上海市公园路 100 号___

注册资本：___250 万元人民币___　年加工能力：___630 万元人民币___　年进出口额（美元）：___110 万___

企业管理类别：___高级认证企业___　厂房所有权：租赁（✓）　自建（　）其他（　）　厂房租赁期___15 年___

企业负责人：___王 祥___　办公电话：___65788811___　手机：___13917935888___　邮箱：___SIBO@ qq.com___

经办人：___方 欣___　办公电话：___65788811___　手机：___13917935887___　邮箱：___SIBO@sohu.com___

传 真：___657888812___　邮 编：___200056___　网址：___LIDA888.com.cn___

　　本企业保证手册填报内容真实有效；愿意遵守《海关法》及相关法律、行政法规、规章，保证合法经营，按期加工复出口，及时办理变更、核销等海关手续；因故转为内销的，及时按规定办理补税等手续。如有违法违规之情事，愿承担一切法律责任。

企业法人或其授权人签字：**王 祥**

企业盖章：

2022 年 11 月 14 日

加工企业情况表

企业名称（海关注册编码）：_____　注册地址：_____

注册资本：_____　　加工设备价值：_____

厂房面积：_____　　年加工能力：_____

企业负责人：_____办公电话：_____　手 机：_____

经办人：_____办公电话：_____　手 机：_____

传 真：_____邮 编：_____　网 址：_____

本企业愿与经营企业共同承担相应的法律责任。

企业法人或其授权人签字：

企业盖章：

年　月　日

注：如经营企业与加工企业相同，可不填此表。

（b）

加工贸易合同备案审批表

加工贸易备案(变更)手册情况表粘贴栏

海关批注意见：

同意备案

海关备案业务联系电话：__58434567__

加工贸易合同备案
审批表
·············
·············
·············

海关盖章：| 海关章 |

2022 年 11 月 30 日

货物进口/结转转入报关登记表

报关日期	报关单编号	提运单号/手册编号	货物名称、规格	单位	数量	价值	海关签章	备注
2022.12.20	223322019123954543	MU884356/C09121236688	棉布32/2×16、96×48	包	50	5 000美元	海关章	

注：深加工结转和余料结转需在提运单号栏注明转出手册编号。

货物出口/结转转出报关登记表

报关日期	报关单编号	提运单号/手册编号	货物名称、规格	单位	数量	价值	海关签章	备注
2023.2.28	223320231122331234	COS123456/C09121234554	女式中裤	条	5 000	40 000美元	海关章	

注：深加工结转和余料结转需在提运单号栏注明转入手册编号。

货物内销/放弃登记表

报关日期	报关单/凭证号	货物名称、规格	单位	数量	价值	海关签章	备注
2023.2.28							

注：备注栏注明货物处理方式"内销"或"放弃"。

(c)

核销申请表粘贴栏
核销申请表 ………… ………… …………

《海关合同结案表》和《结案通知书》粘贴栏	
海关合同结案表	结案通知书
…………	…………
…………	…………
…………	…………

(d)

图 7-12 加工贸易手册

复习与思考

一、单项选择题

1. 我国《海关法》第三十三条规定,从事加工贸易企业应向( )办理备案。

A. 海关
B. 商务部
C. 贸促会
D. 市场监督管理局

2. 来料加工贸易合同中,委托人应当按规定向被委托人支付( )。

A. 检验费
B. 货款
C. 保证金
D. 工缴费

3. 外汇管理部门对( )贸易外汇收支,采取便利化的管理措施。

A. A 类企业
B. B 类企业
C. C 类企业
D. D 类企业

4. 《加工贸易货物监管办法》规定加工贸易企业应当向( )类别进行管理。

A. 海关总署
B. 直属海关
C. 隶属海关
D. 市场监督管理局

5. 加工贸易手册有效期为( ),到期后可申请延期。

A. 1 年
B. 2 年
C. 3 年
D. 4 年

6. 在综合保税区内企业开展委托加工业务,应当设立专用的( )。

A. 加工贸易电子账册
B. 委托加工电子账册
C. 加工贸易手册
D. 电子账册

7. "两头在内、中间在外"的加工业务是指（   ）。

A. 加工贸易业务

B. 来料加工

C. 出境加工业务

D. 进料加工

8. 开展深加工结转的转入或转出的加工贸易企业应向（   ）办理进出口货物报关。

A. 海关总署

B. 直属海关

C. 隶属海关

D. 海关

9. 下列各项中，不属于来料加工贸易合同委托人义务的是（   ）。

A. 提供料件

B. 提供加工产品品质要求

C. 支付加工费

D. 支付料件进口关税

10. 经营企业完成进口料件加工复出口之日起（   ）内办理加工贸易手册核销。

A. 15 日

B. 30 日

C. 45 日

D. 60 日

二、多项选择题

1. 加工贸易企业开展加工贸易业务的资质或条件包括（   ）。

A. 进出口权

B. 海关备案登记

C. 工商营业执照

D. 生产能力

2. 海关对加工贸易货物分为（   ），并实施分类监管。

A. 禁止类

B. 限制类

C. 允许类

D. 批准类

3. 下列各项中，属于进料加工贸易的特点有（   ）。

A. 外汇购买

B. 自行生产

C. 产品外销

D. 自负盈亏

4. 海关对（   ）采用严密监管措施。

A. A 类企业

B. B 类企业

C. C 类企业

D. D 类企业

5. 加工贸易企业在保税区开展加工贸易业务的环节包括（   ）。

A. 采购料件进入保税区后进行备案

B. 在保税区缴纳进口关税

C. 在保税区将料件加工成半成品或制成品

D. 从保税区复运出口

6. 加工贸易企业在综合保税区开展委托加工业务的环节包括（   ）。

A. 区外企业料件入区并办理税款担保

B. 区内企业利用区内设备进行加工生产

C. 区内企业向区外企业收取加工费

D. 区内企业在制成品出区时缴纳关税

7. 加工贸易企业可通过（   ）申请设立加工贸易手册。

A. 商务部网站

B. "单一窗口"网站

C. 海关总署网站

D. "互联网＋海关"平台

8. 经营企业加工贸易进出口货物报关地主要包括（   ）。

A. 出入境口岸

B. 进出的保税监管场所

C. 进出的海关特殊监管区

D. 隶属海关

9. 被委托人与委托人订立来料加工贸易合同后需要完成（   ）等手续。

A. 申请加工贸易企业经营状况及生产能力信息表

B. 设立加工贸易手册

C. 办理进口料件通关及加工贸易手册备案

D. 办理制成品出口货物通关及加工贸易手册核销

10. 加工贸易企业开展进料加工贸易业务流程包括(　　)等环节。

A. 签订进料进口贸易合同

B. 办理料件进口货物报关及加工贸易手册备案

C. 签订成品出口贸易合同

D. 办理成品出口货物报关及加工贸易手册核销

三、判断题

1. 我国对以加工贸易方式进口货物暂时予以免征关税及其他进口环节税。　　　　(　　)

2. 海关对加工贸易企业进行分类管理,设置 A、B、C、D 四个管理类别。　　　(　　)

3. 加工贸易联网监管是海关通过电子账册以企业为单元实时分段核销管理模式,对象包括所有的加工贸易企业。　　　　　　　　　　　　　　　　　　　(　　)

4. 根据海关相关规定,出境加工货物受《加工贸易限制类商品目录》的限制。　　(　　)

5. 核报是指加工贸易企业自主核定保税进口料件耗用量向海关如实申报的行为。　(　　)

6. 进料加工非对口合同是指加工贸易企业同时签订进口料件合同和出口成品合同。

(　　)

7. 经营企业对外签订的合同提前终止的,可以不向海关进行报核。　　　　　(　　)

8. 外发加工是指经营企业委托承揽者对料件进行加工并将成品进行复出口的行为。

(　　)

9. 核销是指加工贸易经营企业加工复出口或办理内销手续后解除其监管的行为。　(　　)

10. 加工贸易货物手册内容发生变更的,经营企业可向海关总署办理变更手续。　(　　)

四、简答题

1. 简述加工贸易企业的分类及其管理方法。

2. 简述加工贸易业务的类型、区别及其主要作用。

3. 简述来料加工与进料加工贸易方式的区别。

4. 简述加工贸易手册的设立、变更、核销的流程及其内容。

5. 简述加工贸易进出口货物报关环节及其内容与要求。

第八章　进出境运输包装与运输工具检验检疫

学习目标

◆ 了解进出境货物木质包装的 IPPC 专用标识内容和检疫方式。

◆ 熟悉进出境集装箱检验检疫的范围、卫生除害处理、检验检疫申报和查验。

◆ 掌握进出境运输工具的类型、备案、卫生除害处理、检验检疫申报和查验。

◆ 明确进出境货物木质包装、进出境集装箱、进出境运输工具检验检疫的作用。

◆ 增强进出境运输包装和运输工具检验检疫对保护国家卫生环境安全的法律意识。

本章概要

　　本章包括五部分内容：第一部分为进出境货物木质包装检疫，简要介绍进出境木质包装的专用标识、检疫、标识加施企业资质和管理等；第二部分为进出境集装箱检验检疫，介绍进出境集装箱的规格、类型，检验检疫情形、方式，报检材料、海关查验、卫生除害处理等；第三部分为进出境船舶检验检疫，介绍进出境船舶检验检疫申报的时间、内容、材料、查验方式以及卫生除害处理；第四部分为进出境航空器检疫，介绍进出境航空器检疫申报的时间、内容、材料和查验方式等；第五部分为进出境列车与汽车检疫，介绍进出境列车和汽车检疫申报的时间、内容、材料和查验方式等。

　　海关总署口岸监管司负责拟订进出境货物的木质包装、集装箱、运输工具的海关检查、检验、检疫的工作制度及监督管理。直属海关口岸监管处拟订本关区的木质包装、集装箱、运输工具的海关检查、检验、检疫的工作制度的实施细则及组织实施，承担本关区的监督管理工作，隶属海关综合业务科和查验科负责本辖区进出境货物的木质包装、集装箱、运输工具检疫业务的接单审核、查验、放行等作业。

第一节　进出境货物木质包装检疫

一、进出境货物木质包装与专用标识

（一）木质包装的概念

木质包装是指用于承载、包装、铺垫、支撑、加固货物的木质材料,如木板箱、木条箱、木托盘、木框、木桶(盛装酒类的橡木桶除外)、木轴、木楔、垫木、枕木、衬木等。木质包装不包括经人工合成或经加热与加压等深度加工用于包装的木质材料,如胶合板、刨花板、纤维板等,也不包括薄板旋切芯、锯屑、木丝和刨花等以及厚度等于或小于 6mm 的木质材料。

（二）进出境木质包装的专用标识

海关总署《进境货物木质包装检疫处理管理办法》第四条规定,进境货物使用木质包装的,应当在输出国家或地区政府检疫主管部门监督下按照《国际植物保护公约》(缩写 IPPC)的要求进行除害处理,并加施 IPPC 专用标识,见图 8-1。专用标识中的"XX"表示国家标准化组织规定的国家编码(中国为 CN),"00000"表示输出国家或

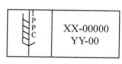

图 8-1　IPPC 专用标识

地区官方植物检疫机构批准的木质包装生产企业编号,中国木质包装生产企业编号由 2 位关区代码＋3 位流水号组成;标识中的"YY"是表示木质包装处理方式的代码,如"DH"为介电处理、"HT"为热处理、"MB"为溴甲烷熏蒸处理、"SF"为硫酰氟熏蒸处理。

二、进境货物木质包装检疫

为了防止进境货物木质包装携带有害生物,《进境货物木质包装检疫处理管理办法》规定进境货物使用木质包装的,货主或其代理人应当向入境口岸隶属海关办理报检,对进境货物木质包装实施检疫。未经海关许可,相关当事人不得擅自将木质包装卸离运输工具或遗弃。

（一）进境货物木质包装检疫的处理方式

进境货物木质包装检疫的处理方式主要有以下两种。

1. 依据是否加施 IPPC 专用标识的处理

入境口岸隶属海关依据进口货物木质包装是否加施 IPPC 专用标识的不同情形,实施以下三种处理方式。

1）加施 IPPC 专用标识木质包装的处理

口岸隶属海关对已加施 IPPC 专用标识的木质包装进行抽查检疫,未发现活的有害生物的,立即予以放行。如果发现活的有害生物,则要求货主或其代理人在海关监督和指导下进行除害处理。

2）未加施 IPPC 专用标识木质包装的处理

口岸隶属海关要求货主或其代理人对未加施 IPPC 专用标识的木质包装在海关监督和指导下进行除害处理或销毁处理。如果木质包装违规情况严重,口岸隶属海关可报经海关

总署同意后连同货物一起作退运处理。

3）未确定是否加施 IPPC 专用标识木质包装的处理

口岸隶属海关接受货主或其代理人报检时在不能确定进口货物木质包装是否加施 IPPC 专用标识的情形下，按照《进境货物木质包装检疫处理管理办法》有关规定进行抽查检疫，确认加施专用标识的，按上述 1）进行处理；确认未加施 IPPC 专用标识的，按上述 2）进行处理。

2. 未报检且经常使用木质包装的处理

口岸隶属海关对未报检且经常使用木质包装的进境货物进行重点抽查，并按照不同情形进行处理。经抽查确认未使用木质包装的，可立即放行；经抽查发现使用木质包装，并存在活的有害生物的情形，要求货主或其代理人在海关监督和指导下进行除害处理或销毁处理。如果木质包装违规情况严重，口岸隶属海关可报经海关总署同意后将进口货物作退运处理，并依照我国相关法规进行行政处罚。

（二）进境货物木质包装的现场检疫

口岸隶属海关在对进口货物木质包装进行现场检疫时，重点检查木质包装是否携带天牛、白蚁、蠹虫、树蜂、吉丁虫、象虫等钻蛀性害虫及其侵害迹象；发现有昆虫致害迹象的木质包装要进行剖开检查；发现带有疑似松材线虫等病害症状的，将取样送实验室检验。属于需要运往指定地点实施检疫的进口货物，货主或其代理人应当按照海关的要求，采取必要的防止虫害扩散的措施；属于集装箱装运的货物，货主或其代理人应在口岸隶属海关人员的监督下开启箱门，以防有害生物传播扩散。

（三）木质包装标识加施企业的管理

1. 日常监督管理

海关根据检疫情况做好输出国家或地区木质包装标识加施企业的诚信记录，并对其诚信作出评价，实施分类管理。对诚信好的木质包装标识加施企业采取减少抽查比例，先通关、后在指定地点实施检疫等便利措施；对诚信不良的木质包装标识加施企业采取加大抽查比例的措施，发现严重问题的，由海关总署向输出国家或地区发出通报，暂停相关标识加施企业的木质包装入境。

2. 违规处理

1）行政处罚

根据我国《进出境动植物检疫法》《进出境动植物检疫法实施条例》的相关规定，海关对进口货物木质包装违规行为进行行政处罚的情形有四种：一是未按照规定向海关办理进境货物木质包装报检的；二是进境货物木质包装报检与实际情况不符的；三是未经海关许可擅自将木质包装货物卸离运输工具或转运的；四是违反我国《进出境动植物检疫法》及其实施条例其他现象的。

2）罚款

根据《进境货物木质包装检疫监督管理办法》的规定，未经海关许可擅自拆除和遗弃木质包装的，未按海关要求对木质包装采取除害或销毁处理的，伪造、变造、盗用IPPC 专用标识的，货主或其代理人发生上述三种情形之一的，海关将处以 3 万元以下的罚款。

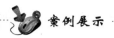 **案例展示**

进口货物报关单"包装种类"一栏填报违规

　　2021年12月22日,上海A信息科技有限公司进口一批自动仓储货柜(旧),总价为37 540欧元,委托上海B报关公司办理进口货物报关手续。由于B报关公司报关员缺乏工作责任心,在进口货物报关单中的"包装种类"一栏填报为其他包装。吴淞海关受理该批货物报关材料后进行现场查验,发现该批货物包装种类是天然木托。吴淞海关依照《进出境动植物检疫法》第四十条、《进出境动植物检疫法实施条例》第五十九条第一款的相关规定,对B报关公司作出行政处罚,罚款人民币2 500元整。

三、出境货物木质包装检疫

　　为了防止出境货物木质包装携带有害生物,海关总署《出境货物木质包装检疫处理管理办法》对出境货物木质包装的标识加施企业管理、除害处理等进行了相关的规定。

　　（一）出境货物木质包装标识加施企业具备的资质

　　1. 资质申请

　　出境货物木质包装标识加施企业应向直属海关提出除害处理标识加施资格的申请,并提供出境货物木质包装除害处理标识加施申请考核表、厂区平面图、热处理或熏蒸处理等除害设施与相关技术、管理人员等相关材料。

　　2. 海关核准

　　直属海关对标识加施企业的热处理或熏蒸处理设施、人员及相关质量管理体系等进行考核,符合海关总署《出境货物木质包装除害处理标识加施企业考核要求》的,颁发除害处理标识加施资格证书,有效期为3年,并报海关总署备案;不符合《出境货物木质包装除害处理标识加施企业考核要求》的,直属海关书面告知申请企业相关理由。

　　3. 重新申请

　　《出境货物木质包装检疫处理管理办法》规定,获得除害处理标识加施资格证书的企业如果热处理或熏蒸处理设施改建、扩建的,或木质包装成品库改建、扩建的,或企业迁址的,或发生其他重大变更的,需要向直属海关重新申请标识加施资格。未重新申请的,海关暂停直至取消其标识加施资格。

　　获得该资格证书的企业可向其他企业提供木质包装,并提供出境货物木质包装除害处理合格凭证。未获得不得除害处理标识加施资格证书的企业,不得擅自加施除害处理标识。

　　（二）出境货物木质包装标识加施企业的管理

　　1. 日常监督管理

　　直属海关对出境货物木质包装标识加施企业的日常监督管理主要有以下三个方面。

　　1) 木质包装除害处理计划申报

　　标识加施企业应当将木质包装除害处理计划在除害处理前向属地直属海关申报,隶属海关对除害处理过程和加施标识情况实施监督。

　　2) 认定处理结果报告单

　　标识加施企业在除害处理结束后应当出具处理结果报告单,经隶属海关对除害处理认定后才可以加施标识。如果属于再利用、再加工或经修理的木质包装应重新验证，并重新加施标识，确保木质包装材料的所有组成部分均得到处理。

3）监督核销

标识加施企业对加施标识的木质包装应单独存放，采取必要的预防虫害措施，还要保存木质包装销售与使用记录，并按照海关的要求进行核销。

2. 违规处理

《出境货物木质包装检疫处理管理办法》规定，如果标识加施企业发生热处理或熏蒸处理设施、检测设备不达标的，或除害处理达不到规定温度、剂量、时间等技术指标的，或经除害处理合格的木质包装成品库管理不规范、易产生有害生物风险的，或木质包装标识加施不符合规范要求的，或木质包装除害处理、销售等情况不清的，或相关质量管理体系、质量记录不健全的，或未按照规定向海关申报的，或其他影响木质包装检疫质量的，隶属海关责令标识加施企业整改，并暂停其标识加施资格。如果标识加施企业因上述原因发生在国外遭除害处理、销毁或退货的，或未经有效除害处理加施标识的，或存在倒卖、挪用标识等弄虚作假行为的，或出现严重安全质量事故的，或其他严重影响木质包装检疫质量的，直属海关将对该企业暂停直至取消标识加施的资格，并予以公布。如果伪造、变造、盗用标识的，依照我国《进出境动植物检疫法》及其实施条例的有关规定进行处罚。

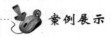 **案例展示**

拒不执行处罚决定

2021年12月，南通 A 机械有限公司向入境口岸海关申报一批进口旧设备报关报检，但未经木质包装检疫和卫生处理就被擅自提运使用，违反了我国《进境货物木质包装检疫处理管理办法》的相关规定。南通海关依法对 A 机械有限公司进行了行政处罚，罚款 5 000 元人民币。A 机械有限公司南通海关行政处罚决定书后拒绝在规定期限内缴纳罚款，也未依法提起行政复议或行政诉讼，拒不执行处罚决定。南通海关根据《行政处罚法》的规定，向当地人民法院申请强制执行，要求当事人缴纳 5 000 元罚款，并对逾期处罚款 22 800 元。

第二节 进出境集装箱检验检疫

进出境集装箱是采用钢板等材料按照国际标准化组织（ISO）规格、类型制成的长方体形状，能满足不同进出口商品特性和装卸要求储运的货柜。

一、进出境集装箱规格与类型

（一）进出境集装箱的规格

国际标准化组织（ISO）集装箱的规格有 13 种，其中用得最多的是 8×8×20 英尺和 8×8×40 英尺的集装箱，主要包括散货集装箱、牲畜集装箱、冷藏集装箱、罐式集装箱、干货集装箱和平台集装箱等。

（二）进出境集装箱的类型

进出境集装箱根据储存货物的状态分为两种类型：一是实箱，是指集装箱处于储存进出口商品、动植物及产品、食品等货物的状态；二是空箱，是指集装箱处于未储存任何货物的状态。

《进出境集装箱检验检疫管理办法》第四条规定，承运人、货主或代理人无论是空箱，还是实箱，只要入境、出境、过境都必须向出入境口岸隶属海关进行报检。隶属海关根据我国《进出口商品检验法》《进出境动植物检疫法》《国境卫生检疫法》《食品安全法》等法律、法规、规章等相关规定实施检验检疫，未经海关检验检疫的集装箱，承运人、货主或代理人不得装运、卸离运输工具，不得提运和拆箱。

二、进境集装箱检验检疫

（一）进境集装箱检验检疫的情形

《进出境集装箱检验检疫管理办法》规定的进境或过境集装箱的检验检疫有三种情形：一是所有进境集装箱应实施卫生检疫；二是来自动植物疫区装载动植物、动植物产品和其他检验检疫物，以及箱内带有植物性包装物或铺垫材料的集装箱，应实施动植物检疫；三是法律、行政法规、国际条约规定或国际贸易合同约定的应当实施检验检疫的集装箱。

（二）进境集装箱的报检材料

进境集装箱报检时，承运人、货主或其代理人应当向入境口岸隶属海关提供入境集装箱报检单、集装箱装箱单、报关预录入单以及进口贸易合同等指定材料。

（三）进境集装箱的检验检疫方式

入境口岸隶属海关根据企业信用类别和产品风险等级分别实施非现场查验或现场查验两种方式。

1. 非现场查验

入境口岸隶属海关对无需现场查验的入境集装箱，对报检资料的真实性、准确性进行核准，确认无误后出具入境货物检验检疫证明。

2. 现场查验

入境口岸隶属海关实施集装箱现场查验的情形有三种：一是在进境口岸结关或国家有关法律法规规定对进境口岸查验的集装箱实施检验检疫或作卫生除害处理；二是指运地结关的集装箱，由入境口岸隶属海关检查集装箱外表，必要时进行卫生除害处理，办理调离和签封手续，到指运地进行检验检疫，并通知该海关；三是装运经国家批准进口废物原料的集装箱，由入境口岸隶属海关实施检验检疫。

（四）海关放行

进境集装箱及其装载的应检货物经检验检疫合格的，由入境口岸隶属海关签发入境货物检验检疫证明，并准予放行。经检验检疫不合格的，入境口岸隶属海关向承运人、货主或其代理人出具检验检疫处理通知书，要求其按照规定移交环保部门处理或直接在海关监督下销毁。

三、出境集装箱检验检疫

（一）出境集装箱的检验检疫情形

《进出境集装箱检验检疫管理办法》规定的出境集装箱实施检验检疫情形有五种：一是所有出境集装箱应实施卫生检疫；二是装载动植物、动植物产品和其他检验检疫物的集装箱应实施动植物检疫；三是装运出口易腐烂变质食品、冷冻品的集装箱应进行船舱适载检验；四是输入国要求实施检验检疫的集装箱，按要求实施检验检疫；五是法律、行政法规、国际条约规定或国际贸易合同约定的应当实施检验检疫的集装箱按有关规定实施检验检疫。

（二）出境集装箱的报检材料

出境集装箱报检时，承运人、货主或其代理人应提供出境集装箱报检单、集装箱装箱单、报关预录入单以及出口贸易合同、商业发票等指定材料向出境口岸隶属海关办理报检手续。

（三）出境集装箱的检验检疫类别

出境口岸隶属海关对出境集装箱报检材料进行审核，确认无误后实施检验检疫，具体情形如下。

1. 拼装货物集装箱的检验检疫

在出境口岸装载拼装货物的集装箱，由出境口岸隶属海关进行检验检疫。检验检疫人员审核有关单证，填写进出境集装箱抽查通知单，并书面通知承运人、货主或其代理人。承运人、货主或其代理人按通知要求将集装箱运往检验检疫场地实施检验检疫，由检验检疫人员根据查验情况填写检验检疫局出境集装箱检验检疫原始记录。

2. 整箱货物集装箱的现场检验检疫

出境口岸隶属海关根据集装箱装载货物性质、是否来自疫区等情况进行检疫查验。

1）开箱前检疫查验

在开箱前，出境口岸隶属海关应先核查集装箱箱号、封识号与报检单据相关信息是否一致，然后查验集装箱箱体是否完整，集装箱外表包括角件、叉车孔、地板下部等处是否带有软体动物、种子、杂草籽和土壤等。

2）开箱后检疫查验

对实施过熏蒸处理的集装箱进行查验时，出境口岸检验检疫人员先对箱内熏蒸气体浓度进行检测，发现熏蒸剂残留超过安全标准的，应当立即关闭集装箱，并移至安全地点进行通风散毒，然后再实施检疫。

开箱查验的内容主要包括箱体、货物、包装、铺垫物、填充物等有无啮齿类动物鼠咬痕、鼠粪和鼠迹等现象，货物空隙、货物表面有无飞行或附着的蚊、蝇、游离蚤等情形，箱内有无积水和可能滋生蚊幼虫的情形，箱内是否夹带旧服装、旧麻袋、旧塑料器具以及工业和生活垃圾等情形，箱内有无动植物危险性病、虫、杂草、土壤、动物尸体和动植物残留物等情形。出境口岸检验检疫人员如果发现上述情形之一的，应当及时采样，并进行分类鉴定。

（四）海关放行

出境口岸隶属海关对符合相关法律法规规定的出境集装箱及货物出具检验检疫证单，并予以放行。

四、过境集装箱检验检疫

承运人、货主或其代理人在集装箱过境时应当向入境口岸隶属海关办理过境报检手续，海关检验检疫人员检查集装箱外表，必要时进行卫生除害处理。如果发现报检集装箱货物有可能中途撒漏造成污染的，海关检验检疫人员要求承运人或其代理人在海关监督下采取密封措施，否则不准过境。发现被污染或危险性病虫害的集装箱应作卫生除害处理，否则不准过境。入境口岸隶属海关对过境集装箱进行查验检疫后，出境口岸隶属海关不再实施检验检疫。

五、进出境集装箱卫生除害处理

（一）卫生除害处理的情形

进出境集装箱应作卫生除害处理的情形包括八个方面：一是来自检疫传染病疫区的；二是被检疫传染病或者监测传染病污染的；三是携带有与人类健康有关的病媒昆虫或啮齿动物的；四是发现有动物一类、二类传染病、寄生虫病或者植物危险性病、虫、杂草的或者一般性病虫害超过规定标准的；五是装载散装废旧物品或者腐败变质有碍公共卫生物品的；六是装载尸体、棺柩、骨灰等特殊物品的；七是输入国家或地区要求作卫生除害处理的；八是国家法律、行政法规或国际条约规定必须作卫生除害处理的。

（二）卫生除害处理的要求

从事进出境集装箱清洗、卫生除害处理的单位须经海关考核认可，接受海关的指导和监督。在集装箱及其所载货物实施卫生除害处理时，应当避免造成不必要的损害。用于集装箱卫生除害处理的方法和药物须经海关总署认可。

第三节　进出境船舶检验检疫

国际航行船舶简称为船舶，是指进出我国口岸的外国籍船舶和航行国际航线的中国国籍的船舶。根据我国《国境卫生检疫法》及其实施细则、《进出境动植物检疫法》及其实施条例和《国际航行船舶出入境检验检疫管理办法》等法律法规、规章的相关规定，海关对进出境船舶检实施检验检疫。

一、入境船舶检验检疫

（一）申报时间

船方或者其代理人应当在船舶预计抵达口岸 24 小时前，航程不足 24 小时，在驶离上一口岸时向海关申报入境船舶的报检。

（二）申报内容

船方或者其代理人向海关办理入境船舶报检时填报入境检疫申报书，如果船舶到达进口口岸时发生申报内容变化的情形，应及时向海关更正，如果在航行中发现检疫传染病、疑似检疫传染病，或者有人非因意外伤害而死亡并死因不明的，船方必须立即向入境口岸海关报告。

（三）申报材料

船方或者其代理人向海关办理入境船舶报检时应提交航海健康申报书、总申报单、货物申报单、船员名单、旅客名单、物品申报单、压舱水报告单和载货清单，并应检验检疫人员的要求提交除鼠/免予除鼠证书、交通工具卫生证书、预防接种证书、健康证书和航海日志等有关材料。

（四）检验方式

接受入境检疫的船舶必须按照规定悬挂检疫信号：白天悬挂"Q"字旗表示没有感染疫病，悬挂"QQ"字旗表示有感染疫病或感染疫病嫌疑；夜间悬挂红灯三盏表示没有感染疫病，悬挂红灯、红灯、白灯、红灯四盏示意有感染疫病或感染疫病嫌疑。海关根据申报内容和审核的结果确定锚地检疫、电讯检疫、靠泊检疫和随船检疫方式，并及时通知船方或其代理人。

1. 锚地检疫

锚地检疫是指入境船舶必须在入境港口的卫生检疫锚地或指定地点实施卫生检疫。实施锚地检疫的情形有九种：一是来自检疫传染病疫区的；二是来自动植物疫区的；三是有检疫传染病病人、疑似检疫传染病病人，或有人非因意外伤害而死亡且死因不明的；四是装载的货物为活动物的；五是发现有啮齿动物异常死亡的；六是废旧船舶的；七是持有有效的除鼠/免予除鼠证书的；八是船方申请锚地检疫的；九是海关工作需要的。

2. 电讯检疫

电讯检疫是指在公海上航行的船舶通过电讯申请并报告相关规定的内容，经口岸海关同意进港靠泊进行装卸作业的检疫。船方或其代理人持有我国海关签发的交通工具卫生证书，在没有发生实施锚地检疫九种情形之一的，可向海关申请电讯检疫。海关同意批复后，即视为已实施电讯检疫。

3. 靠泊检疫

靠泊检疫是指未持有交通工具卫生证书，在没有发生实施锚地检疫九种情形之一的，或因天气、潮水等原因无法实施锚地检疫的船舶，在入港停靠码头后进行检验检疫。实施靠泊检疫应当具备三个条件：一是船舶发生机械故障，无法在锚地实施入境卫生检疫；二是因风大浪高等气候因素，无法在锚地实施入境卫生检疫，并且必须及时进港进行装卸作业；三因潮水涨落原因，在锚地实施入境检疫会延误一个潮水（12小时）将造成重大经济损失。靠泊检疫方式适用于货轮、定期和短程客货班轮。船方或其代理人申请靠泊检疫，应提前向海关递交靠泊检疫申请书。经海关审核并符合要求的，方能进港靠泊检疫。在实施检验检疫之前，船方或其代理人保证无人员上下船，也不准货物装卸，如果发生类似情形将依据法律法规的规定进行处罚。

4. 随船检疫

随船检疫是指在进港靠泊前的航行途中进行入境船舶的检验检疫。实施随船检疫的有三种情形：一是来自非疫区的船舶；二是抵达时赶上退潮的船舶；三是有急需装卸特殊物资的或急需抢修等特殊事态的船舶。如果发生上述情形之一时，船方或其代理人可向海关申请随船检疫。

（五）签发证书

在对入境船舶实施检验检疫后，海关向船舶或代理人签发相关证书。签发证书有四种情形：一是海关判定没有感染疫病的入境船舶的，签发船舶入境卫生检疫证；二是海关判定有感染疫病或感染疫病嫌疑的，来自传染病疫区或有其他限制事项的入境船舶，在实施相应的卫生除害处理后签发船舶入境检疫证;三是对来自动植物疫区的经海关判定合格的船舶,应船舶或其代理人的要求签发运输工具检疫证书;四是对必须实施卫生除害处理的,海关出具检验检疫处理通知书,在其处理合格后并应船舶或其代理人要求签发运输工具检疫处理证书。在海关签发入境检疫证书之前入境船舶不得解除检疫信号,未经海关许可,船上人员不准离船、装卸货物,其他船舶不得靠近,其他人员不得上船。

二、出境船舶检验检疫

（一）申报时间

船方或其代理人应当在船舶离境前 4 小时内向离境口岸海关办理出境检疫手续。如果在办理出境检疫手续后出现人员、货物的变化或其他特殊情况不能在 24 小时内离境的,必须重新办理出境检疫手续。如果船舶在口岸停留时间不足 24 小时并经海关同意后,船方或其代理人在办理入境手续的同时还可办理出境手续。

（二）申报材料

船方或其代理人向海关办理出境船舶报检时应提供航海健康申报书、总申报单、货物申报单、船员名单、旅客名单和载货清单等有关材料。

（三）查验方式

海关对船方或其代理人提供的申报材料进行审核,然后确定出境船舶检验方式是船舱适载检验,还是船舶检疫。

1. 船舱适载检验

海关在装货前对出口易腐烂变质的食品、冷冻品的船舱进行适载检验,在检验合格后向船方或其代理人签发检验证书。船方或其代理人在获取检验证书后方可装运。检验不合格的出境船舶,不准装运。

2. 船舶检疫

海关对装载植物、动植物产品和其他检疫物出境的船舶按照国家有关法律法规的相关规定进行检疫,在检疫合格后向船方或其代理人签发运输工具检疫证书。船方或其代理人在获取检验证书后方可装运。检验不合格的出境船舶,不准装运。

三、进出境船舶卫生除害处理

（一）卫生除害处理的情形

出入境口岸海关要求进行卫生除害处理的进出境船舶有九种情形:一是来自检疫传染病疫区的;二是被检疫传染病或监测传染病污染的;三是发现有与人类健康有关的医学媒介生物,并超过国家卫生标准的;四是发现有动物一类、二类传染病、寄生虫病或植物危险性病、虫、杂草的或一般性病虫害超过规定标准的;五是装载散装废旧物品或腐败变质有碍公共卫生物品的;六是装载活动物入境和拟装运活动物出境的;七是携带尸体、棺柩、骸骨入境的;八是废旧船舶的;九是海关总署要求实施卫生除害处理的其他船舶。

（二）卫生除害处理的要求

海关对从事船舶卫生除害处理的单位实行许可管理,并对卫生除害处理提出具体要求。其一,对船上感染疫病的人员实施隔离,对感染疫病嫌疑人实施留验或就地诊验;其二,对船上感染疫病的动物进行退回或扑杀销毁,对可能被感染疫病的动物实施隔离,对发现禁止进境的动植物、动植物产品和其他检疫物进行封存,或销毁处理;其三,对来自疫区且国家规定应当实施卫生除害处理的压舱水需要排放的,应当在排放前实施相应的卫生除害处理,对船上的生活垃圾、泔水和动植物性废弃物,应当放置于密封有盖的容器中,并实施必要的卫生除害处理;其四,对船上的伴侣动物应在指定区域隔离,确实需要带离船舶的伴侣动物、船用动植物及其产品按照有关检疫规定办理。

第四节　进出境航空器检疫

航空器是指进出我国口岸的外国籍航空器和航行国际航线的中国国籍的航空器。根据我国《国境卫生检疫法》及其实施细则、《进出境动植物检疫法》及其实施条例等法律法规的相关规定,海关对进出境航空器实施检疫。

一、入境航空器检疫

(一) 申报时间

入境航空器的负责人或代理人须在航空器入境前或入境时向海关申报,如申请电讯检疫需在航空器预计到港前 30 分钟申报。

(二) 申报内容

入境航空器的负责人或代理人在航空器到达入境口岸机场海关之前需要及时通知地面航空站,并向海关报告当下机舱人员和货物的情形:是否有人员感染或疑似感染传染病的;是否有人员出现传染病症状或体征的;是否有人员非因意外伤害而死亡,且不知死因的;是否发现医学媒介生物或医学媒介生物活动迹象的;是否发现可疑的核与辐射,生物、化学污染源或危害事实的。

(三) 查验方式

入境口岸机场海关审核航空器的负责人或代理人提供的申报材料,评估检疫风险,并确定登机检疫或电讯检疫的查验方式。

1. 登机检疫

航空器的负责人或代理人在入境航空器抵港后,应向入境口岸机场海关工作人员就有关航空器卫生、机上人员健康和承载物品等情况的询问作如实回答。在未完成对航空器检疫查验前,任何人不得上下航空器,不得装卸行李和货物;在检疫合格或检疫许可后方准下客,卸载行李和货物。

2. 电讯检疫

航空器的负责人或代理人在入境航空器抵达入境口岸机场前向该口岸机场海关提出电讯检疫申请,收到海关批准回复后,准许航空器在入境口岸机场上下人员、装卸货物,并可起飞离开机场。

二、出境航空器检疫

(一) 申报时间

出境航空器的负责人或代理人应当在航空器关闭舱门前 15 分钟向海关申报检疫。

（二）申报内容

出境航空器的负责人或代理人向离境口岸机场海关提交航空器总申报单、货物仓单和其他有关检疫证件,申报航空器的国籍、机型、号码、识别标志、预定起飞时间、经停站、目的站、旅客及机组人数等情况。

（三）查验方式

离境口岸机场海关审核航空器的负责人或代理人提供的申报材料,评估检疫风险,确定登机检疫或电讯检疫的查验方式。

1. 登机检疫

离境口岸机场海关实施登机检疫的内容有三个方面:一是不得携带与人类健康有关的啮齿动物或病媒昆虫,经检疫发现携带的,须作杀虫处理后方可出境;二是飞往检疫传染病疫区的出境航空器上的中国机组人员必须持有国际预防接种证书;三是确认出境航空器的负责人或代理人提供的申报材料属实,申报内容准确。经离境口岸机场海关查验,并符合要求的航空器,可离境起飞。

2. 电讯检疫

出境航空器的负责人或代理人在航空器离开口岸机场前向该口岸机场海关提出电讯检疫申请,收到海关批准回复后,准许航空器装卸货物以及人员上下,并可飞离口岸机场。

第五节　进出境列车与汽车检疫

列车是指凭借电力启动的国际列车,包括客运列车和货运列车。汽车是指由动力驱动,具有 4 轮以上非轨道承载的国际车辆,包括客车与货车。根据我国《国境卫生检疫法》及其实施细则、《进出境动植物检疫法》及其实施条例等法律法规的相关规定,海关对进出境列车与汽车实施检疫。

一、进出境列车检疫

（一）入境列车的检疫

1. 申报时间

入境列车的负责人或代理人须在列车入境前或入境时向口岸车站海关申报检疫,如申请电讯检疫应在列车预计抵达入境口岸 30 分钟前申报。

2. 申报内容

入境列车的负责人或代理人在列车到达入境口岸车站时需要及时通知车站,并向海关报告当下列车上人员和货物的情形:人员是否感染或疑似感染传染病的;人员是否出现传染病症状或体征的;人员是否非因意外伤害死亡且不知死因的;是否发现医学媒介生物或医学媒介生物活动迹象的;是否发现可疑的核与辐射,生物、化学污染源或危害事实的。

3. 申报材料

入境列车的负责人或代理人向入境口岸车站海关提交包括总申报单、旅客与乘务人员名单、货物或行李车舱单、入境列车电讯检疫申报表、其他检疫有关证书与文件等材料。

4. 查验方式

进境口岸车站海关审核列车负责人或代理人提供的申报材料,根据评估检疫风险确定登车检疫、电讯检疫、随车检疫的查验方式。

1) 登车检疫

海关检疫人员在列车到站后登车,询问列车负责人或代理人车上人员的健康状况及车体卫生状况。对来自或途经检疫传染病及监测传染病流行地区的列车,或车上载有病人和非意外伤害死亡且死因不明者,海关检疫人员开展流行病学调查,收集相关资料,并对病人进行医学处置,对列车进行相应的卫生消毒处理,对入境人员和列车实施传染病监测、卫生检查,判定无感染疫病后签发入境卫生检疫证书。

2) 电讯检疫

列车负责人或代理人应向进境口岸车站海关申请电讯检疫,提供指定的申请材料。海关审核申请材料,对符合条件的予以批准回复。入境列车在抵站后可以直接上下人员、装卸货物。

3) 随车检疫

进境口岸车站海关根据对入境列车的公共卫生风险评估结果,对需实施随车检疫的,派员在列车上开展检疫查验和卫生监督等工作。

5. 签发证书

进境口岸车站海关对入境列车检疫后符合规定的,签发运输工具检疫证书,经检疫判定有感染疫病、感染疫病嫌疑或来自传染病疫区应当实施检疫处理的,出具检验检疫处理通知书,并在处理合格后签发运输工具检疫处理证书。进境口岸车站海关对入境列车的负责人或代理人提供的申报材料进行审核,或经登车检疫符合有关规定的,签发交通工具出境卫生检疫证书;对需检疫处理的,实施相应的检疫处理措施,并在消除公共卫生风险后签发交通工具进境卫生检疫证书。

(二) 出境列车检疫

1. 申报时间

出境列车的负责人或代理人须在离开出境口岸车站 30 分钟前向海关申报出境列车检疫。

2. 申报内容

出境列车负责人或代理人向出境口岸车站海关工作人员报告列车上的人员和货物情况:是否有人员感染疫病或疑似感染传染病的;是否有人员出现传染病症状或体征的;是否有人员非因意外伤害死亡且不知死因的;是否发现医学媒介生物或医学媒介生物活动迹象的。

3. 报检材料

出境列车的负责人或代理人向出境口岸车站海关提交包括总申报单、旅客与乘务人员名单、货物清单、出境列车电讯检疫申报表、其他检疫有关证书与文件等材料。

4. 检疫方式

1) 登车检疫

登车检疫的内容主要有三个方面:一是检疫人员向列车负责人或代理人了解车上人员的健康状况及车体卫生状况;二是检疫人员查验申报单、旅客与乘务人员名单、货物清单和其他检疫有关证书与文件;三是检疫人员对出境人员和列车实施传染病监测、卫生检查,判定无染疫后签发相应的出境卫生检疫证书。

2)电讯检疫

列车负责人或代理人应向出境口岸车站海关申请电讯检疫,在收到海关批准回复后,列车方可离境行驶。

5. 签发证书

出境口岸车站海关对出境列车检疫后符合规定的,向出境列车负责人或代理人签发运输工具检疫证书,对出境检验检疫资料或登车检验检疫符合有关规定的,向出境列车负责人或代理人签发交通工具出境卫生检疫证书。

二、进出境汽车检疫

（一）入境汽车的检疫

1. 申报时间

入境车辆负责人或驾驶员应在入境时,向口岸车站海关办理入境汽车的申报。

2. 申报内容

入境车辆负责人或驾驶员在汽车到达入境口岸车站时应当主动申报的情形:其一,司乘人员及旅客有发烧、咳嗽等传染病症状,或最近一周内到过传染病疫区或接触过传染病病人的;其二,司乘人员携带微生物、人体组织、生物制品、血液及其制品、动植物及其产品、活体动物、废旧物品、放射性物质以及其他应申报物品的;其三,司乘人员未按要求持有有效的预防接种证书、国际旅行健康检查证明书或其他有关检疫证明的。申报方式可以采用口头的电讯和书面的电子或纸质文件向入境口岸车站海关申报。

3. 申报材料

入境车辆负责人或驾驶员向入境口岸车站海关提供申报单、司乘人员名单、货物或行李舱单、预防接种证书、国际旅行健康检查证明书或其他有关检疫证明等电子或纸质材料。

4. 查验方式

进境口岸车站海关根据审核入境车辆负责人或驾驶员提供申报材料,根据审核的情况、检疫工作需要和评估风险等因素确定电讯检疫、车道检疫、指定车位登车检疫的查验方式。

1)电讯检疫

入境车辆负责人或驾驶员应向进境口岸车站海关申请电讯检疫,在收到海关批准回复后,入境汽车在抵站后可以直接办理通关手续。

2)车道检疫

进境口岸车站海关在车道对司乘人员实施体温监测、医学巡查、携带物巡检、车辆卫生学状况巡视等,发现异常的,实施指定车位登车检疫。

3)指定车位登车检疫

进境口岸车站海关在口岸指定车位登车检疫,检查司乘人员健康和车辆卫生学状况,对携带物实施检疫,对医学媒介生物和核生化进行监测。

5. 签发证书

进境口岸车站海关根据检疫及处置结果签发相应检疫证书或证明文件。

（二）出境汽车的检疫

1. 申报时间

出境车辆负责人或驾驶员应在出境时，向出境口岸车站海关办理出境汽车的检疫申报。

2. 申报内容

出境车辆负责人或驾驶员在汽车到达出境口岸车站时，出境车辆存在应检疫内容的，应向海关申报，提交出出境车辆检疫申报卡。

3. 报检材料

出境车辆负责人或驾驶员向出境口岸车站海关提供申报单、司乘人员名单、货物或行李舱单和有关检疫证明等材料。

4. 检疫方式

常态下，出境口岸车站海关对符合出境汽车申报要求的进行巡检，巡检发现异常的，实施指定地点登车检疫。

（三）车辆停留口岸期间的卫生监管

出境口岸车站海关对口岸停留的车辆按比例抽查实施卫生监督，抽查重点为大型客运车辆、装载废旧物品或活体动物等检疫高风险货物的货运车辆。发现口岸停留车辆有检疫传染病、疑似检疫传染病、有人非因意外伤害而死因不明的，或突发公共卫生事件的，车辆负责人或驾驶员应立即向海关报告，申请临时检疫。

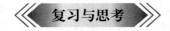
复习与思考

一、单项选择题

1. 下列各项中，不属于进出境货物木质包装的是（　　　）。

A. 刨花板　　　　　　B. 木板箱　　　　　　C. 木托盘　　　　　　D. 木条箱

2. 木质包装处理方式溴甲烷熏蒸处理的代码是（　　　）。

A. DH　　　　　　　　B. HT　　　　　　　　C. MB　　　　　　　　D. SF

3. 船方或其代理人应当在船舶预计抵达入境口岸（　　　）前向入境口岸海关办理报检。

A. 6 小时　　　　　　B. 12 小时　　　　　　C. 18 小时　　　　　　D. 24 小时

4.《国境卫生检疫实施细则》第二十五条规定夜间悬（　　　）表示没有感染疫病的。

A. 一盏红灯　　　　　B. 两盏红灯　　　　　C. 三盏红灯　　　　　D. 四盏红灯

5. 海关对入境检疫的船舶判定没有感染疫病的，签发（　　　）。

A. 船舶入境卫生检疫证　　　　　　　　　B. 船舶入境检疫证

C. 检验检疫处理通知书　　　　　　　　　D. 运输工具检疫证书

6. 海关对入境检疫列车判定有感染疫病的，或可能传播传染病，签发（　　　）。

A. 列车入境卫生检疫证　　　　　　　　　B. 列车入境检疫证

C. 检验检疫处理通知书　　　　　　　　　D. 运输工具检疫证书

7. 海关对出境检疫列车实施传染病监测和卫生检疫，判定无感染疫病后签发（　　　）。

A. 运输工具卫生检疫证书　　　　　　　　B. 列车出境卫生检疫证

C. 检验检疫处理通知书　　　　　　　　　D. 运输工具检疫证书

8. 下列各项中,不属于直属海关暂停标识加施企业资格的现象是( )。

A. 伪造专用标识
B. 盗用专用标识
C. 倒卖专用标识
D. 热处理设施不达标

9. 入境车辆驾驶员向口岸车站海关提交( ),经海关核准后可直接办理通关手续。

A. 入境汽车电讯检疫申报表
B. 申报单
C. 预防接种证书
D. 其他有关检疫证明

10. 出境口岸车站海关对符合出境汽车申报材料要求的,首先进行( )。

A. 指定车道登车检疫
B. 车道巡检
C. 指定车位登车检疫
D. 通关

二、多项选择题

1. 下列各项中,构成进出境货物木质包装 IPPC 专用标识的内容有( )。

A. 国家编码
B. 木质包装生产企业编号
C. 木质包装处理方式代码
D. "IPPC"字样

2. 承运人、货主或其代理人办理进境集装箱报检时提供的单证包括( )。

A. 入境集装箱报检单
B. 进口贸易合同
C. 报关预录入单
D. 集装箱装箱单

3. 出境口岸检验检疫人员在打开集装箱前核查( )等内容。

A. 集装箱箱号是否正确
B. 封识号是否正确
C. 集装箱箱体是否完整
D. 集装箱外表是否带有软体动物等

4. 接受入境检疫船舶必须按照规定悬挂检疫信号,表示没有感染疫病的悬挂( )。

A. 红灯与白灯
B. "QQ"字旗
C. 红灯三盏
D. "Q"字旗

5. 入境口岸海关根据申报内容审核的结果确定入境船舶查验方式,包括( )。

A. 锚地检疫
B. 电讯检疫
C. 靠泊检疫
D. 随船检疫

6. 出境口岸海关根据申报内容审核的结果确定出境船舶查验方式,包括( )。

A. 船舱适载检验
B. 船舶检疫
C. 靠泊检验检疫
D. 随船检验检疫

7. 出境航空器负责人向出境口岸机场海关申报检疫时应提交( )等材料。

A. 飞机总申报单
B. 货物仓单
C. 有关检疫证件
D. 总运单

8. 入境列车的负责人向入境口岸车站海关申报检疫时应提交( )等材料。

A. 旅客与乘务人员名单
B. 货物或行李车舱单
C. 总申报单
D. 有关检验检疫证书

9. 入境口岸车站海关对入境列车的查验方式包括( )。

A. 登车检疫
B. 电讯检疫
C. 随车检疫
D. 车站检疫

10. 下列各项中,属于入境车辆驾驶员应主动向入境口岸车站海关申报检疫的情形有( )。

A. 司乘人员有传染病症状   B. 司乘人员携带生物制品

C. 司乘人员携带动植物及其产品   D. 司乘人员未持有预防接种证书

三、判断题

1. 进境货物使用木质包装的,货主或其代理人应向入境口岸隶属海关办理报检。 （　　）
2. 口岸隶属海关对已加施 IPPC 专用标识的木质包装进行全部检疫。 （　　）
3. 海关对输出国家或地区木质包装标识加施企业的诚信记录实施分类管理。 （　　）
4. 进境口岸海关对过境集装箱进行查验检疫后,出境口岸海关还要进行复查。 （　　）
5. 进出境运输工具、进出境运输工具负责人应当向属地隶属海关办理备案手续。 （　　）
6. 出境航空器负责人或代理人应在航空器关闭舱门前 15 分钟向海关申报。 （　　）
7. 入境列车负责人申请电讯检疫,应在列车预计抵达入境口岸 30 分钟前申报。 （　　）
8. 航空器负责人应在航空器入境前 1 小时向口岸机场海关提出电讯检疫申请。 （　　）
9. 入境车辆驾驶员办理入境汽车检疫申报材料应包括检疫申报卡等指定材料。 （　　）
10. 进境口岸车站海关根据申报内容与评估风险确定查验方式。 （　　）

四、简答题

1. 简述进境木质包装是否加施 IPPC 专用标识的处理内容。
2. 简述进出境集装箱的检验检疫范围。
3. 简述进出境运输工具卫生除害的情形与要求。
4. 简述出境船舶检验检疫申报的内容。
5. 简述出境航空器检疫申报的内容。